国家卫生健康委员会“十三五”规划教材
全国中医住院医师规范化培训教材

全科医学

第 2 版

主　编　顾　勤　梁永华

主　审　胡鸿毅

副主编　罗　斌　窦丹波　王芳军　郝微微　高燕鲁

编　委（按姓氏笔画排序）

王芳军（广州中医药大学第一附属医院）
刘　晋（内蒙古自治区中医医院）
刘艳华（长春中医药大学）
李　蔚（南京中医药大学附属医院）
杨佳琦（杭州市拱墅区米市巷街道社区卫生服务中心）
罗　斌（北京中医药大学第三附属医院）
郝微微（上海中医药大学附属岳阳中西医结合医院）
顾　勤（南京中医药大学附属医院）
高燕鲁（山东中医药大学第二附属医院）
梁永华（广西中医药大学附属瑞康医院）
琚保军（河南中医药大学）
谢　芳（山东中医药大学）
赖远全（广西中医药大学附属瑞康医院）
雷卓青（广西医科大学第二附属医院）
窦丹波（上海中医药大学附属曙光医院）
魏晓娜（河北中医学院第一附属医院）

人民卫生出版社
·北　京·

图书在版编目（CIP）数据

全科医学/顾勤，梁永华主编. —2版. —北京：人民卫生出版社，2021.4

ISBN 978-7-117-30667-6

Ⅰ.①全… Ⅱ.①顾… ②梁… Ⅲ.①全科医学－职业培训－教材 Ⅳ.①R4

中国版本图书馆CIP数据核字（2020）第195612号

全 科 医 学

Quanke Yixue

第 2 版

主　　编：顾　勤　梁永华
出版发行：人民卫生出版社（中继线 010-59780011）
地　　址：北京市朝阳区潘家园南里 19 号
邮　　编：100021
E - mail：pmph @ pmph.com
购书热线：010-59787592　010-59787584　010-65264830
印　　刷：三河市君旺印务有限公司
经　　销：新华书店
开　　本：787 × 1092　1/16　　印张：18
字　　数：404 千字
版　　次：2015 年 6 月第 1 版　　2021 年 4 月第 2 版
印　　次：2021 年 5 月第 1 次印刷
标准书号：ISBN 978-7-117-30667-6
定　　价：62.00 元

《全科医学(第2版)》数字增值服务编委会

主　编　顾　勤　梁永华

副主编　罗　斌　窦丹波　王芳军　郝微微　高燕鲁

编　委　(按姓氏笔画排序)

王芳军(广州中医药大学第一附属医院)
史佳宁(上海中医药大学附属岳阳中西医结合医院)
边　东(河北中医学院第一附属医院)
刘　晋(内蒙古自治区中医医院)
刘艳华(长春中医药大学)
李　蔚(南京中医药大学附属医院)
杨佳琦(杭州市拱墅区米市巷街道社区卫生服务中心)
沈若冰(上海中医药大学附属曙光医院)
罗　斌(北京中医药大学第三附属医院)
郝微微(上海中医药大学附属岳阳中西医结合医院)
顾　勤(南京中医药大学附属医院)
高燕鲁(山东中医药大学第二附属医院)
黄晓玲(杭州市拱墅区米市巷街道社区卫生服务中心)
梁永华(广西中医药大学附属瑞康医院)
琚保军(河南中医药大学)
谢　芳(山东中医药大学)
赖远全(广西中医药大学附属瑞康医院)
雷卓青(广西医科大学第二附属医院)
窦丹波(上海中医药大学附属曙光医院)
魏晓娜(河北中医学院第一附属医院)

秘　书　李　蔚(兼)　雷卓青(兼)

修订说明

为适应中医住院医师规范化培训快速发展和教材建设的需要，进一步贯彻落实《国务院关于建立全科医生制度的指导意见》《医药卫生中长期人才发展规划（2011—2020年）》和《国家卫生计生委等7部门关于建立住院医师规范化培训制度的指导意见》，按照《国务院关于扶持和促进中医药事业发展的若干意见》要求，规范中医住院医师规范化培训工作，培养合格的中医临床医师队伍，经过对首版教材使用情况的深入调研和充分论证，人民卫生出版社全面启动全国中医住院医师规范化培训第二轮规划教材（国家卫生健康委员会“十三五”规划教材）的修订编写工作。

为做好本套教材的出版工作，人民卫生出版社根据新时代国家对医疗卫生人才培养的要求，成立国家卫生健康委员会第二届全国中医住院医师规范化培训教材评审委员会，以指导和组织教材的修订编写和评审工作，确保教材质量；教材主编、副主编和编委的遴选按照公开、公平、公正的原则，在全国60余家医疗机构近1 000位专家和学者申报的基础上，经教材评审委员会审定批准，有500余位专家被聘任为主审、主编、副主编、编委。

本套教材始终贯彻“早临床、多临床、反复临床”，处理好“与院校教育、专科医生培训、执业医师资格考试”的对接，实现了“基本理论转变为临床思维、基本知识转变为临床路径、基本技能转变为解决问题的能力”的转变，注重培养医学生解决问题、科研、传承和创新能力，造就医学生“职业素质、道德素质、人文素质”，帮助医学生树立“医病、医身、医心”的理念，以适应“医学生”向“临床医生”的顺利转变。

根据该指导思想，本套教材在上版教材的基础上，汲取成果，改进不足，针对目前中医住院医师规范化培训教学工作实际需要，进一步更新知识，创新编写模式，将近几年中医住院医师规范化培训工作的成果充分融入，同时注重中医药特色优势，体现中医思维能力和临床技能的培养，体现医考结合，体现中医药新进展、新方法、新趋势等，并进一步精简教材内容，增加数字资源内容，使教材具有更好的思想性、实用性、新颖性。

本套教材具有以下特色：

1. **定位准确，科学规划** 本套教材共25种。在充分调研全国近200家医疗机构及规范化培训基地的基础上，先后召开多次会议深入调研首版教材的使用情况，并广泛听取了长期从事规培工作人员的意见和建议，围绕中医住院医师规范化培训的目标，分为临床学科（16种）、公共课程（9种）两类。本套教材结合中医临床实际情况，充分考虑各学科内亚专科的培训特点，能够满足不同地区、不同层次的培训要求。

2. **突出技能，注重实用**　本套教材紧扣《中医住院医师规范化培训标准（试行）》要求，将培训标准规定掌握的以及编者认为在临床实践中应该掌握的技能与操作采用"传统"模式编写，重在实用，可操作性强，强调临床技术能力的训练和提高，重点体现中医住院医师规范化培训教育特色。

3. **问题导向，贴近临床**　本套教材的编写模式不同于本科院校教材的传统模式，采用问题导向和案例分析模式，以案例提示各种临床情境，通过问题与思路逐层、逐步分解临床诊疗流程和临证辨治思维，并适时引入、扩展相关的知识点。教材编写注重情境教学方法，根据诊治流程和实际工作中的需要，将相关的医学知识运用到临床，转化为"胜任力"，重在培养学员中医临床思维能力和独立的临证思辨能力，为下一阶段专科医师培训打下坚实的基础。

4. **诊疗导图，强化思维**　本套教材设置各病种"诊疗流程图"以归纳总结临床诊疗流程及临证辨治思维，设置"临证要点"以提示学员临床实际工作中的关键点、注意事项等，强化中医临床思维，提高实践能力，体现中医住院医师规范化培训教育特色。

5. **纸数融合，创新形式**　本套教材以纸质教材为载体，设置随文二维码，通过书内二维码融入数字内容，增加视频 / 微课资源、拓展资料及习题等，使读者阅读纸书时即可学习数字资源，充分发挥富媒体优势和数字化便捷优势，为读者提供优质适用的融合教材。教材编写与教学要求匹配、与岗位需求对接，与中医住院医师规范化培训考核及执业考试接轨，实现了纸数内容融合、服务融合。

6. **规范标准，打造精品**　本套教材以《中医住院医师规范化培训实施办法（试行）》《中医住院医师规范化培训标准（试行）》为编写依据，强调"规范化"和"普适性"，力争实现培训过程与内容的统一标准与规范化。其临床流程、思维与诊治均按照各学科临床诊疗指南、临床路径、专家共识及编写专家组一致认可的诊疗规范进行编写。在编写过程中，病种与案例的选择，紧扣标准，体现中医住院医师规范化培训期间分层螺旋、递进上升的培训模式。教材修订出版始终坚持质量控制体系，争取打造一流的、核心的、标准的中医住院医师规范化培训教材。

人民卫生出版社医药卫生规划教材经过长时间的实践和积累，其优良传统在本轮教材修订中得到了很好的传承。在国家卫生健康委员会第二届全国中医住院医师规范化培训教材评审委员会指导下，经过调研会议、论证会议、主编人会议、各专业教材编写会议和审定稿会议，编写人员认真履行编写职责，确保了教材的科学性、先进性和实用性。参编本套教材的各位专家从事中医临床教育工作多年，业务精纯，见解独到。谨此，向有关单位和个人表示衷心的感谢！希望各院校及培训基地在教材使用过程中，及时提出宝贵意见或建议，以便不断修订和完善，为下一轮教材的修订工作奠定坚实的基础。

人民卫生出版社有限公司

2020 年 3 月

国家卫生健康委员会“十三五”规划教材
全国中医住院医师规范化培训
第二轮规划教材书目

序号	教材名称	主编
1	卫生法规(第2版)	周　嘉　信　彬
2	全科医学(第2版)	顾　勤　梁永华
3	医患沟通技巧(第2版)	张　捷　高祥福
4	中医临床经典概要(第2版)	赵进喜
5	中医临床思维(第2版)	顾军花
6	中医内科学·呼吸分册	王玉光　史锁芳
7	中医内科学·心血管分册	方祝元　吴　伟
8	中医内科学·消化分册	高月求　黄穗平
9	中医内科学·肾病与内分泌分册	倪　青　邓跃毅
10	中医内科学·神经内科分册	高　颖　杨文明
11	中医内科学·肿瘤分册	李和根　吴万垠
12	中医内科学·风湿分册	刘　维　茅建春
13	中医内科学·急诊分册	方邦江　张忠德
14	中医外科学(第2版)	刘　胜
15	中医皮肤科学	陈达灿　曲剑华
16	中医妇科学(第2版)	梁雪芳　徐莲薇　刘雁峰
17	中医儿科学(第2版)	许　华　肖　臻　李新民
18	中医五官科学(第2版)	彭清华　忻耀杰
19	中医骨伤科学(第2版)	詹红生　冷向阳　谭明生
20	针灸学	赵吉平　符文彬
21	推拿学	房　敏
22	传染病防治(第2版)	周　华　徐春军
23	临床综合诊断技术(第2版)	王肖龙　赵　萍
24	临床综合基本技能(第2版)	李　雁　潘　涛
25	临床常用方剂与中成药	翟华强　王燕平

国家卫生健康委员会
第二届全国中医住院医师规范化培训教材
评审委员会名单

主任委员　胡鸿毅　刘清泉

副主任委员　（按姓氏笔画排序）

王　阶　方祝元　冷向阳　陈达灿
高　颖　谢春光

委　　员　（按姓氏笔画排序）

王艳君　毛静远　方邦江　任献青
向　楠　刘　萍　刘中勇　刘英超
刘金民　关雪峰　李　丽　杨思进
连　方　吴　伟　张　科　张允岭
罗颂平　周　华　冼绍祥　郝薇薇
徐春军　崔晓萍　彭清华

秘　　书　舒　静　张广中　严雪梅

前　言

为了适应中医住院医师规范化培训的快速发展和教材建设需要，进一步贯彻落实《关于建立住院医师规范化培训制度的指导意见》《国务院关于建立全科医生制度的指导意见》和《医药卫生中长期人才发展规划（2011—2020 年）》的要求，按照《国务院关于扶持和促进中医药事业发展的若干意见》的精神，2018 年人民卫生出版社在对全国中医住院医师规范化培训第一轮规划教材的使用情况进行深入调研与论证的基础上，启动了第二轮规划教材的修订编写工作，《全科医学》为本系列教材之一。

全书共分为九章：第一章为全科医学概述，介绍了全科医学的概念、发展简史、中医学与全科医学的关系，以及全科医生的概念、任务与基本要求等。第二章为全科医疗，介绍了全科医疗的特点、全科医疗服务的基本原则、思维模式等。第三章为流行病学与循证医学在全科医疗中的应用，介绍了疾病的分布、流行病学研究方法，循证医学的基本概念、基本步骤、实施循证医学的方法、循证医学在全科医疗中的应用等。第四章为基层卫生服务与管理，介绍基层卫生服务概念、服务内容、服务方式、基层卫生服务管理、社区照顾、社区诊断、家庭医生签约服务等。第五章为基本公共卫生服务，介绍 10 项国家基本公共卫生服务的要求、服务人群、服务内容、服务流程、服务记录等。第六章为健康管理，介绍了健康管理的基本概念、健康管理流程、健康教育与健康促进的形式、健康档案的建立与管理、中医治未病、中医体质辨识等。第七章为常见慢性非传染性疾病的干预与管理，介绍慢性非传染性疾病的概念，高血压、糖尿病、冠状动脉粥样硬化性心脏病、脑卒中的识别、预防、治疗、中医辨证论治、转诊指征及流程。第八章为社区康复，介绍了社区康复医学、中医康复学的基本知识、社区康复的评定方法，以及常见病症、残疾的社区康复等。第九章为中医适宜技术，介绍了社区中医适宜技术的基本概念，列举了一些中医适宜技术的方法。

《全科医学》教材系统阐释了全科医学的理论，强化中医学在全科医疗领域中的作用。通过学习，学员能够全面了解全科医学的理论、特点和基本方法，学会将中医学与全科医学密切结合，是规范化培训阶段的主要学习参考资料，也是规范化培训考试的重要参考资料。该书亦为国家卫生健康委员会“十三五”规划教材，故也可用于中医本科院校相关课程教学，并可作为基层卫生服务和全科医学相关领域的研究者、专业技术人员的学习参考资料。

本教材第一章由王芳军、刘艳华、刘晋、梁永华编写，第二章由顾勤、李蔚编写，第三章由窦丹波编写，第四章由罗斌、魏晓娜编写，第五章由赖远全、梁永华编写，第六章由雷卓青编写，第七章由郝微微、琚保军编写，第八章由杨佳琦编写，第九章由高燕鲁、谢芳编写。最后由顾勤、梁永华统一审改，胡鸿毅审核定稿。

本书在编写过程中得到国家卫生健康委员会及有关院校的领导、专家和学者的大力支持，同时人民卫生出版社也做了大量的组织协调工作，在此一并表示感谢。对于书中可能存在的疏漏和不足，恳请同行专家、学者、师生提出宝贵意见和建议，不吝赐教。

《全科医学》编委会

2020 年 3 月

目　录

第一章

PPT课件

全科医学概述

培训目标

1. 掌握全科医学的定义、基本特点，中医全科医学的定义、性质，全科医学产生的基础，中医学与全科医学的相关性，全科医生的定义，全科医生的服务内容。

2. 熟悉全科医学的知识范畴、全科医学发展史、中医全科医学产生的思想渊源、全科医学与中医全科医学的关联、中医学的思维模式、中医学的预防观念、中医学的治疗原则、中医学的心理卫生、全科医生诊治疾病的技能、全科医生具备的岗位胜任力。

3. 了解全科医生的工作场所、全科医生的工作方式、全科医生的培训。

第一节　全科医学的概念

一、全科医学的定义及基本特点

（一）全科医学的基本概念

1. 全科医学的定义　全科医学（general practice）又称家庭医学（family medicine），是一个面向个体、家庭与社区，融临床医学、预防医学、康复医学以及医学心理学、人文社会科学等相关内容于一体的综合性临床二级专业学科。其专业领域涉及各种年龄、性别、各个器官系统以及各类疾病。其主旨强调以人为中心、以家庭为单位、以社区为范围、以整体健康的维护与促进为方向的长期综合性、负责式照顾，并将个体与群体健康照顾融为一体。

2. 全科医学的研究对象　作为一门跨学科、跨领域的综合性学科，全科医学内容丰富，一方面与其他各专科互有交叉，另一方面在研究领域、服务对象、服务内容方面又与专科医学有着明显的不同。在研究领域方面，全科医学不仅包括临床医学、预防医学、康复医学，还包括人文社会科学等相关内容；在服务对象方面，包括个人、

家庭和社区；在服务内容方面，包括所有与人类健康有关的问题，而不仅仅是疾病。全科医学的研究对象具体如下：

（1）个人健康问题：以人为中心，以维护其健康为目的，研究每个人的特征和需要。

（2）家庭健康问题：以家庭为单位，研究家庭成员之间的互动关系及其对健康的影响，研究整个家庭的特征和需要。

（3）社区健康问题：以社区为范围，研究整个社区人群的特征和需要。

（4）全科医生培养问题：研究全科医生成长规律和全科医生培训规划。

（5）全科医疗管理问题：研究全科医疗法律法规、服务机构内部的组织与管理、服务质量的管理等。

（二）全科医学的基本特点

1. 跨学科、跨领域的临床二级学科 全科医学立足于为居民提供连续性、可及性、综合性、协调性的基础医疗服务。其涉及内容广泛，将临床各学科的相关知识、技能与心理学、行为医学、预防医学、医学哲学等学科、领域的内容融为一体，为患者提供全方位的健康照护。因此，全科医学是一门跨学科、跨领域的综合性临床医学学科。

2. 定位于基层卫生保健服务 全科医学重视患者的基础医疗保健，其服务的重点主要包含以下内容：疾病的首次医学诊断与治疗；心理问题的初步诊断与治疗；为具有各种不同背景、处于疾病不同阶段的患者提供个体化的支持；交流有关诊断、治疗、预防和预后的信息；为慢性患者提供连续性照顾；通过筛查、咨询、健康教育和预防性治疗来预防疾病及功能丧失。作为全科医学的具体执行者，全科医生不仅要对就医的患者提供以门诊为主体的第一线医疗照顾，同时还要通过家访和社区调查，关心没有就医的患者及健康居民的需求，尽可能地整合相关资源，以必要的最低成本来维护大多数民众的健康。因此，全科医学更适用于基层医疗保健及社区卫生服务。

3. 强调整体医学观 全科医学强调以人为本，把人看作是一个有机整体，除了躯体疾病以外，个人的家庭背景、工作环境、社交活动等都与其健康息息相关，尽可能地从生理、心理、社会、文化等多方面考虑，力求用系统论和整体论的方法来解决人的健康问题。

4. 强调服务的艺术性 全科医学强调患者是与医务人员完全平等的人，医务人员应真正设身处地地为每一位患者着想；在强调医疗水平的同时，注重将其与服务艺术有机地结合在一起。对待不同背景、不同性格、不同疾病的患者，应灵活地采取不同的沟通方式，同时应善于调动患者的主观能动性，让患者真正了解自己的病情，并意识到自己的不良生活习惯、行为方式对疾病发生、发展的影响。这样才能在医患之间建立良好的沟通氛围，使患者更加信任医生，从而保证治疗的有效性。

5. 具有地域性和民族特色 不同国家的文化背景、社会经济发展水平、疾病谱、医疗保健体系各不相同，因此各国所实施的全科医学和全科医疗服务也存在着明显的地域和民族特点。如我国提出“中医推进全科医学发展”的模式，强调社区卫生服务机构要增设中医药治疗手段，将具有中医特色的治疗方法融入常见病、慢性病的全科医学诊疗范围内，以此扩大全科医学的内涵。此外，在某个地区建立全科医学试点

时，应在服务内容、服务时间、人员结构、服务价格等方面充分考虑当地居民的可及性，使绝大多数居民能更好地接受这种医疗服务。

二、中医全科医学的概念

（一）中医全科医学的定义

中医全科医学是以中医学为核心，结合全科医学的特点而形成的一门具有独特的价值观和方法论的综合性中医临床学科。其内容包括三个方面：①发扬中医学的特色和优势，如治未病、整体观念、辨证论治等；②引入全科医学的理论、方法和技术，如家庭、社区健康照顾的观念等；③构建具有中医特色的社区医疗卫生服务体系和中医学临床二级学科。

（二）中医全科医学的性质

1. 是一门体现中医学全科特点的学科　中医学全科的特点包括：①整体观：这里的整体观除了“天人合一”“形与神俱”等中医学基本理论外，还包括中医学在卫生服务过程以及医事管理中的整体观。②方法论：采用系统整体性方法，整合“生物—心理—社会医学模式”，做到因时制宜、因地制宜、因人制宜。③服务方法：如以人为中心的中医健康照顾方法、中医治未病的服务方法、社区常见健康问题的中医药照顾方法等。④服务内容：发挥中医简便、灵活的特点，为社区居民提供连续性、综合性、协调性、整体性、个性化和人性化的基础医疗保健服务。

2. 是一门以中医学为核心的综合性中医学学科　中医全科医学的综合性体现在很多方面，具体表现为中医学各临床学科的综合、中医学各种治疗手段的综合、中医学与现代医学相关学科的综合，甚至是中医学与社会学、家庭学、经济学、管理学等非医学学科的综合。中医学的整体观念、辨证论治、三因制宜、治未病等医学思想，同样是中医全科医学的精髓所在。

3. 是一门服务于基层的中医学学科　中医全科医学立足于基层医疗，擅于把握人体、精神、社会、自然因素之间的相互作用和影响，以满足和实现基层卫生服务个性化、人性化的需要。中医诊疗疾病的方法和手段简便、易行、实用，无须昂贵的设备、精密的仪器，且疗效明显，更适宜在基层开展医疗工作。

4. 是一门注重人文的中医学学科　中医学历来认为“医乃仁术”。《素问·著至教论》曰：“上知天文，下知地理，中知人事，可以长久，以教众庶，亦不疑殆。医道论篇，可传后世，可以为宝”，指出医者既要博学多才，更要重视医德。孙思邈《大医精诚》中的思想更被视为行医必备之操守。中医全科医学发扬了中医学的这一特点，融入现代人文社会科学的新理念，在强调技术水平重要性的同时，更注重卫生服务艺术水平的重要性和必要性。

（三）中医全科医学的目的

中医全科医学的目的包括以下三个方面：

1. 实现医学模式的转变　在医学模式上，中医学与全科医学在理念上有了更多共同的语言，为在更高层面上的中西医结合奠定基础，也为中医走向世界提供了新途径。

2. 丰富中医学理论和临床体系　将全科医学、行为科学和社会科学的理念及方

法融入中医学，促进中医学学术水平的提高。

3. 建立中医学为基层服务的理想模式　使中医成为基层卫生保健的重要手段，发挥其解决各类常见健康问题的优势。

中医全科医学是在医学模式转变的大前提下，在保持和发挥中医药特色优势的基础上，通过满足基层卫生保健服务而发展起来的，它的理论和方法不仅将对中医学的发展产生重大的作用，还将对世界全科医学的发展产生积极的影响。

三、中医全科医学的知识范畴

全科医学的知识范畴很广，但并非包含医学知识的整个范畴。由于全科医生所面临的工作任务与专科医生有很大的不同，全科医学的知识范畴也是有选择性的，即为与全科医生所服务的社区居民健康需求密切相关的知识。

在中国，现代医学与传统医学作为两大医学体系并存。中医学作为传统医学的代表，被广泛接受，不仅用于临床医疗，还用于养生、康复等领域。中医学不仅与西方现代医学对全科医学的要求如出一辙，而且在许多方面更具有可操作性，也更符合中国人的健康理念和生活方式，在社区疾病治疗、康复及强身健体方面起着积极的作用。中医学对于老年病、慢性病及功能性疾病的治疗也具有独特的作用。在中国的全科医学知识体系方面，西医学和中医学并存融合，符合中国国情。

中医全科医学的知识范畴可概括为以下几个方面：

（一）以专业医学为中心的学科知识

中医全科医学的学科知识以专业医学为中心，包括西医学和中医学两部分学科知识。

西医学的学科知识可以分为基础医学和临床医学两个方面。基础医学学科为临床医学的基础，是研究人的生命和疾病现象的本质及其规律的自然科学，如人体解剖学、组织学和胚胎学、生理学、生物化学、微生物学、寄生虫学、免疫学、病理学、病理生理学、药理学、毒理学、分子生物学和流行病学等。临床医学学科建立在基础医学基础上，主要研究社区常见的健康问题，包括内科、外科、妇科、儿科、眼科、耳鼻喉科、皮肤科等所有临床学科的基本理论和基本方法，掌握社区常见疾病的预防、保健、诊疗、康复等方面的知识和技能，以及急症识别与院前处理等。同时还应包括现代护理学的知识和技术。

中医学的知识体系包含中医基础知识和中医临床两部分。中医基础知识包括中医基础理论、中医诊断学、中药学、方剂学、内经、伤寒论、温病学等；中医临床主要有中医内科学、中医外科学、中医妇科学、中医儿科学、中医骨伤科学、中医眼科学、中医耳鼻咽喉科学、中医皮肤科学、中医肛肠病学等。中医全科医学以中医基础理论为指导核心，结合全科医学的特点，融合其他学科的最新研究成果，从治未病、整体观念、三因制宜等方面，运用中医学的思维与方法，采用中药、针灸、推拿、拔罐、熏蒸、养生、康复、保健等诸多中医特色方法，进行社区常见疾病的中医预防、治疗、保健与康复。

（二）以患者为中心的学科知识

中医全科医学涉及心理学、伦理学、医学心理学、医学伦理学、社会学、社会医学

等方面的知识。由于全科医学自身的特点，对于这部分知识并不按照其各自的学科体系进行系统的介绍，而是打破学科的界限，进行各学科知识的横向联合。通过这种学习模式，使得全科医师不仅可以应用这些学科知识更好地为患者进行服务，而且可以形成疾病 - 患者 - 社会的完整印象。

早在中医经典著作《黄帝内经》中就对心理致病的特点，以及开导、暗示和以情胜情的治疗方式进行了阐述，为中医学以患者为中心，重视患者精神活动的理论奠定了良好的基础。中医学强调人的精神和躯体是一个整体，中医全科医学能够从整体上对于患者的健康与疾病进行指导和治疗。

（三）以人群、家庭为对象的学科知识

医学的系统整体论认为疾病不是单一因果关系造成的结果，而是许多因素共同作用的复合物，是人与环境相互作用的产物。在疾病的发生、发展过程中，环境、精神和躯体都对其产生了重要的影响。

现代全科医学的服务范围并不限定于患者个体，也涉及患者所在的家庭以及所在社区的人群。在现代全科医学的知识体系中就包括了家庭心理学、家庭社会学、家庭伦理学、家庭治疗学、流行病学、社会医学、社区医学、卫生统计学、卫生管理学、卫生经济学、预防医学、卫生法学等方面的内容。

中医全科医学认为人和自然是统一的整体，并从“天人相应”的角度强调了家庭和社区人群的重要性。患者个体疾病的产生与患者本身的精神、躯体及其周围的环境、人群等密切相关。它们相互影响和制约，若阴阳失调，疾病就产生了。中医全科医学对于整体观念的重视，说明了个体的健康与家庭、人群的状态是息息相关的，疾病与环境是相互影响、密切相关的。

以上知识体系包含了社区人群健康评估、干预与管理的相关知识和技术，为帮助全科医生研究和解决社区人群的健康问题提供理论基础，使得全科医生可以综合解决社区中的常见健康问题。

（四）以行为学、社会学、卫生服务相关的学科知识

以行为学、社会学、卫生服务相关的学科知识主要包括现代全科医学和中医全科医学的理论与方法，对患者、家庭、社区人群健康问题的处理方式，以及一些沟通技巧、服务方式等。现代全科医学要求医生“救死扶伤”“实行人道主义”，同时要求其创建新型的医患关系、发挥良好的团队协作精神，而中医学自古就有“医乃仁术”之说，主张医生要有恻隐之心，应努力救治病患。

第二节　全科医学发展简史

一、全科医学的产生及发展

（一）全科医学产生的基础

全科医学起源于 18 世纪的欧美，诞生于 20 世纪 60 年代。

古代的医生在西方被称为“healer”，即“医治者”，在中国则被称为“郎中”，那时的医生并不分科。古代医生运用朴素的自然哲学医学理论，采用包括药物、针灸、按摩、

放血等手段治疗疾病，这些古代的医疗方式虽然对人类的健康事业作出了巨大的贡献，但由于对疾病的病因、病理认识都很有限，故其治疗手段和治疗方式亦不可避免地受到限制。

近百余年来，许多里程碑式的医学成就如X线、青霉素、DNA双螺旋结构等的发现，促进了现代医学的飞速发展；肿瘤切除术、器官移植术等先进诊疗手段的先后问世，大大延长了人们的预期寿命，也催生了各类医学专科的涌现。尤其是在第二次世界大战之后，各临床医学专科迅猛发展，患者也更倾向于去看专科研究深入、技术先进的专科医生。这种专科发展的趋势，直接导致专科医生数量剧增，而全科医生数量骤减，全科医学呈现衰退景象。

近年来，人们逐渐认识到，即便现代医学高度发展，仍有许多疾病无法治愈；而由于人口老龄化、慢性病增多等困扰，人们对于连续性、综合性医疗照顾的诉求亦越来越强烈。因此，全科医学重回大众视野，得到重视和发展。然而，重生的全科医学并不否定和削弱专科医学的作用，亦并非要回到古代的医学模式，而是要创建立足于现代医学科学、医学心理学、社会医学和行为医学等基础之上的新学科。

现代全科医学的发展与以下几方面因素密切相关。

1. 人口老龄化　第二次世界大战以后，随着社会经济条件的改善、公共卫生事业的迅速发展，人口数量不断增加，人均寿命不断延长，人口老龄化问题亦逐渐成为全球性的社会问题。2010年第六次全国人口普查显示，60岁及以上人口占13.26%，其中65岁及以上人口占8.87%，正在进入老龄化加速阶段。

人口老龄化不仅给家庭带来巨大的压力，也给国家和社会带来越来越沉重的经济负担。然而，现代医学的高度专科化并不能全面解决老年人的综合性问题，故重视发展以提供连续性、综合性的日常照顾为主，能够提高老年人生活质量的全科医学就成为各国公众和医学界的共同聚焦点。

2. 疾病谱和死因谱的变化　20世纪初，威胁人类健康的主要疾病是各种急慢性传染病、营养不良性疾病及寄生虫病等。随着生物医学的发展、公共卫生的普及和民众营养状态的改善，传染病及营养不良性疾病在疾病谱和死因谱中的位置逐渐下降。在20世纪后期，它们已经被慢性疾病、生活方式及行为疾病所取代。到20世纪末，在人类疾病谱中占前3位的依次是心脑血管疾病、恶性肿瘤和意外死亡。

疾病谱的变化对现代医学产生了新的冲击。各种慢性病的病因和发展机制往往涉及多种外因和内因、多个脏器和系统，其长期发展过程中还可出现多系统损害，这些损害使患者的生活质量进行性下降，而慢性病需要一个长期而连续的治疗过程，需要个人、家庭、社会等全方位的配合，这些也是现代专科医学所给予不了的。

3. 医学模式的转变　随着人类疾病谱发生根本的变化，平均期望寿命得到极大的提高。然而，随着医学的进步和社会的发展，对人类健康的最大挑战已经转变为慢性非传染性疾病，旧的医学模式已逐渐不能满足人们对健康的全面需求。

1977年美国医生恩格尔（Engle G.L.）首先提出了“生物-心理-社会医学模式”的概念。新的医学模式理论认为：人在社会中生存，会受社会各种因素变化的影响，同时人的心理也会发生改变，两者共同作用于人体后产生一系列复杂的变化，疾病则是这一变化导致的整体表现。这种新的医学模式改变了人们以往的健康观念，从以单

因单病、病在细胞为特征的生物医学模式中跳出来，无疑更符合社会对医学发展的需求。

4. 医疗费用的高涨与卫生资源的不合理分配　随着人们健康意识的增强，医疗消费占生活消费比例日趋增大；人口老龄化的加重，老年性疾病相对增多，医疗费用逐年增长；医学科技的日新月异，高科技医疗设备和材料、各种新药应用也必然增加医疗费用的支出。医疗费用的增加逐渐成为社会日益沉重的负担。

5. 医疗机构功能的分化　目前世界上已经公认，以社区为基础的正三角形（又称金字塔形）医疗保健体系是理想的保健体系。其宽大的底部是被群众广泛利用的、立足于社区、提供基本医疗保健和其他公共卫生服务的门诊机构（全科医疗诊所和社区健康中心）；中部是二级医院、慢性病院、护理院和其他能够处理需要住院的常见问题（如急腹症、胃切除、分娩）的机构；顶部是利用高技术处理疑难危重问题（如冠状动脉搭桥术、开颅术、器官移植等）的少数三级医院。医生一半以上在基层从事基础卫生服务，体现了在卫生资源分配上对社区的倾斜；而所有民众的首诊医疗保健都在基层解决，体现了在卫生资源利用方面对社区的重视。

而医疗保健系统与医疗保险系统则可以获得自己的“守门人”——全科 / 家庭医生，通过其预防导向的服务和一对一负责式的首诊医疗（即每个人拥有自己的家庭医生），减少疾病的发生、恶化和高技术的滥用，从而避免浪费，提高医疗卫生资源利用上的成本效益。

（二）全科医学发展简史

18 世纪以前，医学基本上不分科，那时候虽没有全科医学的概念，但从广义上考虑，医生大多是全科医生。到 20 世纪上半叶医学的专科化发展后，人们才开始逐渐熟悉内、外、妇、儿等分科方式。而随着专科化发展，医生们对于疑难杂症的诊治能力越来越强，而对于患者本身的需求又出现忽视的倾向，患者希望在诊疗过程中得到应有关怀与关注的呼声也越来越迫切，现代全科医学就在这样的情况下应运而生。近现代全科医学发展可分为下列 3 个阶段：

1. 近代的通科医生　在 18 世纪欧洲向北美大陆的“移民潮”中，部分医生也迁徙到了美洲。然而，为数甚少的医生无法满足大量移民的医疗需求，不得不打破原有的行业界限，从事内科医生、外科医生、药剂师等多样工作，以各种可能的方式服务于患者。19 世纪初，英国的《柳叶刀》（*The Lancet*）杂志首次将这类具有多种技能的医生称为“通科医生”（general practitioner，GP）。

在 19 世纪，80% 左右的医生都是通科医生。这些医生在社区开业，为居民及其家庭提供周到细致的照顾，照料其全部家庭成员的疾患，他们是社区民众亲密的朋友、照顾者和咨询者，在社会上备受尊敬。

2. 医学专科化和通科医疗的衰落　19 世纪，基础医学的大发展奠定了现代医学的科学基础，新技术的使用和发展导致了临床医疗实践的分化。1910 年，亚伯拉罕•弗莱克斯纳（Abraham Flexner）在对美国约翰斯•霍普金斯大学（Johns Hopkins University）医学院的报告中肯定了该校将临床医疗、教学和科研融为一体的新型教育模式。此后欧美各医学院校便按照不同专业的要求重新组织教学，医疗开始趋向于专科化，医学科学研究逐渐在以医院为主体的临床医疗中占据了中心位置，从此医学

院便开始了意义深远的专科化进程。专科医疗服务模式的成功，大大提高了医院专科化和医学科研机构的发展，而诊治手段的高科技化更使专科医疗服务达到了空前的繁荣。由此而造成人们对医院和专科医生的崇拜，而社区中的通科医生被冷落，通科医疗逐渐萎缩。到了20世纪40年代末，仅有不到20%的医生还在社区工作。

3. 专科医疗局限性的显现与通科医疗的复兴 随着专科化的过度发展，其服务模式的内在缺陷也逐渐引起人们的关注。从20世纪50年代后期起，由于人口老龄化发展和慢性病、退行性疾病患病率的上升，基层医疗保健的重要性重新显现。由于老年人易患多种疾病，也需要一大批医生在社区和家庭环境中长期陪伴、照顾，社会对通科医生的需求开始不断增长。1947年，美国通科医疗学会成立，后更名为美国家庭医师学会（American Academy of Family Physicians，AAFP）。1968年美国家庭医学委员会（American Board of Family Practice，ABFP）成立，于1969年成为美国第20个医学专科委员会，通常人们将其作为全科医学学科正式建立的标志。在美国，通科医生改称“家庭医生”（family physician），其提供的服务称为“家庭医疗”（family practice），将其知识基础或学科体系称为“家庭医学”（family medicine）。

与此同时，英国与英联邦国家尽管也和美国一样建立了一个新型学科及其培训制度，但未改变GP的称谓。此后在香港地区也建立了这一专业学科，为了改变人们对“通科医生”只通不专、缺乏专业训练的印象，将“general”的译文从“通”改为“全”，以示其服务全方位、全过程的特点。这样，在世界上就有了全科医生和家庭医生这样一种医生、两个名称的事实。

1972年，世界全科/家庭医生组织（World Organization of National Colleges, Academies and Academic Associations of General Practitioners/Family Physicians, WONCA）在澳大利亚墨尔本正式成立。WONCA为世界全科医生提供学术和信息交流的平台，大大促进了全科医学在世界各地的发展。

二、全科医学在中国的引进与发展

（一）全科医学在中国的引进与发展

全科医学的概念在20世纪80年代末引入我国大陆，首先在一些大城市开始探索社区卫生服务。1989年，在北京市举办了第一届国际全科医学学术会议。1993年中华医学会全科医学分会成立，标志着中国全科医学学科正式建立。

1997年《中共中央、国务院关于卫生改革与发展的决定》作出了“加快发展全科医学，培养全科医生”的重要决策。将全科医学和全科医生培养纳入了我国医疗卫生改革的重点。1998年《中国全科医学》杂志创刊。1999年卫生部等10部委下发了《关于发展城市社区卫生服务的若干意见》，确定了社区卫生服务是以基层卫生机构为主体，全科医生为骨干，以人的健康为中心、家庭为单位、社区为范围，解决社区主要卫生问题为目的，有效、经济、方便、综合、连续的基层卫生服务。作为社区卫生服务的技术和人才支撑，全科医学和全科医生再一次被提到基层卫生服务建设的前沿。同年12月，卫生部组织召开了“全国全科医学教育工作会议”，并印发了《关于发展全科医学教育的意见》。2000年，卫生部制定了全科医生规范化培训试行办法与培训大纲，成立全科医学培训中心，对全科医学教育的目标、发展原则、措施和培训标准等

要求进行了全面的部署，全面启动了全科医学教育。2006 年，人事部、卫生部、教育部等五部门联合颁发了《关于加强城市社区卫生人才队伍建设的指导意见》，进一步明确了全科医学应作为高等医学院校重点建设的学科。

2010 年，国家发展改革委、卫生部、中央编办、教育部、财政部、人力资源社会保障部联合颁发《以全科医生为重点的基层医疗卫生队伍建设规划》，明确到 2020 年，通过多种途径培养 30 万名全科医生，逐步形成一支数量适宜、质量较高、结构合理、适应基本医疗卫生制度需要的基层医疗卫生队伍。2011 年，国务院发布了《国务院关于建立全科医生制度的指导意见》，明确提出建立全科医生制度，是实现人人享有基本医疗卫生服务的基本途径；对全科医生培养提出要求，提出将全科医生培养逐步规范为“5+3”模式，即前 5 年主要是临床医学基础教育阶段（医学本科教育），后 3 年基本上是全科医生规范化培养阶段（全科住院医师培养）；要求统一全科医生培养内容、全科医生的执业准入条件及全科医学专业学位授予标准，逐步建立统一规范的全科医生培养制度。

2018 年，国务院办公厅印发了《国务院办公厅关于改革完善全科医生培养与使用激励机制的意见》，提出到 2020 年，我国要基本建立适应行业特点的全科医生培养制度，显著提高全科医生职业吸引力，全科医生与城乡居民基本建立比较稳定的服务关系，城乡每万名居民拥有 2～3 名合格的全科医生；到 2030 年，城乡每万名居民拥有 5 名合格的全科医生。同年，《中共中央 国务院关于打赢脱贫攻坚战三年行动的指导意见》发布，要求贫困地区每个乡镇卫生院至少设立 1 个全科医生特岗，支持地方免费培养农村高职（专科）医学生，经助理全科医生培训合格后，补充到贫困地区村卫生室和乡镇卫生院；国家卫生健康委员会公布《关于印发住院医师规范化培训基地（综合医院）全科医学科设置指导标准（试行）的通知》，明确各地住院医师规范化培训基地（综合医院）均应独立设置全科医学科。

（二）我国全科医学发展中的问题及对策

随着国家对全科医学的逐渐重视，近 20 年来全科医学在我国的发展取得了令人可喜的成就，但较之全科医学最先发展的西方国家，仍存在一些问题，主要表现在以下几个方面：

1．对全科医学的认识不足　目前，我国大众对全科医学普遍认识不足，对全科医生缺乏必要的信任，对社区医疗的服务水平亦普遍缺乏信心。究其原因，既有我国全科医学起步较晚的历史原因，亦有全科医学发展不尽人意的现实因素。因此，政府、行业和媒体均有义务加强宣传力度，让民众充分了解全科医学的意义和作用，并提振全社会对全科医疗的信心。

2．全科医生的数量严重不足　据中国发展研究基金会 2018 年 8 月发布的《公共卫生领域的创新研究报告》显示，截至 2017 年底，我国注册执业的全科医生共有 25.3 万人，仅占执业（助理）医师的 7.4%，与欧美发达国家 30%～40% 的全科医生占比差距较大，距离国务院提出“到 2030 年，城乡每万名居民拥有 5 名合格的全科医生”的目标，还有近 45 万的全科医生缺口。目前，国家已经出台了一系列政策和措施，应进一步加大力度，让政策和措施得到真正的落实。

3．全科医生的业务水平有待提高　我国的在岗全科医生大多仍缺乏系统规范的

全科医学培训，不少是由专科医生甚至是由原“赤脚医生”转岗而来，医疗水平参差不齐且相对较低。根据《2018中国卫生健康统计年鉴》公布的数据显示，2017年社区卫生服务人员学历偏低，研究生学历仅占1.3%，本科学历占29.5%，大专学历占41.4%，中专学历占25.3%，高中及以下学历占2.5%。而在英美等国家，社区医生均需要医学本科毕业并要经过专科、全科培训。因此，国家应鼓励有本科及以上学历的医学毕业生从事全科医学工作，落实激励措施，加强培训、考试、考察和管理，以改善全科医生的构成，并提升他们业务水平。

4. 全科医学经济保障制度尚不健全　我国的全科医学模式主要借鉴欧美发达国家的医疗制度。在欧洲，全科医疗的经费基本由国家税收支付，这需要政府巨大的财政投入；在美国，全科医疗以私营模式为主，医疗保险由公司与个人共同支付；而我国由于人口众多，人均收入较低，仍然存在政府投入不足，医疗保险欠完善的弊端。目前，我国政府的基本医疗制度还没有立法规定社区医疗的首诊制度，全科医生的待遇仍未得到充分保障，城市居民医疗保险、农村合作医疗保险等保险制度亦没有将社区医疗作为首诊的门槛，仍未改变患者扎堆大医院、小病大治的状态。因此，政府和社会应该加大力度共同参与，借鉴欧美发达国家的先进经验，促进我国全科医学蓬勃发展。

5. 全科医学职业规范体系尚不完善　目前我国社区医生的职业立法制度还未健全，如全科医生激励机制、全科医生首诊制、合理有效的双向转诊机制、家庭病床规范、全科医生巡诊制度、全科医生培训师资保障制度等均未建立，许多问题仍有待解决。为了使我国社区卫生服务走向规范化和制度化，必须形成一套科学可行的规范体系，同时利用政府的政策引导和财力资助，加以规范和治理。

三、中医全科医学的思想渊源与发展

（一）中医全科医学的思想渊源

中医全科医学是在中医药理论指导下，面向社区和家庭，研究全科医学相关疾病的一门临床学科。中医学是在我国古代朴素的唯物观和自然辩证法思想影响下形成的，中医全科医学秉承了中医学的哲学基础。

在中国古代哲学思想的影响下，古人认识问题一直从整体角度出发，使用取类比象的方法，寻找事物之间的联系性。诸子百家思想争鸣，其中道家的影响很大。道家强调人与自然是一种“天人合一”的关系，倡导“清静无为”“静以养生”，其宗旨就是恬淡虚无、顺其自然。《易经》认为太极为世界本源，阴阳为变化之因，天地万物之间相互作用，为一个共同的整体。五行学说将人与自然、社会联系起来形成一个联系性的整体。这些思想都体现了人与自然统一的整体观和养生保健的预防观，是中医全科医学的思想萌芽。

《黄帝内经》为集多学科大成的中医经典，蕴含了丰富的中医全科医学思想。《黄帝内经》中的整体观，既强调人体本身是一个整体，人体各个部分彼此相属、互有联系，又强调人与自然环境密切相关，气候的变化、地理环境的优劣，都会影响人的健康，用“天人合一”的思想指导养生保健、防治疾病。《黄帝内经》提出了“治未病”理论，并介绍了详细的养生防病方法。《黄帝内经》主张“形神一体”，重视精神情志因素

对疾病的影响。此外，《黄帝内经》还强调医者除必须掌握专业知识外，还应当懂得天文、地理等自然科学知识，做到“上知天文，下知地理，中知人事”。《黄帝内经》中的整体观、“治未病”思想、情志致病理论等奠定了中医全科医学的思想基础。

《伤寒论》采用整体性辨证论治思维，运用六经辨证理论体系，对疾病的病因、病机、诊断、治疗进行详细论述，并且对情志疾病的病机、临床表现和治法有了深入的认识。张仲景在《伤寒论•辨阴阳易差后劳复病脉证并治》中论述了六经病治愈后的养生调护方法，体现了预防思想。《伤寒论》内容不但涉及理、法、方、药，并且对药物的煎服方法及患者的饮食、起居、调护等方面都进行了详细的介绍，对患者实施全面、连续的照顾。《伤寒论》的整体辨证论治、对情志病的认识、预防保健思想以及对患者全面全程照顾的诊疗模式等，都为中医全科医学思想的发展奠定了基础。

后世历代医家对中医全科医学思想均有进一步的扩充和发展。唐代孙思邈的《备急千金要方》集隋唐以前医学之大成，主张从整体上认识健康与疾病，提倡“未病先防，养重于治”，并且提出连续性的健康照顾，倡导“大医精诚”的医德，是中医全科医学思想形成的一部代表性著作。明末清初医学家喻嘉言深谙“治未病”思想，在其著作《医门法律》中，未病先防、已病早治的精神贯穿始终。清代叶天士在对温热病的具体治疗思路上，提出了“务在先安未受邪之地”，强调防治病情进展的积极意义。吴鞠通在《温病条辨》中提出保津液和防伤阴治疗法则，都是对于中医全科医学“治未病”理论和方法的补充和完善。

综上所述，中医历代医家的理论思想和临证治疗都紧密围绕整体观、“治未病”预防观及情志致病理论等中医全科医学思想，中医全科医学思想一直贯穿于中医学的发展之中。

（二）中医全科医学的建立与发展

20 世纪 80 年代末，全科医学的概念引入中国大陆，而中医学与全科医学有着天然的亲和力，中医全科医学很快在我国应运而生。源于基层并逐渐发展起来的中医学，其整体观、辨证论治理念、丰富的治疗手段，不仅在常见病、多发病的治疗上符合人体生理、病理多样性和病变复杂性的特点，而且对现代医学感到棘手的病毒感染、老年病及各种功能性疾病都有独到的效果。发展中医全科医学，尤其适合我国的国情。

中医全科医学以中医学为依托，具备更为丰富的学科内涵。中医学在天人合一、形神合一、人与社会统一等整体观的指导下，形成了三因制宜、脏腑同治等具体治疗措施，临床应用广泛。“治未病”理论包含了未病先防、既病防变、病后防复等内涵，涉及饮食起居、运动锻炼、调整心态等多方面内容。冬病夏治、膏方调养、体质干预等方法也是“治未病”理论的发展应用。情志因素受到历代医家的关注，除了药物治疗，还有以情胜情、气功、导引等多种治疗方法。另外，中医丰富的治疗方法与手段，在疾病综合治疗中有着独特的优势。

中医全科医学的建立与兴起，将传统的中医理论和经验，与我国现代医疗的需求实际紧密结合，既推动中医理论的发展壮大和中医诊疗方法的广泛应用，又在很大程度上缓解了我国现有医疗卫生服务中的紧迫困境，如看病难、看病贵，慢性、老年退行性疾病的增多，农村人口因病返贫、因病致贫等问题。因此，随着中医全科医学的

广泛应用和不断发展，它必将成为一门具有高度实用价值、能够更好地服务于基层的医学学科。

第三节　中医学与全科医学

一、中医学与全科医学的相关性

中医学与全科医学的相关性表现如下：

（一）注重医德

中医学同全科医学一样，重视医德修养和医学伦理。在重视医德方面，孙思邈与希波克拉底是著名的代表。孙思邈提出“凡大医治病……先发大慈恻隐之心，誓愿普救含灵之苦。若有疾厄来求救者，不得问其贵贱贫富，长幼妍媸，怨亲善友，华夷愚智，普同一等，皆如至亲之想。亦不得瞻前顾后，自虑吉凶，护惜身命。见彼苦恼，若己有之，深心凄怆，勿避险巇、昼夜、寒暑、饥渴、疲劳，一心赴救，无作工夫形迹之心。如此可为苍生大医”。

（二）防治结合

中医学和全科医学均强调早期发现并处理疾患，强调预防疾病和维持健康。从《黄帝内经》之后，逐步形成了未病先防、既病早治、已病防变、瘥后防复等思想，并提出了很多实用、有效的治疗方法。对于维护健康，中医学与全科医学一样，倡导规律的作息、适量的运动、适量的饮食、良好的情绪，重视预防为先导的理念，强调自我的主导作用，强调持续、综合、个体化的保健策略，促进疾病的痊愈。

（三）整体观念与辨证论治

1. 整体观念是中医学最基本的观点。中医学认为，人体是一个有机的整体，人体所有的脏腑经络、皮肉骨脉、四肢百骸等组织器官，包括情志的变化都相互联系、相互影响。人体与自然界是一个密切联系的整体，“天地气交，命之曰人”，宇宙万物的运动变化、自然形态可影响人体；气候的寒热温凉，土地的高下柔刚，五味的酸甜苦辣，都对人体生理、病理产生直接或间接的影响。中医学还认为，人与社会也是一个整体，心理因素、社会变化对人体的健康和疾病有很大的影响，“入国问俗，入家问讳，上堂问礼，临病人问所便”成为诊病的一个切入点。这与全科医学中强调的“生物-心理-社会医学模式”，要从生理、心理、社会、文化等因素来观察、认识和处理健康问题是不谋而合的。

2. 辨证论治是中医学的另一特点，是中医诊治疾病的基本法则。中医诊病捕捉的焦点是证而不是病，根据证探究病的性质，确定治则，相较于整体观念强调联系，辨证论治则更注重个体的特异性，这符合全科医学提倡的个体化服务原则。

3. 临床重视通科。整体观念要求中医考虑到各脏腑组织之间相互的联系，辨证论治要求中医抓住病机，因人、因时、因地施治。古人在医疗活动中积累了大量的治病方法，除了“一根针、一把草”外，还有推拿、拔罐、放血、灌肠、烟熏、蒸浴等各种疗法，根据患者的病情选择适当的方法，以解除患者的疾苦。

二、中医思维模式

中西医学在解除疾患的目的上是一致的，在某些治疗方法上也异曲同工。然而，由于产生时代及文化上的差异，二者的思维模式完全不同。中医传统思维模式如下：

（一）形象思维

形象思维是以客观事物的具体性和形象性为依据，采用“取象比类”“司外揣内”的方法来推论事物的本质。取象比类，是将复杂的事物归属于相应的类别当中，如《周易》所讲的同声相应、同气相求、方以类聚、物以群分，又如《灵枢·邪客》所言“天有日月，人有两目；地有九州，人有九窍；天有风雨，人有喜怒……”。司外揣内是指利用感官获取疾病活动表现于外的征象，通过征象推测体内病理活动的机制，司外揣内以取象比类为基础。例如，从其人畏寒、得温则缓，可得出阳虚则寒的病机。

（二）整体思维

整体思维体现在认为人与社会的一体性、人与自然的一体性、人体自身（局部与整体、形体与精神）的一体性。中医治疗疾病以维持和恢复人体整体动态平衡为目标，充分考虑个体差异、先天禀赋、后天调摄、自然气候、水土环境、社会环境等因素对病证的影响，强调因人、因时、因地制宜，多方面治疗与调护。如《素问·六节藏象论》曰：“天食人以五气，地食人以五味。五气入鼻，藏于心肺，上使五色修明，音声能彰；五味入口，藏于肠胃，味有所藏，以养五气；气和而生，津液相成，神乃自生”，说明人与天地的密切联系。《灵枢·五癃津液别》言：“天暑衣厚则腠理开，故汗出……天寒则腠理闭，气湿不行，水下留于膀胱，则为溺与气”，说明气候对人体生理的影响。“旦慧、昼安、夕加、夜甚”说明日周期对于疾病的影响。《素问·疏五过论》提出“尝贵后贱，虽不中邪，病从内生，名曰脱营。尝富后贫，名曰失精，五气留连，病有所并”，说明社会经历对于人体疾病的影响。

（三）中庸思维

中庸即以中为常道，有中和、和谐之义。“中庸”思想渗透到中医的各个方面，在生理上强调“阴平阳秘，精神乃治”；在病理上指出阴阳失衡、气血失调、脏腑不平是疾病发生的根本原因；在诊断上强调“观过与不及之理”；在治疗原则上主张“虚者补之”“实者泻之”“以平为期”。

（四）恒动思维

《格致余论》提出“天主生物，故恒于动，人有此生，亦恒于动”。人身阴阳、气血、脏腑、经络莫不于动中取得平衡，以维持人的健康。若人体失去平衡则遭受疾病。正邪交争，疾病亦传变、转化。《素问·缪刺论》指出：“夫邪之客于形也，必先舍于皮毛；留而不去，入舍于孙脉；留而不去，入舍于络脉；留而不去，入舍于经脉；内连五脏，散于肠胃，阴阳俱感，五脏乃伤”。临床疾病的转化瞬息万变，治疗上当“谨守病机，各司其属，有者求之，无者求之”，“观其脉证，知犯何逆，随证治之”。

（五）顺势思维

中医学关于顺势因时的论述可见于《灵枢·顺气一日分为四时》：“顺天之时，而病可与期，顺者为工，逆者为粗。”《伤寒论》六经病欲解时，与自然界及人身阴阳之气相通应，呈现出时间节律性。治疗脏腑疾病需要顺应脏腑生理之势，如治肺病以宣降，

肝喜条达，则舒畅之。一些疾病的治疗要顺应正气抗邪的趋势，如“其高者，因而越之；其下者，引而竭之；中满者，泻之于内；其有邪者，渍形以为汗；其在皮者，汗而发之；其慓悍者，按而收之；其实者，散而泻之。审其阴阳，以别柔刚。阳病治阴，阴病治阳，定其血气，各守其乡，血实宜决之，气虚宜掣引之”。

三、中医预防观念

中医预防观念包括未病先防、既病早治、既病防变、瘥后防复等方面。养生保健观是中华传统文化的一部分。全科医学注重健康教育、预防保健等预防医学的思想，这与中医学养生保健思想不谋而合。《素问·四气调神大论》中有“圣人不治已病治未病”的论述，此“治未病”不仅仅指治疗的方面，也包括情绪的管理、作息的调整、饮食的控制、药饵的服食、运动的调节等。在中医的诸多经典著作中体现了养生保健观念，并有大量的具体措施，比如呼吸、打坐、行气、导引、按摩、针灸、药物等方法。正如《备急千金要方》所指出的“勿以康健便为常然，常须安不忘危，预防诸病也”。

（一）未病先防

1. 顺应自然　《素问·宝命全形论》指出：“天覆地载，万物悉备，莫贵于人，人以天地之气生，四时之法成。”人为天地的一分子，与宇宙、自然紧密联系，天地星辰的运转，自然气候、物候的变化，均影响到人体。顺应天地，人法地，地法天，天法道，道法自然，当为养生第一要务。《素问·上古天真论》记载：“上古有真人者，提挈天地，把握阴阳，呼吸精气，独立守神，肌肉若一，故能寿敝天地，无有终时，此其道生。”《素问·生气通天论》指出：“苍天之气，清净则志意治，顺之则阳气固，虽有贼邪，弗能害也，此因时之序。故圣人抟精神，服天气，而通神明。”《素问·四气调神大论》说：“夫四时阴阳者，万物之根本也。所以圣人春夏养阳，秋冬养阴，以从其根，故与万物沉浮于生长之门。逆其根，则伐其本，坏其真矣。”

2. 形与神俱　把握人的主动性，养神与养形同步，使形与神俱、形神合一。《素问·上古天真论》指出：“虚邪贼风，避之有时，恬惔虚无，真气从之，精神内守，病安从来。”《素问·生气通天论》提到：“是以圣人陈阴阳，筋脉和同，骨髓坚固，气血皆从，如是则内外调和，邪不能害”。养神常以“和喜怒而安居处”、道法自然、清静无为、返璞归真，做到“真常应物，真常得性，常应常静，常清静矣”。同时应注重德行修养，如《备急千金要方》指出：“识达道理，似不能言，有大功德，勿自矜伐……善言勿离口，乱想勿经心。常以深心至诚，恭敬于物，慎勿诈善，以悦于人。终身为善，为人所嫌，勿得起恨。事君尽礼，人以为谄，当以道自平其心。”养形常以“法于阴阳，和于术数，食饮有节，起居有常，不妄作劳”，采取各种措施，使得通体安泰，百疾不生。

3. 预防方法

（1）食疗：孙思邈在《备急千金要方》中指出“安身之本，必资于食”，民以食为本，“用食平疴，释情遣疾”符合口腹之喜，常能坚持。《素问·脏气法时论》提出合理的膳食结构是“五谷为养，五果为助，五畜为益，五菜为充，气味合而服之，以补精益气。”《备急千金要方》中按妊娠十月逐月记载了孕妇饮食宜忌及保胎、安胎方剂，以药膳的方式达到保养、治疗的目的。

（2）药饵、药物外用：古代医书中有很多方药具有预防及养生的功效。例如，《备

急千金要方》记载的补肝芜菁子散，可以用来明目，书中又说："三月三日采蔓菁花，阴干，治下筛，空心井花水服方寸匕，久服，长生明目，可夜读细书。"又如近年来，中医冬病夏治的三伏贴、冬令进补的膏方等防病和养生的方法，已被广大百姓所接受。

（3）导引、推拿、按摩：《吕氏春秋》指出："流水不腐，户枢不蠹，动也，形气亦然。形不动则精不流，精不流则气郁。"孙思邈也在《备急千金要方》中强调："养性之道，常欲小劳，但莫大疲及强所不能堪耳。"故经常参加体育运动，适当地进行导引、推拿、按摩，注意动静结合、动之有度，是防病与养生的有效方法。

（二）既病早治，既病防变

既病早治，既病防变，截断病程的思想为历代中医所推崇。《素问·四气调神大论》提出"是故圣人不治已病治未病，不治已乱治未乱……夫病已成而后药之，乱已成而后治之，譬犹渴而穿井，斗而铸锥，不亦晚乎"。孙思邈指出"上医医未病之病，中医医欲病之病，下医医已病之病"，将疾病分为未病、欲病、已病三个层次。两者均强调治疗疾病时"早"的重要性。在《鹖冠子·世贤》中，扁鹊推崇其兄长"于病视神，未有形而除之"，"治病其在毫毛"。《素问·阴阳应象大论》指出："善治者，治皮毛，其次治肌肤，其次治筋脉，其次治六腑，其次治五脏。治五脏者，半死半生也"，从表里病位方面强调治疗疾病时应阻止病邪深入。《金匮要略·脏腑经络先后病脉证》指出"见肝之病，知肝传脾，当先实脾"。叶天士提出"先安未受邪之地"的理论和防治温病传变的措施。以上这些均体现了"既病早治，既病防变"的预防策略。

（三）瘥后防复

瘥后防复是预防观念又一重要部分，既包括药物的继续服用，也包括饮食、情志、运动、房事方面的调整，其总体目标在于顺应正气的来复，防止疾病的复发，维持健康的稳定。《金匮要略·黄疸病脉证并治》指出"黄疸之病，当以十八日为期，治之十日以上瘥，反剧为难治"，认为黄疸缠绵难愈，治疗后症状虽缓解，还应当适量继续用药，这对于减少黄疸的复发是很有必要的。《备急千金要方》论及痈肿毒方曰："余平生数病痈疽，得效者即记之。考其病源，多是药气所作，或有上世服石，遂令子孙多有此疾。食中尤不宜食面及酒、蒜，及慎温床浓被，能慎之者，可得终身无他。此皆躬自验之，故特论之也。"《备急千金要方》又指出，病新瘥后，饮食上应"但得食糜粥，宁少食令饥，慎勿饱，不得他有所食，虽思之，勿与之也。引日转久，可渐食羊肉白糜，若羹汁、雉兔、鹿肉，不可食猪狗肉也"，起居应当"静卧，慎勿早起梳头洗面，非但体劳，亦不可多言语，用心使意劳烦，凡此皆令人劳复"，要从饮食、起居、行为诸方面加以注意。

中医全科医师要牢固树立预防为主的观念，掌握中医学防病理论及方法，有职责和义务教育、指导人们树立健康意识，普及慢性病的防治知识、健康的生活方式、初级的保健技能知识、免疫接种知识和心理健康知识，做好三级预防。

四、中医治疗原则

（一）治则的含义

治则是治疗疾病时所必须遵循的法则，在通过四诊确立病机后，指导临床治疗立法、处方、遣药。治则是治疗疾病的总规律。

（二）治疗原则

1．治病求本　所谓治病求本，就是在治疗疾病时，必须寻找出疾病的根本原因或本质，以进行有针对性的治疗。在诊病的过程中，要善于询问病情发生时的情况，包括节气、时辰、所处的环境、情绪的状态等，尤其对于病情复杂、病程缠绵的患者，抓住病因病机核心，才能治其根本。例如，患者长期颈项强痛，初予行气活血等法不效，当获知初起因受风寒所致，通过发汗解表，得以治愈，体现了治病求本的思想。

2．调节整体平衡

（1）调节阴阳：人生之本，本于阴阳。阴平阳秘，精神乃治，阴阳乖戾，疾病乃起。阴阳失衡是疾病的根本矛盾。治以"谨察阴阳所在而调之，以平为期"。阳胜则热，治以苦寒；阴胜则寒，治以辛热；阳虚则寒，治以甘温；阴虚则热，治以甘凉，并注意阴中求阳，阳中求阴。

（2）调和气血：气血是人体活动的基本物质基础，人之生以气血为本，人之病无不伤及气血。故朱丹溪指出："气血冲和，万病不生，一有怫郁，诸病生焉。"《医林改错》提出"治病之要诀，在明白气血"。所谓调和气血，是根据气和血的不足及其各自功能（气的温煦、推动、防御、固摄、气化作用，血的濡养作用）的异常，以及气血互用的功能（气能生血、气能行血、气能摄血，血能载气）失常等病理变化，采取"有余泻之，不足补之"的原则，使气顺血和，气血协调。具体包括气病时气虚则补，气滞则疏，气陷则升，气逆则降，气脱则固，气闭则开；血病时血虚则补，血脱则固，血瘀则行，血寒则温，血热则凉，出血则止，止血时注意是否存在瘀血，做到止血不留瘀；气血同病时气病治血、血病治气，如补气生血，补气行血，补气摄血，补血濡气等。

（3）调整脏腑：主要包括调整脏腑的阴阳气血（治则同上）、顺应脏腑的生理特性与协调脏腑之间的关系。顺应脏腑的生理特性，则"五脏病各有得者愈"。比如肝体阴而用阳，肝阳上亢，肝风内动时除了平肝潜阳、镇肝息风外常配合柔润药以柔肝；脾宜升则健，胃宜降则和，助脾胃运化时，以补气药升提中气，以行气、降气药降其浊气，则效果更佳。

3．扶正祛邪　正邪势力的抗争，决定疾病的走势。临床上要认真仔细分析正邪力量的对比情况，分清主次，决定扶正或祛邪，或决定扶正祛邪的先后，做到"正盛邪自祛""邪去正自安""扶正不留邪，祛邪不伤正"。一般情况下，扶正用于虚证，虚者补之，如补气、壮阳、滋阴、养血等，除了采用补益的药物和针灸手法外，可配合适当的营养和功能锻炼等辅助方法；祛邪用于实证，实者泻之，如汗法、吐法、下法、清法等；若属虚实错杂证，则或扶正祛邪并用，或先攻后补，或先补后攻，同时仍应注意主次问题。

4．标本先后　标本先后是针对临床病证中标本主次的不同，而采取"急则治标，缓则治本"或"标本同治"的法则，以达到治病求本的目的。标本是相对的，如正气为本，邪气为标；病因为本，症状为标；旧病为本，新病为标；本质为本，现象为标。急则治标的原则，一般适用病情急且重的情况，或旧病未愈又延新病。缓则治本的原则，一般适用急症缓解，或者慢性病程，或当病势向愈，正气已虚，邪尚未尽之际。标本同治既适用于急症也适用于缓症，亡阳虚脱之回阳救逆，既是治标也是治本；脾虚气滞之补气兼理气，既是治本也是治标。

5. 正治与反治 正治，即逆其证候性质而治，适用于疾病的本质和现象相一致的病证，包括寒者热之，热者寒之，虚者补之，实者泻之。反治是顺从疾病假象而治，适用于疾病的征象与本质不完全一致的病证，包括热因热用、寒因寒用、塞因塞用、通因通用。正治与反治，都是针对疾病的本质而治的，同属于治病求本的范畴，要求医生仔细辨别，拨云见雾，有的放矢。当疾病发展到阴阳格拒的严重阶段，在采用反治法之以热治热或以寒治寒时，患者服药常出现呕吐的情况，常用反佐法。

6. 三因制宜 疾病的发生、发展与转归，受多方面因素的影响，治疗疾病时，考虑到时间、地点、个体的区别，根据具体情况具体分析，采取适宜的治疗方法，称为三因制宜。①因时制宜：根据人体顺应气候的特点，以药物之气助人体之气，如春季生发，治病时勿过伐肝气，夏季气血浮于表，温里则痼寒由表出，如三伏贴等法。②因地制宜：地域不同，患病亦异，除了地方病以外，还要考虑到气候的影响。例如，西北高寒，居民腠理致密，多食肥美，其病多内热，治宜清泻，用量宜重；东南湿热，居民腠理疏松，易受外邪为病，治宜芳香疏散，用量宜轻。③因人制宜：考虑患者年龄、性别、体质、性格的不同而用药。如小儿脏腑娇嫩，宜用药轻灵，中病即止。

五、中医心理调摄

全科医学注重心身疾病的联系，注重心理卫生。早在春秋战国时期，古人即对心身有精辟的论述。《管子》的《内业》篇，可谓最早论述心理卫生的专篇。内，就是心；业，就是术。内业者，养心之术也。《管子》将善心、定心、全心、大心作为最理想的心理状态，以这些作为内心修养的标准。《黄帝内经》对于心理活动亦有丰富的论述，如“两精相搏谓之神，随神往来者谓之魂，并精而出入者谓之魄，所以任物者谓之心，心有所忆谓之意，意之所存谓之志，因志而存变谓之思，因思而远慕谓之虑，因虑而处物谓之智”，并详细描述了心理活动对于疾病产生、发展、预后的影响。对于心理与生理之间的密切关系，对于个性心理特征的种种分类，对于心理治疗的意义，对于调神摄生的心理卫生等等，《黄帝内经》均做了原则性的总结，提出了很多有价值的见解。《素问·阴阳应象大论》说：“人有五脏化五气，以生喜、怒、悲、忧、恐”，指出人的情志与五脏的生理活动密切相关。《黄帝内经》强调心身愉悦，“心安而不惧”，“和喜怒而安居处”；强调思想纯净，“恬惔虚无”“淫邪不能惑其心”“不妄作劳”；强调御神，使意志调和，“志意和则精神专直，魂魄不散，悔怒不起”；强调顺应四时阴阳的消长、变化，调节人体的精神意志，如春天阳气生发，应“予而勿夺”，夏天阳气旺盛，人应该“若有私意，若已有得”。此外，秦汉时期的王充、张仲景、华佗等都非常重视心理摄生，提倡体育锻炼和劳动，形神互用，使身心健康；隋唐医家如孙思邈不仅继承、引用前人的心理摄生经验，还总结自己的亲身实践经验；金元时期朱丹溪强调七情无忧，清虚恬静，并提出“抑性预治，任理不任情”作为防患却疾之要。

情志是人的内心对于外界事物的反映，是人与人之间的纽带之一，也是能量交换的形式之一。中医学认为，好的心理状态有助于正气的增长，疾病的向愈。而当情志过于强烈，或者长期持续时，便成了病态，产生了疾病。《素问·举痛论》指出：“怒则气上，喜则气缓，悲则气消，恐则气下……惊则气乱……思则气结”。《灵枢·本神》说：“肾盛怒而不止则伤志，志伤则喜忘其前言，腰脊不可以俯仰屈伸……恐惧而不解则

伤精，精伤则骨酸痿厥，精时自下。”古人根据五行生克原理，情志的适当调用还可以作为一种治疗方法。金元四大家之一的张子和对于《黄帝内经》的“以情胜情”疗法，进行了深刻的研究，创造了“习以平之”等意疗方法。中医学中还有涉及胎教、不同年龄段的心理摄生等的论述。因此，如何调整人们的心理状态，用心理摄生来防病治病是中医全科医师需要掌握的方法。

第四节 全科医生

一、全科医生概述

(一)全科医生的定义与特点

全科医生又称家庭医生(family doctor)，是对个人、家庭和社区提供优质、方便、经济有效的、一体化的基层医疗保健服务，进行生命、健康与疾病的全过程、全方位、负责式管理的医生。其服务涵盖不同性别、年龄的个体及其所涉及的生理、心理、社会各层面的健康问题；并能在所有与健康相关的事务上，为每个服务对象当好首诊医生和健康代理人；为每一个寻找医疗保健的人提供综合性医疗保健服务，必要时也安排其他卫生专业人员为其提供有关服务。这是国际全科医生的学术组织——世界全科/家庭医生组织(WONCA)对全科医生的定义，目前不同地域、各个国家对其定义不尽相同。

美国家庭医师学会对全科医生的定义为：“是经过家庭医疗这种范围宽广的医学专业教育训练的医师，应具有独特的态度、技能和知识，向家庭的每位成员提供持续性、综合性的医疗照顾、健康维持和预防服务，无论其性别、年龄或健康问题类型是生物医学的、行为的或社会的。”

英国皇家全科医学院(Royal College of General Practitioners，RCGP)对全科医生的定义为“在患者家里、诊所或医院里向个人和家庭提供人性化、基层、连续性医疗服务的医生。他承担对自己的患者所叙述的任何问题做出初步决定的责任，并在适当的时候请专科医生会诊。为了共同的目的，他通常与其他全科医生以团队形式一起工作，并得到医疗辅助人员、适宜的行政人员和必要设备的支持。全科医生的诊断由生物、心理、社会等几个方面组成，并为促进患者健康而对其进行教育性、预防性和治疗性的干预。”

2011年7月我国颁布的《国务院关于建立全科医生制度的指导意见》对全科医生的定义为：“全科医生是综合程度较高的医学人才，主要在基层承担预防保健、常见病多发病诊疗和转诊、病人康复和慢性病管理、健康管理等一体化服务，被称为居民健康的‘守门人’。”

综上所述，尽管世界各国因经济发展、文化背景和医疗体制等的不同，其对全科医生的定义也存在一定的差异，然而世界各国的全科医生却具有以下较为公认的共同特点：①服务要求：接受过全科医学系统培训；②服务地点：工作在国家基层卫生保健系统；③服务对象：不同年龄层次、不同性别，甚至不同种族的社区患病个体，以及患者的家庭和所在社区相关人群；④服务性质：可以为个人、家庭和社区提供持续性、整体性、协调性、个性化、人性化、便捷化和经济有效的健康服务；⑤服务内容：涵盖生理、心理、社会等各层面的健康问题；⑥服务模式：承担预防、保健、医疗、康复、

健康教育及计划生育技术指导等服务。

（二）全科医生工作的基本特征

1. 以预防为导向　全科医生的服务对象是全人群，注重对服务对象整体健康的维护和促进，即在人健康时、由健康向疾病转化过程中以及疾病发生早期（或无症状时）就主动提供关注。在方式上强调个体预防与群体预防相结合，要求全科医生尽早提供健康咨询、健康教育及健康促进与保护措施，以期达到未病先防的目的。这是有别于专科医疗，也不同于公共卫生人员的特征之一。

在日常临床医疗实践活动中，全科医生应将预防性照顾作为常规工作，将同个人及其家庭的每一次接触都作为提供预防服务的良机，提供随时随地的个体化预防服务，如患者健康教育和健康咨询、个案发现、筛查和周期性健康检查，乃至后期患者的生命质量评价和改善等，涉及疾病发展的全过程。

2. 以团队合作为基础　由于全科医疗是集预防、医疗、保健、康复和健康教育为一体的服务，因此以全科医生为核心，与社区内和/或社区外的其他医疗辅助人员相互配合，一起为服务对象提供立体网络式、团队合作式的健康照顾。就基层医疗本身，一般由社区护士、公共卫生护士、康复医师、营养医师、心理医师、口腔医师、其他专科医师、中医师、理疗师、接诊员、社会工作者、护工人员等成员与全科医生根据不同情况，组成不同的团队，如门诊团队、社区团队、医疗-社会团队及康复团队等，协同工作，以便改善个体与群体健康状况和提高生命质量。其合作方式包括：全科医疗机构内部的团队合作、与其他专科合作（会诊、双向转诊、继续医学教育）以及与社区内其他医疗和非医疗资源合作。

团队合作的工作方式要充分发挥作用，一是要有集体和整体观念，全科医生间要相互配合，发挥专业特长，取长补短；二是会适当地利用专科会诊和转诊，充分发挥三级医疗预防保健网的作用，合理利用卫生资源；三是善于发掘、组织和利用社区内外一切可利用的医疗和非医疗资源，参与提供全面的社区服务；四是需掌握娴熟的人际交往艺术，与内外各方面保持良好的人际关系。

3. 以“五星级医生”为目标　世界卫生组织（World Health Organization，WHO）人力开发司教育处处长 Charles Boelen 博士于 1992 年发表的《医学教育改革：需要全球行动》一文中率先提出“五星级医生”的概念，认为其应具备以下五方面的能力：①卫生保健提供者（care provider）：能根据患者预防、治疗和康复的总体需要，提供卫生服务；②医疗决策者（decision maker）：能从伦理、费用与患者等多方面的情况，综合考虑和合理选择各种诊疗新技术；③健康教育者（health educator）：医生不只是诊疗疾病，更应承担健康教育的任务，主动、有效地增强群体的健康保护意识；④社区领导者（community leader）：能参与社区保健决策，平衡与协调个人、社区和社会对卫生保健的需求；⑤服务管理者（service manager）：协同卫生部门及其他社会机构开展卫生保健，真正做到人人享有卫生保健。

五星级医生的概念一经提出，立刻受到广泛关注，目前已经被许多国家和地区所接受。该概念反映了医学发展趋势，体现了大众需求。根据上述要求，医生不仅要精于医术，同时应能胜任服务于个体和群体的工作，主动承担包括临床治疗在内的集疾病预防、保健、康复、健康教育与健康促进等综合服务于一体的职责，以更好地体现

医学与自然学科、人文社会学科的结合，这与全科医生的角色和职能不谋而合。因此，"五星级医生"应成为当前我国培养全科医生的目标，也是全科医生培养的方向。

（三）全科医生的角色

全科医生在社区卫生服务中的服务对象和具体任务不尽相同，在相对不同的层面就承担着不同的角色。

1. 居民及家庭层面

（1）临床医生：全科医生对于患者来讲，首先是医学专业人员，是临床医生，能够针对就诊患者的健康问题，运用所学临床医学知识和技能负责常见健康问题的诊治、疾患的照顾和全方位过程管理。

（2）首诊医生：由于服务地点接近居民住所，医患关系密切，全科医生往往是社区居民为解决其健康问题寻求医疗卫生服务时最先接触的临床医生。如果在整个健康保健系统中建立首诊和转诊制度，则社区居民患病后必须首先到全科医生这里就诊，然后由其来决定患者的进一步诊治方案，以及必要时专科 / 大医院的转诊、会诊服务。全科医生是社区患者的法定首诊医生，是患者进入医疗保险的"守门人"。

（3）居民的健康维护人：全科医生长期服务于社区中，要成为社区居民及其家庭可信赖的朋友，才能真正融入并得到他们的信任和支持，全面了解个人和家庭所患健康问题的背景，最终有效地帮助患者和家庭解决与健康相关的问题。全科医生便自然成为了他们的"健康维护人"。

（4）健康咨询者：经过专门培训的全科医生不仅医学知识丰富，而且对社区群体和个体的健康状况、患病现状和潜在的危险因素等均有较为详尽的了解，在工作中有责任为其服务对象提供健康、疾病以及医疗费用、康复、心理等方面问题的咨询、帮助和建议，聆听与体会其感受，通过有技巧的沟通，对各种健康相关问题提供详细的解释与咨询，指导居民进行有效的自我保健。

（5）健康教育者：全科医生需要利用各种机会和形式，对居民随时进行不同形式、科学、深入细致的健康教育，保证教育的全面性、科学性和针对性，并注重健康教育效果评价。

（6）健康管理者：全科医生了解居民的健康状况和影响健康的各相关因素，并且拥有社区、社会各方面的关系，因此，其最有条件在社区中对个人、家庭及其成员，尤其对慢性病患者及老年人、儿童、妇女、残疾人等重点疾病易感人群实施系统化、规范化、连续性和综合性的健康管理计划，提供保健建议，进行患病个体与社区人群相结合的病例管理，建立、健全并合理运用各类形式的健康档案资料，协助做好疾病的监测和卫生统计工作。

（7）医疗保健系统的协调者：一个训练有素的全科医生，知道患者需要什么样的服务，其他的专科医生能够提供什么样的服务等。当患者需要时，全科医生负责为其提供协调性服务，包括动用家庭、社区、社会资源和各级各类医疗保健资源以及专家的信息，给患者提供整体性的服务，包括提供"无缝隙"的转诊、会诊服务，联系有效的社区支持等。

2. 社会与社区层面

（1）社会工作者：动员组织社区各方面积极因素，协助建立与管理社区健康信息网络；利用各种场合做好健康促进、疾病预防和全面健康管理工作；帮助重点人群以及需要得到帮助的人；促进社区公共卫生服务和社会公正；协助预防和解决社会问题，协调社区社会关系。

（2）社区与家庭成员：作为社区中的普通一员，全科医生不仅服务社区，也参与其中的建设、发展以及各项活动，并与社区成员及其家庭建立亲密无间的人际关系，推动健康的社区环境与家庭环境的建立和维护；作为自身家庭中的重要一员，全科医生要想服务好社区居民及其家庭，还须做好有效的自我管理，管理好自己的家庭、时间和业务，使个人生活和社区医疗服务事业均衡发展。

3. 医疗保健与保险体系层面

（1）最佳“守门人”：全科医生为首诊医生是居民健康和控制医疗费用的“守门人”，首先要用最少的资源尽量地解决最多的健康问题，即要把大多数的社区常见健康问题解决在社区层面，有利于优化医疗卫生资源配置，控制医疗成本。其次，加强预防保健服务，防患于未然，尽量减少疾病发生，控制疾病发展，改善预后，改善治疗效果，提高卫生资源的使用效率，最终降低医疗费用。再次，作为患者进入医疗保险体系的“门户”，向保险系统登记注册，取得“守门人”的资格，并严格依据有关规章制度和公正原则、成本 - 效益原则从事医疗卫生活动，协助保险系统共同办好、管理好各种类型的医疗与健康保险。此外，控制患者的就医行为，准确鉴别其健康问题，避免不适当的和重复的就医、检查、治疗和用药，促进各类各级医疗单位的合作，帮助患者获得医疗卫生资源的同时，协调卫生资源的合理使用，提高医疗保健资源利用的成本效益。

（2）团队管理者：全科医生不仅是基层卫生服务的技术核心，也是团队核心和管理核心，在日常医疗保健工作中有效维护和促进团队建设及发展；管理人、财、物；协调医际、医护、医患关系，以及与社区各方面的人际关系；负责团队成员的业务发展、审计和继续教育与培训活动，保证服务质量和学术水平。

（3）推进学科建设的研究者：全科医生为了发展全科医学，做好全科医疗服务，照顾好患者，建设自己的服务团队，培养后继者，还需是一个严谨的科学研究工作者，投身于全科医学理论与教育研究、服务技术规范研究、疾病与健康问题管理研究等。

（四）全科医生与专科医生的关系

若是将医疗卫生服务体系比作一张网，那么全科医生和专科医生就分别是其中的两条“织线”，既紧密联系、相互依存，又分工不同、互有区别，织出一张“完整的网”——形成平衡有效的卫生保健服务体系网络，共同维护全体服务对象的健康。全科医生和专科医生的共同点见表 1-1。

表 1-1　全科医生与专科医生的共同点

项目	全科医生与专科医生的共同点
服务性质	以人为研究和服务对象的实践活动
服务基础	以现代医学科学为基础
服务素质	娴熟的业务技能、高尚的职业道德、强烈的人文情怀
服务手段	疾病的药物治疗方法
教育与培训	系统的医学科学训练，并在工作中接受终身的继续教育

1. 全科医生与专科医生的联系 虽然二者在职责和服务模式等诸多方面分工明确，但在理想的布局合理的卫生服务网络结构中，是一种互补、互助、互利的关系，彼此相得益彰。

(1) 各司其职：全科医生是在了解服务对象的基础上全面地评价及解决其常见的健康问题，并充分利用分散的各级各类专科资源和各种社会资源，为服务对象提供连续性、综合性和协调性的服务。专科医生是在对某类疾病的了解比较深刻的基础上，借助不同专科的高科技诊疗手段，并利用比较集中的医疗资源，主要解决患者生物医学上的疑难疾病、急危重症。

(2) 相互合作：在基层医疗与各级各类医疗保健网络之间，存在着会诊、双向转诊和继续医学教育的合作关系。此外，全科医生与专科医生可以在信息共享、信息收集、病情监测、疾病系统管理、行为指导、新技术适宜利用、医学研究等各方面开展积极合作。

(3)“无缝隙”服务：在全科医生和专科医生共同构成的卫生保健服务体系网络中，卫生服务提供机制应是一种整体化模式，提供“无缝隙”医疗照顾。具体做法为：①服务“一条龙”：病前，全科医生主动进行健康教育及危险因素干预；病时，全科医生进行首诊，对疑难、急重症病例或慢性病急性发作期患者进行适时转会诊分流，使患者接受专科化、高技术诊疗，并不间断地对患者进行跟踪服务；病后，患者在病情稳定期或恢复期回到社区由全科医生进行科学指导，接受保健和康复治疗。②医疗文书衔接：在会诊、转诊过程中，全科医生和专科医生间相互书写详细的会诊、转诊记录。③信息共享：全科医生和专科医生通过电子信息系统对患者的检查、检验结果等医疗信息进行共享。④多方位“接力”：全科医生和专科医生围绕着共同的患者或疾病在信息收集、病情监测、疾病系统管理等多方面积极实施接力式服务。

2. 全科医生与专科医生的区别 见表 1-2。

表 1-2 全科医生与专科医生的区别

项目	全科医生	专科医生
服务场所	基层医疗机构或其他地方	专科医院或大型综合医院
服务模式	以生物 - 心理 - 社会医学模式为基础 1～2 级预防为主	以生物医学模式为基础 2～3 级预防为主
服务对象	就诊患者 全人群，相对稳定	就诊患者 专科领域范围内，流动性强
服务宗旨	以人为本，以健康为中心，为服务对象提供沿生命周期的全面照顾	以疾病为中心，根据医学对人体生命与疾病本质的研究成果来认识与对抗疾病
服务内容	预防、保健、治疗、康复、健康教育、计划生育等，对医疗的全过程负责	侧重疾病的治疗，主要对医疗活动负责
服务性质	主动为社区全体居民服务 连续性、整体化服务	被动等候患者 非连续性、专科化服务
服务方式	团队合作，一体化全方位管理	以专业手段解决疑难病、急重症
所处理疾病的特点	以处理常见多发病、早期未分化疾病为主	以处理高度分化的疾病为主

续表

项目	全科医生	专科医生
诊疗目的	维护患者的最佳利益	诊断和治疗疾病
诊疗手段	以常用的理化检查为主，利用基本、适宜的医疗技术手段以及家庭和社区的卫生资源	采用各个专科的高新技术
医患地位	平等合作式	权威指导式
医患关系	亲密、连续、朋友关系、协约式	相对松散、间断

二、全科医生的任务

（一）全科医生的工作场所

由全科医疗的模式和承担的职责所决定，全科医生的工作地点多样化，可以有以下场所：

1. 综合医院的全科医学科　以人才培养为目的，开展全科医学临床、教学和科研工作，与基层医疗卫生机构联合培养全科医生。

2. 基层医疗卫生机构　包括乡镇卫生院、社区卫生服务中心（站）或社区医学中心、村卫生室、医务室、门诊部（所）、军队基层卫生机构。

3. 其他　养老院、老年病医院、护理院、个体开业机构、居民家中等。

无论全科医生的工作场所在哪里，看两个条件可以判断其是否为全科医生：第一，是否经过全科医学专业培训，并获得全科医生资格；第二，是否用全科医学的理念，遵循全科医生的服务原则，执行全科医疗的服务模式。

（二）全科医生的服务内容

全科医生的服务内容包括所有与人类健康有关的问题，贯穿服务对象生命周期，涉及心理、生理和社会的各个层面，提供全方位、多渠道、多方式的综合化服务。其具体服务内容如下：

1. 基本医疗的服务内容

（1）社区各种常见病、多发病的医疗（包括中西医诊治、合理用药、就医指导等）。

（2）及时、有效地识别与评价急、危、重症患者，进行相应的院外及院前医疗急救与出院后维持治疗。

（3）适宜的会诊、转诊服务。

（4）疾病与伤残的社区康复。

（5）根据需要提供家庭出诊、家庭病床、家庭护理及其他家庭卫生保健服务。

（6）提供基本的精神心理卫生服务（包括初步的心理咨询与治疗）。

2. 基本公共卫生的服务内容　见表1-3。

表1-3　全科医生的基本公共卫生服务内容

服务项目	服务内容
建立居民健康档案	①建立健康档案；②健康档案维护管理
健康教育	①提供健康教育资料；②设置健康教育宣传栏；③开展公众健康咨询服务；④举办健康知识讲座；⑤开展个体化健康教育

续表

服务项目	服务内容
预防接种	①预防接种管理；②预防接种；③疑似预防接种异常反应处理
儿童健康管理	①新生儿家庭访视；②新生儿满月健康管理；③婴幼儿健康管理；④学龄前童健康管理
孕产妇健康管理	①孕早期健康管理；②孕中期健康管理；③孕晚期健康管理；④产后访视；⑤产后42天健康检查
老年人健康管理	①生活方式和健康状况评估；②体格检查；③辅助检查；④健康指导
慢性病患者健康管理（高血压、2型糖尿病）	①检查发现；②随访评估和分类干预；③健康体检
严重精神障碍患者管理	①患者信息管理；②随访评估和分类干预；③健康体检
结核病患者健康管理	①筛查及推介转诊；②第一次入户随访；③督导服药和随访管理；④结案评估
中医药健康管理	①老年人中医体质辨识；②儿童中医调养
传染病和突发公共卫生事件报告和处理	①传染病疫情和突发公共卫生事件风险管理；②传染病和突发公共卫生事件的发现和登记；③传染病和突发公共卫生事件相关信息报告；④传染病和突发公共卫生事件的处理
卫生计生监督协管	①食源性疾病及相关信息报告；②饮用水卫生安全巡查；③学校卫生服务；④非法行医和非法采供血信息报告；⑤计划生育相关信息报告
免费提供避孕药具	①省级卫生计生部门作为本地区免费避孕药具采购主体依法实施避孕药具采购；②省、地市、县级计划生育药具管理机构负责免费避孕药具存储、调拨等工作
健康素养促进行动	①健康促进县（区）建设；②健康科普；③健康促进医院和戒烟门诊建设；④健康素养和烟草流行监测；⑤ 12320 热线咨询服务；⑥重点疾病、重点领域和重点人群的健康教育

3. 健康管理的服务内容

（1）承担群体与个体的三级预防：全科医生作为个人和家庭的责任制保健医生，要突出社区人群的公共卫生服务和个体基本医疗服务，防治结合，围绕疾病周期加强社区、家庭和个人的三级预防工作，成为三级预防措施的实际协调人。

（2）全人群的健康管理：对个体及群体的健康危险因素进行全面管理的过程，包括全面监测、分析和评估，提供健康咨询和指导，以及对健康危险因素进行干预。其具体形式有健康信息管理（即建立社区居民健康档案）、健康教育和健康促进。

（3）发展"照顾医学"：根据全科医学的模式和目标，以人为中心，以现代医学和替代医学（传统医学）为手段，围绕生命周期的生命准备、生命保护和生命质量，全面照顾居民的健康。

综上所述，全科医生所提供的服务内容虽较为广泛，但根据实际情况，轻重有别，其中以医疗为主体，贯穿始终，并且由于服务地点和场所、服务模式等存在差异，其服务内容也不尽相同，应根据所在地服务对象的需要而定。

（三）全科医生的工作方式

1. 以人为中心进行工作　从"整体人"角度全面考虑其生理、心理、社会需求并

加以解决，除提供常规生物医学诊治措施外，还要做到个体化及人性化，以维护服务对象的最佳利益为准则。

2. 以家庭为单位进行工作　家庭既是全科医生的重要诊疗工作场所，又是其服务对象，也是其可利用的有效资源之一。根据处于不同家庭生活周期的家庭，通过对家庭存在问题的评估、预测，筛检和诊断，从该家庭的服务需求和需要两个层面来具体化可能需要的工作内容及方式。

3. 以社区人群的健康需求为导向进行工作　以社区为范围，研究整个社区人群的特征和需求，将个体与群体健康照顾融为一体。

4. 沿着人的生命周期和疾病周期的预防服务　全科医生根据其服务对象不同生命周期和疾病周期中可能存在的危险因素和健康问题，提供病因预防（一级）、临床前期预防（二级）、临床预防（三级），其工作侧重点为一、二级预防服务的提供，同时兼顾三级预防措施的落实。

5. 团队合作　全科医生服务范围广泛，涉及多个领域，承担多项任务，作为社区卫生服务核心力量的全科医生负责组织团队，协同各类人员参与、分担通力合作才能完成的社区卫生服务工作。

全科医生除在社区医疗卫生机构提供门诊服务外，还要走进家庭，以主动服务、上门服务、签约服务等方式开展社区卫生工作，为居民提供服务。《关于推进家庭医生签约服务的指导意见》（国医改办发〔2016〕1号）指出：转变基层医疗卫生服务模式，实行家庭医生签约服务，强化基层医疗卫生服务网络功能，是深化医药卫生体制改革的重要任务，也是新形势下更好维护人民群众健康的重要途径。

在我国，上门服务的全科医生是指一个团队，叫做“家庭责任医生团队”，通常由一名全科医生、一名护士、一名公共卫生服务医生或其他类型工作者组成。他们采取契约服务方式，给签约居民提供约定服务，按人头收费，也开展门诊服务、居民所需的其他服务等，按规定收取费用。

近年来，深圳、北京、武汉、上海、南京等地结合实际在推行“家庭医生”制度方面进行了积极的探索。2006年3月3日，深圳市宝安区公明街道成为卫生部社区首诊制和双向转诊制的首家试点基地，这是全国首个社区卫生服务体系建设的综合研究基地，全面启动了社区首诊制的试点工作。2010年，北京市在全国率先提出社区医疗的家庭医生式服务模式。同年，武汉市各社区卫生服务中心选择具有良好沟通能力、业务技能娴熟的全科医生作为家庭医生，划分服务责任区，由“坐堂行医”变为主动下社区、进家庭，从传统说教式服务模式，转变到为居民进行体检、疾病防治、健康指导和咨询的具体服务。上海从2011年起，在长宁、闸北等十个区域率先开展了家庭医生制度的试点。2012年，南京市玄武区兰园社区卫生服务中心的家庭医生与社区部分居民签订了“家庭医生服务协议”，为签约居民提供免费用药指导、健康体检、预约上级医院专家号等12项服务，标志着全科医生（家庭医生）在南京正式上岗。

家庭医生服务工作方式有以下几方面：

1. 建立签约机制　全科医生（家庭医生）应制定服务协议，确定服务内容、方式、期限和双方责任义务等款项，通过政策引导，服务对象在自愿的基础上选择辖区内的全科医生签订服务协议，形成家庭医生对社区民居的签约服务机制。

2. 上门诊疗服务　全科医生（家庭医生）应根据签约家庭的实际需求提供上门服务，在上门服务过程中除了做好医疗保健等工作外，应更多地与家庭成员进行沟通交流，从社会、心理等多方面去关怀每一个家庭成员，增进其与家庭成员之间的情感交流，真正让签约家庭感受到"亦医亦友"的和谐医患关系。

3. 社区诊断与健康干预　全科医生（家庭医生）应定期对责任区内的签约家庭做一次社区诊断，来分析区域群体的健康状况，并根据结果，针对签约家庭的主要健康问题和需求为家庭内的每一位成员实施个性化健康干预，有效地预防疾病，降低家庭医疗开支。

4. 家庭健康教育与健康自我管理　全科医生（家庭医生）应以家庭内重点管理人群为切入点开展家庭健康教育，通过对重点人群及其主要家属的教育培训使其承担起对自身及家庭健康的责任，选择促进健康的行为，从而达到健康自我管理的效果。

5. 推行预约服务　全科医生（家庭医生）制定家庭医生预约服务制度，签约居民可通过电话、书面、互联网信息平台、现场预约等多种方式进行预约，家庭医生团队优先为其提供本机构的专科科室预约、定期家庭医生门诊预约、预防接种以及其他健康服务的预约服务等，使其在减少排队等候时间的同时，享受到更为便捷、优质的服务。

6. 实施双向转诊制度　当签约居民的病情超出社区卫生服务中心诊疗能力时，全科医生（家庭医生）应通过双向转诊专门渠道帮助其转往二、三级医疗机构，保证转诊患者得到及时、合理的诊治；应在获得上级医疗机构诊疗信息的基础上做好随访等承接工作，保证卫生服务的连续性。

7. 协调各类资源与寻求系统支持　全科医生（家庭医生）应积极寻求区域医疗卫生服务的支持，充分发挥医疗联合体等资源，为有需求的签约对象提供双向转诊、住院绿色通道等优质、便捷的服务；可邀请区域内的专家来社区开展咨询、义诊等服务项目，让签约家庭切实感受到全科医生为他们带来的实惠与帮助；应积极寻求社区资源的支持，与居委会之间要定期沟通、互通信息、相互借力，才能快速地掌握信息、高效地完成工作，共同建设与维护和谐、健康的社区。

三、全科医生的基本要求

（一）全科医生的培训

1. 国外全科医生医学教育体系　目前全球已有超过50个国家或地区建立了全科医生制度，主要有三种全科医学教育培训形式：在校医学生的全科医学教育、毕业后全科医学教育（全科规范化培训）和全科医学继续教育。尽管不同国家和地区在全科医生培养年限上存在差别，但其全科医学培训项目的主体框架基本相同，都形成了相对规范的全科医生培养制度，其中全科规范化培训是全科医生培养的必经阶段。表1-4所列为美、英、日三国全科医生医学教育过程及培养时限。

2. 国内全科医生医学教育体系　我国大陆第一个全科医生的教育培训机构——首都医科大学全科医生培训中心成立于1989年。经30年的探索和实践，我国初步建成具有中国特色的全科医生医学教育体系。

表 1-4　美、英、日三国全科医生医学教育过程及培养时限

形式		美国	英国	日本
学校教育	本科	大学教育（4 年），完成学位课程和医学预科课程，参加医学院入学考试	高中毕业后医学院校教育（5～6 年）	高中毕业后医学院校教育（6 年），第 6 年参加国家医师执业资格考试
	在校医学生的全科医学教育	医学院校教育（4 年）		
毕业后全科医学教育（全科规范化培训）		家庭医学住院医师培训（3 年）	注册前住院医师培训（1 年）	初期临床研修阶段（2 年）
			全科医学专业培训（3 年）	家庭医学后期临床研修阶段（3 年）
		通过美国家庭医学委员会（ABFP）考试，获得家庭医师资格证书，注册执业	通过英国全科医学毕业后培训联合委员会考试，获得全科医师资格证书，注册执业	通过日本家庭医师学会认定的资格考试，注册执业
全科医学继续教育		继续医学教育，150 学分 /3 年，每 6 年家庭医师资格再认证（再注册执业）	继续医学教育，非强制性	由日本家庭医师学会组织的强制性继续医学教育

2011 年，为深入贯彻医药卫生体制改革精神，国务院就建立全科医生制度提出"逐步建立统一规范的全科医生培养制度"和"近期多渠道培养合格的全科医生"两点意见：一是将全科医生培养逐步规范为"5+3"模式，即先接受 5 年的临床医学（含中医学）本科教育，再接受 3 年的全科医生规范化培养。在过渡期内，3 年的全科医生规范化培养可以实行"毕业后规范化培训"和"临床医学研究生教育"两种方式。二是为解决当前基层急需全科医生与全科医生规范化培养周期较长之间的矛盾，近期要采取多种措施加强全科医生培养，包括大力开展基层在岗医生转岗培训；强化定向培养全科医生的技能培训；提升基层在岗医生的学历层次；鼓励医院医生到基层服务。

2012 年，为促进医学教育更好地服务于医药卫生事业发展的需要，教育部、卫生部共同就实施临床医学教育综合改革提出若干意见，指出要探索"3+2"（三年医学专科教育加两年毕业后全科医生培训）的助理全科医生培养模式。

总体来说，我国内地目前的全科医生医学教育体系框架为：医学本科生的全科医学教育、毕业后全科医学教育（包括全科医生规范化培训、全科医学专业研究生培养、过渡期内"3+2"助理全科医生培养）、全科医生转岗培训、全科医生继续医学教育。

（二）全科医生诊疗疾病的技能

诊疗疾病的技能是全科医生的专业立身之本，具体包括以下几点：

1. 专业知识与技能的储备、运用能力　全科医生的职业特点决定其需要学习、掌握丰富的专业知识与临床操作技能，其结构应包括：以疾病为研究重点的生物医学

基础知识与技能和临床医学知识与技能，以患者为中心提供服务的全科医学基础理论和相关人文社会科学知识与技能，以人群（家庭和社区）健康为导向的提供照顾的预防医学、公共卫生知识与技能，与职业生涯相关的管理学和法律学相关知识与技能等。为了诊疗疾病，全科医生需要不断扩展和加强知识与技能储备能力，并且能在基层医疗实践中整合、运用其他专科知识与技能。

2. 临床思维与决策能力　临床思维与决策是指医生在临床实践中对患者的健康问题进行调查研究，收集概括、分析综合、比较推理、评价资料，做出诊断，并择优选择能够解决问题且最有利于患者的治疗方案进行处理的过程与方法。基于医学知识和临床经验，借助科学的临床思维方法，面对临床问题运用循证医学的科学方法做出科学的临床决策，是全科医生应具备的重要能力。

3. 临床接诊能力　临床接诊是指就诊者向接待医生主诉病症及主观要求，并接受系统的诊察、检查，商定诊疗计划和注意事项的过程。这是诊疗疾病的开始，其影响能否顺利完成整个诊疗，也是能否建立良好医患关系的关键一步。

4. 基础诊疗能力　对一般常见病、多发病能够进行诊断和治疗；对社区中常见的健康问题能够熟练应用全科医学的原则和方法进行处理。

5. 急诊急救能力　能够及时鉴别患者的患病状况，并能够对临床上威胁患者生命安全的疾病和健康问题及时进行必要的急症常规处理。

6. 慢性病规范化管理能力　对辖区内的慢性病采取综合防治管理措施从而达到预防其发生与发展的目的。

7. 多重疾病综合管理能力　全科医生作为患者的签约责任医生，要在疾病整体化的综合管理中实施全科医疗，整合各项专科技术，以步骤化来实践多重疾病诊治。

8. 协调转诊能力　准确把握转诊时机，能够将患者及时、恰当地转诊给相应的专科医院/医生，以保证患者的安全。

9. 健康管理能力　具有群体预防和公共卫生服务的观念，能够为社区重点人群、高危人群和健康人群提供有针对性的预防保健服务，对已患病人群能够提供有效的干预和控制措施。这也是全科医生区别于其他专科医生所具备的能力之一。

10. 构建维护医患关系的能力　医患关系是诊疗过程的基础，其和谐程度对诊疗疾病有着重要的影响。良好的医患关系能使患者对治疗具有信心并对医生产生信任感，缓解诊疗过程及疾病带给患者的压力，增强治疗效果，加速康复速度，有助于诊疗活动的开展和完成。

中医全科医生还应具有中医理论基础、中医临床思维能力、针灸推拿专业知识和综合诊疗技能，能熟练地运用中医中药、针灸推拿等中医适宜技术开展中西医结合诊疗、预防、养生保健、康复、健康教育和计划生育技术服务。

（三）全科医生具备的岗位胜任力

岗位胜任力是全科医生的核心能力，这种能力是全科医生所独有的、优异的、适合基层保健需求的和具有竞争优势的知识和技能。2005年，世界家庭医师组织欧洲工作组（WONCA Europe）将其定义为具有全科医学特征的全科医生专有的知识和技能。表1-5所列为全科医生6种岗位胜任力。

表1-5　全科医生6种岗位胜任力

全科医生核心能力	全科医学基本特征
基层保健管理能力	首诊服务 协调性服务与患者维护
以患者为中心的照顾能力	连续性服务 以患者为中心的服务并关注就医背景 密切的医患关系
解决具体临床问题的技能	基于患病率、发病率进行临床决策 早期未分化健康问题的处理
综合性服务能力	急性和慢性健康问题的处理 促进与维护居民的健康
社区为导向的服务能力	对社区健康尽责
全面提供整体服务能力	生物-心理-社会问题，文化和现存问题

（王芳军　刘艳华　刘　晋　梁永华）

复习思考题

1. 请简述全科医学的定义。
2. 中医全科医学的知识范畴包括哪些？
3. 全科医生应掌握哪些技能？

PPT课件

第二章

全科医疗

培训目标

1. 掌握全科医疗的定义与全科医疗服务的基本原则。
2. 熟悉全科医疗的服务对象与服务内容。
3. 了解全科医疗的服务范围与服务方式。
4. 了解中医在全科医疗服务中的作用。

全科医疗(general practice)是面向基层社区，为民众提供医疗、预防、保健、康复等综合性服务的基层医疗服务。全科医疗将“生物 - 心理 - 社会医学模式”运用于临床实践，突出以人为中心，以家庭为单位，以社区为基础，以预防为先导的全科服务理念，形成一种与分工精细的专科医疗不同的医疗服务模式。全科医疗以维护和促进健康为目标，防治并举，注重个体化与整体性照顾的统一，提供亲和、持续、便捷的医疗服务。在中国，中医学在基层社区与全科医学有机结合，在服务内容中融入中医学的诊治方法，形成了“中国式”全科医疗服务的特色。

第一节　全科医疗概述

全科医疗在英国、美国、加拿大、澳大利亚等国家中的发展模式各具特点，在英国和英联邦国家中人们仍沿用“general practice”的名称，即全科医疗，而在北美一些国家和地区其被称作“family medicine”，即家庭医疗。各国的医疗模式必须充分结合本国的政治、经济、文化和医疗卫生状况。因此，建设中国特色的全科医疗体系，是我国全科医学发展的必然途径和重要特点，而将中医学融入社区卫生服务体系中，是全科医疗本土化的内在需求。

一、定义与特点

(一)全科医疗的定义

全科医疗是指在通科医疗基础上，通过整合生物医学、临床医学、行为科学和社会

科学的研究成果，将全科医学的理论应用于基层/社区的基层医疗模式，其整合了内、外、妇、儿等各临床专科的医疗服务，为社区居民及家庭提供连续性、综合性、人性化的预防、保健、医疗、康复、健康教育等服务。全科医生是全科医疗实践活动的主体。

家庭医疗是全科医疗在北美一些国家和地区的命名，1999年美国家庭医师学会对家庭医疗的定义是："家庭医疗是一个对个人和家庭提供持续性与综合性卫生保健的医学专业。它是一个整合了生物医学、临床医学与行为科学的宽广专业。家庭医疗的范围涵盖了所有年龄、性别，每一种器官系统以及各类疾病实体。"

通科医疗是指由没有接受过全科医学专门训练的通科医生以个人开业或群体开业的方式提供的基本保健医疗服务。通科医疗与全科医疗有区别，全科医疗属于广义的专科医疗中的一种，而通科医疗不属于专科医疗范畴。

中医全科医疗是在中医学和全科医学的基本理论指导下，整合多学科领域的知识和技能，发挥中医学在基层卫生服务中的特色和优势，解决社区常见健康问题的一种医疗服务。中医全科医疗将中医学与全科医学的相同或相关理念有机地融合，扩大了中医服务层面，提高了中医的基层服务能力，强化了中医药临床的整体服务水平，促进了中医文化的传播。

（二）全科医疗的特点

全科医疗是解决社区常见健康问题的一种医疗实践活动，其与专科医疗共享医学知识成果，但全科医疗具有独特的价值观和方法论。

在服务理念上，全科医疗强调以人为中心的全面照顾，将照顾对象置于其家庭背景和社区环境中，注重运用家庭资源与社区参与协同开展"生物-心理-社会医学模式"的照顾，因人、因地、因时制宜，主动服务于社区的全体居民，更好地展现医疗卫生服务中的人文关怀。

在服务内容上，全科医疗整合内、外、妇、儿等各种临床专科的服务内容，以全科医生为团队核心，协同各类人员参与预防、治疗、康复、健康教育多种服务，在社区卫生服务中侧重个体预防与群体预防相结合，注重发挥中医药在疾病防治与康复中的优势。

在服务方法上，全科医疗为社区全体居民提供连续性、综合性、协调性、可及性、整体性、个性化和人性化的全科医疗服务，充分运用可及性特点，协调全科、专科卫生资源，以及社区内、外的其他资源，注重对服务对象的长期负责式照顾，并对其卫生需求及时评价，使中医药的治疗特色贴近社区居民。

在诊疗手段上，全科医疗重视体格检查、常规检查与中医四诊的运用，接诊过程中有效利用开放式提问的问诊技巧，加强医患关系的建立与维护，并有效使用社区适宜的中医康复技术与辅助检查、治疗设备，扩大中医在城市社区和农村基层服务层面的服务能力，因人制宜地开展个体与社区的健康教育。

在疗效评价上，全科医疗以患者需求为导向，注重患者安全，以适合、适当为基本原则，不但追求全科医疗服务的过程质量，而且通过综合性服务，追求维护患者的整体健康。

二、服务对象

全科医疗的服务对象是个人、家庭和社区，是一个相对固定的人群，掌握这类人

群的疾病谱和主要健康问题，熟悉其发生的特定经济文化社会背景，是全科医疗加强服务针对性和适宜性的前提。

个人健康问题主要涉及个体的健康、亚健康和疾病状态。家庭健康问题主要反映在家庭功能、家庭角色、家庭交流、家庭生活周期失常以及家庭危机等方面。社区健康问题主要有社区健康意识、常见健康问题的社区诊断，以及社区环境、社区卫生机构设置等。

三、服务范围

全科医疗的服务范围较广，主要包括健康档案的建立，常见病、多发病的诊治，社区急诊的院前与院外救治，早期疾病及未分化疾病的管理与服务，传染病的防治和计划免疫，妇女、儿童、老年人、残疾人和慢性疾病患者等重点人群的保健，社区康复，健康教育的实施，计划生育技术指导，健康管理等基本医疗与基本公共卫生服务。

全科医疗服务，在城镇主要以社区为单位，在不同的社区卫生服务中心、社区卫生服务站有固定的服务区域，在农村以乡、村为单位，服务的人群较为固定，多为辖区内全体居民，包括健康、亚健康及疾病人群，以门诊医疗为主体，适度建立家庭病床和病房服务。国内一些综合性医院设立全科医学科，提供全科医疗门诊和病房服务，还有一些民营全科诊所、医生连锁集团等。中医类别的全科医生，在基层社区能够更好地发挥中医在某些疾病上的治疗优势，使中医药成为社区居民解决健康问题时较常利用的卫生服务手段。

四、服务内容

全科医疗提供的服务内容是全方位的综合化服务。传统的医疗将健康问题多局限于处理疾病层面，全科医疗则以系统论、整体观为指导思想，构建人与自然和社会的统一性，从整体健康的角度出发，构建全科医疗的基本医疗与基本公共卫生服务内涵，协调实现医疗、预防、保健、康复、健康教育的综合化服务，根据实际情况，轻重有别，主次分明，其中医疗是主体与核心。

（一）基本医疗

全科医疗的基础性照顾主要包括日常维护性病症的医学诊断与治疗，如处于维持治疗阶段的慢性病、轻型的自限性病症、非器质性病变的功能紊乱症、小范围的局部外伤和体表感染；流行性传染病的诊断与治疗；急、危重症的院外及院前医疗急救服务；部分心理疾病的诊断与治疗；计划生育指导等。全科医疗服务是基层社区卫生服务的具体服务内涵，社区是全科医疗的场所，给全科医生实施健康服务提供了平台，全科医生是社区基本医疗的承担者，是社区卫生服务的骨干力量。

（二）基本公共卫生

国家基本公共卫生服务项目中，对个体的公共卫生服务包括一般人群健康管理与重点人群健康管理。一般人群健康管理服务主要是居民健康档案的建立与管理。重点人群通常是指在社会中处于弱势的特殊人群，因为生理、经济、社会、文化等多方面的原因，在人生某个阶段或某一方面属于社会的弱势群体，例如儿童、老年人、

残疾人等。我国社区卫生服务的重点人群是妇女、儿童、老年人、慢性病患者、残疾人等。目前社区重点人群健康管理具体内容是预防接种服务管理、0～6岁儿童健康管理、孕产妇健康管理、老年人健康管理、高血压患者健康管理、2型糖尿病患者健康管理、重性精神疾病患者健康管理等。

五、服务形式

全科医疗的服务方式以门诊为主体，包括辖区内急诊与急救、出诊、巡回医疗、随访、家庭访视、家庭病床和家庭护理、住院服务、会诊与转诊、就医指导与医疗咨询、专家服务、社区公共卫生服务等。

六、全科医疗与专科医疗的关系

无论全科医疗还是专科医疗，其共同宗旨是为人类健康服务，以促进健康与维护健康为目标，但二者的侧重面有所不同，内容与形式也因之不同。

（一）全科医疗与专科医疗的区别

全科医疗与专科医疗的区别详见表2-1。

表2-1 全科医疗与专科医疗的区别

	专科医疗	全科医疗
服务人口	多而流动性强	较少而稳定
照顾范围	较窄（多局限于某一系统/器官）	较宽（不分性别、年龄、系统），整体观，涉及生物、心理、社会多方面
服务职责	负责疾病形成后一段时期的诊断与治疗，对患者的管理责任主要限于在医院或诊室的一个时期	承担“照顾医学”的责任，负责健康时期、疾病发生高危险期、疾病早期、和经专科诊疗后疾病康复期或稳定期的各种疾病患的长期照顾，提供持续性的健康保护与促进，直至生命的终结
服务内容	主要解决疑难病、危重症的诊断与治疗	首诊，基层医疗，各种常见健康问题的处理，持续管理各种慢性疾病，健康促进，预防性照顾，临终关怀
技术方法	需要较多专业仪器设备，医生应具备更加专业的技术	大多使用常用的检查手段、仪器设备，医生主要处理各种常见病

（二）全科医疗和专科医疗的联系

1. 各司其职　专科医疗主要针对疑难病、危重症进行诊治，并开展不断深入的医学研究与探索；全科医疗全力投入社区人群的基本医疗保健服务，处理常见健康问题，开展持续性照顾、预防保健、健康教育与健康促进等工作。

2. 互补互利　全科医疗和专科医疗之间建立了有机的双向转诊以及信息共享关系，这些关系及其网络可保证服务对象获得最有效、方便、及时与适当的服务；同时，可以加强全科医师和专科医师在信息收集、病情监测、疾病系统管理和行为指

导、新技术适宜利用、医学研究开展等各方面的积极合作，从而全面改善医疗服务质量，提高医疗服务效率。

第二节 全科医疗服务的基本原则

为了充分发挥全科医疗服务在医疗保障中的作用，建成较为完善的全科医疗卫生服务体系，使居民能够享受到与经济、社会发展水平相适应的卫生服务，必须坚持基本医疗和公共卫生并重，中西医并举，防治结合，在政府领导、社区参与、上级卫生机构指导下，以基层卫生机构为主体，全科医生为骨干，合理使用社区资源和适宜技术，有效地建立、健全社区卫生服务网络，建立与完善分级医疗双向转诊制度，提高人民的健康水平。而实现发展社区卫生服务的总体目标，必须坚持以人为中心、以家庭为单位、以社区为范围、以预防为导向、综合性、连续性、可及性、协同性、人性化和整体性照顾的基本原则。

一、以人为中心的照顾

全科医疗强调重视人胜于重视疾病，患者是有生命、有感情、有个性的人，而不仅仅是疾病的载体，从传统的生物医学单纯研究“人的病”转为研究“病的人和健康人”。其照顾目标不仅是寻找有病的器官，更重要的是维护服务对象的整体健康。全科医生重视生理、心理和社会等各种因素对患者健康的影响，与患者之间建立良好的互信关系，充分了解患者的健康需求，能从患者的角度看待他们的问题与需求，找到健康问题的关键所在，以人性化的服务，恰当处理各类健康问题，包括医疗照顾、转诊、健康咨询、康复训练等。其中，尤其要注重与患者之间的沟通，对患者进行耐心的解释，消除患者的疑虑，调动起患者的主观能动性，共同参与健康维护和疾病控制的过程，从而达到良好的服务效果。例如，对于不同的高血压患者，药物的选择、病情的解释、定期的监测都要求遵循个体化原则，与患者充分达成共识，共同达到持续维护健康的目标。

全科医疗服务是以人的整体健康为最终目标。全科医生在向患者提供以人为中心的健康照顾时，需要进入患者的世界，要了解患者个人、家庭、社区及社会背景，了解患者的健康信念模式、疾病因果观，理解和接受患者的患病体验，了解疾病给患者带来的疼痛与痛苦，了解患者因病而产生的焦虑、恐惧、愤怒、孤独、自责、内疚、悲哀等情绪，了解患者的易激惹性、对健康的羡慕感，理解疾病对患者理性本能的损害和对患者生活产生的影响。这样不仅有助于分析患者的求医行为，而且有助于全科医生尊重并适当地满足患者生理、安全、爱和归属、尊重和自我实现的需要，理解患者对医生医疗技术、服务技巧与态度、高尚医德的期望，与医生建立起朋友式的关系、发挥自身主观能动性的期望，对医疗条件和医疗环境个性与共性的期望，有针对性地改善医护人员的医疗行为和服务技巧。

全科医生应当用“三种眼光”来看待患者，既要用“显微镜”去查找患者的病灶，又要用“肉眼”去审视眼前患者的病痛，还要用“望远镜”观察患者的身后，了解其社会背景。只有这样，才能立体地看到完整的人，妥善地解决患者的健康需求。在此过

程中，应始终以问题为导向，确认和处理现患问题是全科医疗应诊中的核心任务。全科医生在临床工作中，要注意收集社区疾病发生现状、流行规律、常见病患病率及常见病主要症状发生的概率等基本数据，合理应用概率方法，建立诊断假设，采用适宜技术，适时随访干预，加强健康宣教，开展个体化的整体照顾。

在临床诊疗时，全科医生应充分利用个人、家庭和社区资源对患者进行合理的支持，用通俗易懂的语言，从治疗学、伦理学、社会学角度综合分析健康问题，向患者及其家庭成员详细说明病情、诊断、治疗措施及预期后果，解释药物的作用途径、疗效、服药时间及间隔、用药周期和药物毒副作用；与患者充分交流，对问题处理方法达成共识，鼓励患者参与自身疗效与药物副作用的观察，承担实施计划的责任。对多系统、多器官病变患者，全科医生需帮助其选择有针对性的专科治疗，从整体上综合考虑使用的药物，以经济、安全、有效为目标，避免重复用药、盲目服用补益药物或滥用抗生素。全科医生应适当地引导患者和家庭成员互相支持，建立适宜的、正确的健康信念模式和疾病因果观；适时对患者给予感情支持，进行心理咨询与心理治疗；提供饮食、运动等自我保健、综合康复指导；合并使用非药物疗法，如行为疗法、康复方法、营养方法以及群体治疗等，指导患者进行自我照顾；考虑有效地应用中医药疗法，分清标本先后，急则治其标，缓则治其本，因人、因地、因时制宜；在实施以问题为目标的健康照顾过程中，面对健康问题的处理结果，客观地审视与评价问题解决的程度。

《素问·疏五过论》提出："圣人之治病也，必知天地阴阳，四时经纪，五脏六腑，雌雄表里，刺灸砭石，毒药所主，从容人事，以明经道，贵贱贫富，各异品理，问年少长，勇怯之理，审于分部，知病本始，八正九候，诊必副矣。治病之道，气内为宝，循求其理，求之不得，过在表里。"这就是强调人体本是一个有机整体，五脏一体、形神合一，人与自然环境、社会环境关系密切，要保障人体的健康，使之"阴平阳秘，精神乃治"，医者应"上知天文，下知地理，中知人事"，体现了中医学对医疗服务的整体性和个性化的重视。中医全科医生在医疗服务中，应当践行先辈之教诲。

二、以家庭为单位的照顾

家庭是社会的细胞，个人健康在许多方面与家庭有着密切的关系。全科医学在全面维护与照顾个人健康的基础上，整合社会学、行为医学理论，倡导以家庭为单位的服务，以期更好地提高服务效能，维护人们的健康。

全科医生在考虑个人健康问题时，常须考虑其家庭背景，分析、评估服务对象的家庭状况，及个人在家庭中的角色、地位，充分利用家庭各种资源，去帮助有健康问题的个人和家庭。家庭背景主要包括家庭结构、家庭功能、家庭生活周期、家庭资源、家庭角色、家庭关系、家庭交往方式、家庭经济、家庭生活方式等。

1. 家庭的定义、结构与功能　家庭是通过情感关系、法律关系和生物学关系连接在一起的社会群体。家庭的结构是指家庭组成的类型及各成员相互间的关系，包括外部结构和内在结构两部分。家庭外部结构即人口结构，又称家庭的类型，可分为核心家庭、扩展家庭和其他家庭类型等；家庭的内在结构包括权力结构、家庭角色、沟通形式、生活空间和价值观等方面。家庭结构将影响家庭成员的相互关系、家庭资

源、家庭功能、家庭经济、健康与疾病等。

家庭的功能主要包括：①满足感情需要的功能；②满足生殖和性需要的功能；③抚养和赡养的功能；④将家庭成员培养成合格社会成员的社会化功能；⑤维持家庭经济活动的功能；⑥赋予成员地位的功能。

2. 家庭与健康的关系　家庭与健康关系十分密切，一些疾病的发生、传播、治疗、护理、康复均与家庭有关，而家庭结构、功能、价值观的异常也是重要的健康危险因素。

(1) 家庭与遗传病：遗传性疾病多来自家庭，包括生物性、心理行为、精神性疾病，如血友病、β- 地中海贫血等。一些慢性病也有家庭遗传倾向，如高血压、糖尿病、癌症等。神经质人格在某些家庭重复出现。

(2) 家庭与感染：由于生活关系密切，一些呼吸道、消化道的传染病较易在家庭中传播，如流感、急性胃肠炎、病毒性肝炎等，并与居家环境、卫生习惯等有关。

(3) 家庭与慢性病：多数慢性病患者需要家庭的长期照料，家庭照顾得当与否，关系到疾病的控制水平、生活质量及预后。

(4) 家庭与儿童成长：家庭是儿童生理、心理成熟的必要环境与条件，家庭关系、功能、照护的异常，家庭资源的缺乏，将会影响儿童的健康成长，可能造成意外伤害事件、营养不良、发育异常、人格障碍等。

(5) 家庭与生活行为习惯：人的多数生活习惯来自家庭，具有健康生活习惯的家庭，其成员健康状况大多良好；反之，具有不良生活方式、行为习惯的家庭，如偏嗜高脂饮食、缺乏运动、吸毒、嗜赌等，对家庭成员的健康多有危害。

(6) 家庭与预防保健：正确的健康观可以促进家庭成员自觉维护健康，适时进行预防保健活动，减少疾病的发生，反之则不然。就医行为也与家庭价值观有关。

(7) 家庭关系与健康：在结构功能良好、沟通正常、相亲相爱的和睦家庭中，人们身心愉悦，乐观向上，相互帮助，克服困难，即使发生疾病、遭遇困境也能积极应对，努力改变境遇。而若长期处于不良的家庭关系中，则常会出现疾病、心理问题、婚姻不稳定、儿童行为异常、学习困难等，甚至出现犯罪行为。

全科医生应深刻认识到家庭与健康的多重关系，重视各类因素对健康的影响，适时、适当地提供建议与帮忙，能够有效地维护和改善服务家庭的健康状况，这是全科医学倡导以家庭为单位健康照顾的核心所在，也是全科医学的特色所在。

中医全科医生在服务患者及家庭时，常常会关注家庭生活起居、饮食劳倦、情志性情等习惯，并将其纳入服务过程中，对某些家庭的体质类型，也能适时地进行调理与干预，将保健、预防与治疗融合起来。这是中医学的长处与优势，应当保持与发扬。《灵枢•师传》中即有“入国问俗，入家问讳，上堂问礼，临病人问所便”的主张。

3. 家庭评估　对家庭背景的了解和分析，是全科医生临床判断的重要组成部分，也是全科医疗的一大特色。全科医生通过门诊及家访，了解家庭结构并评价其功能以及家庭各个角色之间的相互关系和相互作用，判断患者疾病的发生、发展和预后与其家庭之间的联系，以便进行必要的协调指导，及时纠正家庭中的不良观念和交往方式，力求改变家庭的氛围，消除家庭中影响健康的隐患，使其对健康问题的解决起到

ER-2-1 家庭外部结构、权利结构类型

ER-2-2 家庭危机、家庭压力事件

积极的作用。

在全科医疗服务中，全科医生应学习家庭结构理论，熟悉核心家庭、扩展家庭和其他家庭类型等家庭外部结构，了解家庭的内在结构，分析服务对象的家庭权力结构类型，如传统权威型、工具权威型、分享权威型和感情权威型，评估并确定家庭中的决策者并与之协商，然后实施家庭干预措施。全科医生应关注家庭角色对应的权利、责任和义务，以及家庭角色的偏移，不能完成角色期待而产生的角色冲突，或伴随的家庭危机和家庭压力事件，出现的家庭成员健康问题。

在门诊和家访中，全科医生应协调与鼓励家庭成员之间加强清晰性、情感性沟通，减少机械性、模糊性沟通，合理使用家庭内部及外部资源，维持家庭功能，应对家庭压力或危机状态。

全科医生为了更好地描述家庭结构、功能、关系，常借助家庭医学中的一些工具如家系图、家庭圈等，记录与家庭健康有关的信息。

4．家庭健康照顾的方式　全科医疗的家庭照顾，还表现在根据家庭生活周期（表 2-2）的各种常见问题，主动开展服务，如新婚期性生活协调和计划生育指导，老化家庭期面临老年病、衰老、丧偶和死亡等问题。此外，家庭咨询、家庭治疗、家庭访视、家庭病床、家庭康复等均为全科医疗家庭照顾的范畴。

表 2-2　家庭生活周期的常见健康问题

阶段	定义	家庭主要问题	健康服务重点
新婚	男女结构 （大约 2 年）	1．性生活协调和计划生育 2．双方亲密和独立，自由和责任感的平衡适应和沟能 3．准备承担父母角色	婚前健康检查 性生活指导 计划生育指导 家庭与人际关系指导
第 1 个孩子出生	最大孩子介于 0～30 个月	1．父母角色的适应 2．经济及照顾幼儿的压力 3．生活节律变化 4．母亲的产后恢复	哺乳期性指导 新生儿喂养 预防接种 婴幼儿营养与发育促进
有学龄前儿童	最大孩子介于 30 个月～6 岁	1．儿童身心发育及安全保护问题 2．孩子与父母部分分离（如上幼儿园等）	合理营养 监测和促进生长发育 疾病预防 培养良好的习惯 防止意外事故
有学龄儿童	最大孩子介于 6～13 岁	1．儿童心身发育 2．上学问题 3．营养、运动，青春期卫生	儿童健康教育 正确应对学习压力 磨炼意志和毅力，加强营养，防治疾病
有青少年	最大孩子介于 13～18 岁	1．青少年的教育与沟通 2．青少年的性教育与异性的交往、恋爱	心理咨询，健康生活指导 青春期教育与性教育

续表

阶段	定义	家庭主要问题	健康服务重点
孩子离家独立	最大孩子离家至最小孩子离家	1. 父母与子女的关系改变，成人间的关系 2. 父母感到孤独 3. 易发生慢性疾病等	心理咨询 定期体检 更年期养生保健 指导正确就医，进行必要的中西医治疗
父母独处（空巢期）	所有孩子离家至家长退休	1. 恢复仅夫妻俩的生活 2. 计划退休后的生活 3. 给孩子们支持与孩子沟通，适应与新家庭成员的关系	防止乱用药物 定期体检 指导健康生活方式 预防慢性病
退休	退休到死亡	1. 经济及生活的依赖性高 2. 面临老年病、衰老、丧偶和死亡	慢性病治疗 引导参与集体活动 提高生活自理能力 丧偶期和临终关怀照顾

由此可见，全科医疗中以家庭为单位的健康照顾直接关系家庭健康观、疾病观的建立，影响着每位家庭成员的维护健康行为、就医行为、遵医行为、实行预防措施、改正不良行为等方面，这也是社区卫生服务的基础。

三、以社区为基础的照顾

全科医疗是立足于社区的卫生服务，其实施地点主要在社区卫生服务中心（站）、乡镇卫生院、护理院、养老院、安宁医院、全科诊所等。其服务人群相对固定。在社区中，某些健康危险因素具有群体性和共同性。以社区为基础的健康照顾，是要将个体照顾与群体照顾相结合，将临床医学与流行病学相结合，针对社区人群的疾病谱和主要健康问题，开展群防群治，有的放矢，提高医疗保健的效率。

1. 社区的定义与要素　社区是聚居在一定地域范围内的人们所组成的社会生活共同体，有一定数量的人口，形成了相应的经济、交通、娱乐、卫生、保健等服务系统，并形成一定的社区规范与秩序，居民之间有共同利益和较密切的社会交往。

社区包含地理要素（区域）、经济要素（经济生活）、社会要素（社会交往）以及社会心理要素这几个方面，即社区是生活在同一地理区域内的具有共同意识和共同利益的社会群体。

2. 社区的健康评估　社区健康是指社区居民这一特定群体的健康状况及围绕这一群体健康所创造的综合健康环境状况。社区健康的影响因素主要包括四大类：

（1）生物学因素：生物学因素包括由病原微生物引起的传染病和感染性疾病，某些遗传或非遗传的内在缺陷、变异、老化而导致人体发育畸形、代谢障碍、内分泌失调和免疫功能异常等。在社区人群中，特定的人群特征如年龄、民族、婚姻、对某些疾病的易感性、遗传危险性等，是影响该社区健康水平的生物学因素。

（2）环境因素：环境因素包括自然环境与社会环境。所有人类健康问题都与环境有关。环境污染、人口剧增和贫困是当今世界面临的严重威胁人类健康的三大社会问题。社区的地理位置、生态环境、住房条件、基础卫生设施、就业、邻居的和睦程度等都会不同程度地影响着社区的健康。社会环境涉及政治制度、经济水平、文化教育、人口状况、科技发展等诸多因素。良好的社会环境是人民健康的根本保证。

（3）卫生服务因素：卫生服务的范围、内容与质量直接关系到人的生、老、病、死及由此产生的一系列健康问题。

（4）行为与生活方式因素：包括危害健康的行为与不良生活方式。生活方式是指在一定环境条件下所形成的生活意识和生活行为习惯的统称。不良生活方式和危害健康的行为已成为当今危害人们健康，导致疾病发生及死亡的主因。

危害健康的行为通常分为四类。①日常危害健康行为：主要有吸烟、酗酒、吸毒、不良性行为等。②致病性行为模式：即导致特异性疾病发生的行为模式，主要包括A型行为和C型行为。A型行为，又称"冠心病易发性行为"，其核心行为表现为不耐烦、敌意及时间紧迫感，其冠心病发病率、复发率和致死率均比常人高2～4倍；C型行为，又称"肿瘤易发性行为"，其核心行为表现为情绪好压抑，性格好自我控制，表面上处处忍让，内心却是强压怒火，爱生闷气，其宫颈癌、胃癌、食道癌、结肠癌、肝癌、恶性黑色素瘤等的发病率一般比正常人高3倍左右。③不良生活习惯：主要包括不良饮食习惯，如饮食过度，高脂、高糖、低纤维饮食，偏食，挑食和吃零食过度，嗜好含致癌物质的食品，不良进食习惯等，以及生活无规律，缺乏锻炼或锻炼过度等。④不良疾病行为：疾病行为是指个体从感知自身有病到疾病康复所表现出来的行为。常见的疾病行为有：与"求医行为"相对的"瞒病行为""恐惧行为""自暴自弃"行为等；与"遵医行为"相对的"角色行为超前"，即把疲劳或生理不适误当作疾病；"角色行为缺如"，即已经确定患病，但有意拖延不进入患者角色；"角色心理冲突"，如求医与工作不能两全；以及悲观、绝望等心理状态和求神拜仙等迷信行为。

3. 社区诊断　社区诊断是指社区卫生工作者运用社会学、人类学和流行病学的研究方法，对社区公共卫生问题的各方面进行研究，发现并分析存在的公共卫生问题及其影响，并利用社区现有的卫生资源，确定解决社区主要卫生问题的决策并将其付诸实施的过程。

社区诊断是社区卫生管理机构制定卫生政策、合理配置卫生资源的重要依据。正确的社区诊断，需要社区卫生管理机构正确判断影响该社区人群健康的主要问题，了解居民对社区卫生服务的需求，了解社区可供利用的环境资源、卫生资源和服务情况，为社区综合防治方案的制订提供科学依据，并据以制订相应的卫生服务计划，为社区居民提供良好的社区卫生服务决策。

4. 以社区为导向的基层保健　以社区导向的基层保健（community-oriented primary care，COPC）开始于20世纪50年代，主要在南非、以色列、印度等国家进行。至20世纪80年代，COPC逐渐发展成为一种比较理想的基层医疗模式。

以社区为导向的基层保健是指在基层医疗中，重视社区、环境、行为等因素与个人健康的关系，把服务的范围由狭小的临床医疗扩大到从流行病学和社区的角度来提供服务，将以个人为单位、以治疗为目的的基层医疗与以社区为单位、重视预防保

健的社区医疗进行有机的结合。COPC 的基本特征有：①将社区医学的理论和方法与临床技术相结合；②所发展的项目对社区全体居民的健康负责；③确定社区健康问题以及影响因素；④社区参与；⑤保证医疗保健服务的可及性和连续性；⑥同时关心主动求医者和未求医者。

总之，在全科医疗服务中，要重视健康、疾病与社区背景的关系，掌握社区诊断方法，完善目标社区资料的收集，如人口学、自然环境、人文环境状况、经济资源、机构资源，医务人员、教师、宗教团体成员、居民委员会成员等人力资源资料，以及发病率、患病率、就诊率、疾病谱、死因谱、病残率、社区高危人群、社区居民的健康信念、求医行为等社区健康问题的资料。要明确疾病发生、发展的社区影响因素，确定社区常见健康问题的主要特征，评价社区居民的卫生服务需求，确定需要优先解决的社区卫生服务问题的顺位，利用社区各种资源，动员社区居民参与社区卫生服务计划的制定与实施，并通过有计划的社区干预与评价，有效地控制疾病在社区的流行，提高社区居民的整体水平。

四、以预防为导向的照顾

全科医疗对个人、家庭和社区健康的整体负责与全程管理，要求更加注重“以预防为先导”的积极预防观，实施“生命周期保健”。即当服务对象在健康时、在健康向疾病转化过程中以及疾病发生早期，就主动对其提供关注与照顾，注重并实施从出生到死亡的生命周期预防保健，即根据其服务对象不同的生命周期中可能存在的危险因素和健康问题，开展一、二、三级预防。其服务对象除了患者之外，还包括高危人群与健康人群，注重服务对象整体健康的维护和促进，在方式上强调个体预防与群体预防相结合，这也是全科医疗有别于专科医疗和公共卫生服务的特征之一。

全科医疗在日常临床诊疗活动中，将与个人及其家庭的每一次接触都作为提供预防服务的良好时机，提供随时随地的个体化预防服务，如患者教育和咨询、个案发现、筛查和周期性健康检查，以患者为导向的病历记录和健康档案，与专科医疗配合，积极防治并发症，进行康复训练，帮助患者带病维持日常生活等。全科医生将预防性照顾作为常规工作，主动在全科诊疗过程中评估服务对象的各种危险因素并提出有针对性、连续性、综合性和协调性的预防干预措施。

五、综合性照顾

人体是一个有机的整体，各系统、器官在结构与功能上相互联系，机体生理与心理的健康问题交错，社会环境也关系人体的健康与疾病，不仅需要专科医疗的服务，而且需要对人的健康提供“全方位”或“立体性”全科医疗的综合性照顾。就服务手段而言，根据患者需要，综合利用西医学、中医学、民族医学、运动医学、替代医学等各种有效诊治手段；就服务范围而言，涵盖个人、家庭及社区，面向社区中全体居民；就服务层面而言，涉及生理、心理和社会文化各个方面；就服务对象而言，不分年龄、性别和疾病类型，不分器官和科别；就服务内容而言，提供预防、医疗、保健、康复、健康教育的一体化服务。

全科医疗的服务项目，在诊疗方面包括一般的内科、外科、妇产科、儿科、眼科、耳鼻喉科、皮肤科、精神科的常见问题，以及老年病、慢性病、环境及职业病的防治；在预防保健方面，包括计划生育指导、妇幼保健、计划免疫、健康体检、心理咨询、健康教育以及家庭医疗护理等。全科医疗应发挥中医特色服务手段，合理采用药物内服、药物外用、针刺、艾灸、按摩、推拿、正骨、食疗等多种综合性治疗方法。

六、连续性照顾

连续性照顾是指在全科医疗服务过程中，不因某种疾病的治愈和好转而终止，不受时间、空间的限制，不论是否患病，对患者责任和关系的连续，也是全科医疗区别于专科医疗的重要的特征。连续性照顾主要包括以下几个方面：

1. 在健康—疾病—康复的各个阶段，全科医疗对其服务对象的健康促进、健康教育、危险因素的监控与早期发现，疾病早、中、晚期的诊治与连续性管理，还包括专科阶段治疗的配合、社区康复和慢性病的管理与协调服务。

2. 沿着人的生命周期，从生前到死后的各个阶段提供的全科医疗照顾，包括从婚育咨询开始，经过孕期、产时、产褥期、新生儿期、婴儿期、幼儿期、学龄前期、学龄期、青春期、青年期、中年期、老年期，直至濒死期。当患者去世后，还要提供家属居丧期的保健，以及对某些遗传性的危险因素和疾病的持续性监测。

3. 沿着服务对象的生活轨迹，提供任何时间、地点的连续性照顾，包括当服务对象离开服务区域时，如出差旅游期间或者转诊到专科医院住院治疗期间，全科医生都负责向其提供全科医疗服务。

因此，在全科医疗服务过程中，需要建立完整的健康档案（全科医疗病历），使每个服务对象的健康、疾病资料获得完整、准确的记录和利用；建立慢性病的随访制度，使任何一个慢性病患者都可以获得规范化的管理；建立预约就诊制度，保证患者就诊时能见到自己的家庭医生；建立急诊或 24 小时电话值班制度，使全科医疗对患者的“首诊”得到保证；建立家庭保健合同，以此固定医患双方相对长期的关系；建立三级医院、专科医院和社区卫生服务中心的分层级、分阶段的三级医疗、康复服务体系，加强双向转诊的时效性，提高疾病的治疗效果，满足社区居民日益增长的医疗需求。

七、可及性照顾

可及性照顾是全科医疗的又一显著特点，体现在其对照顾对象在地理位置上的接近、对病情的熟悉、心理上的亲密度，以及经济上的可接受性等。全科医生作为社区中的一员，熟悉社区内的地理环境、生活设施和人群健康状况，如需要照顾老人或幼儿的家庭，周边常住流动人口情况，社区青少年喜好的体育运动形式等，对患者的医疗需求能做出恰当的应答。居民对全科医生也同样熟悉和亲切，医患之间能进行有效的信息沟通与交流。设立在居民社区中的全科医疗服务机构，是公众为其健康问题寻求卫生服务时常常先接触与利用的医疗保健门户，居民在任何需要医疗照顾之时都能及时得到全科医生的服务。

八、协同性照顾与团队合作

协同性照顾是全科医疗服务中针对每一位就诊者的需求而进行调整，组合医疗、保健服务的过程。其中以全科医生为核心，各类医护人员、社会工作者及社区义工等协助参与，组成健康照顾团队，通过团队合作的工作方式，发掘、组织与利用社区内外一切可以利用的医疗与非医疗资源，为服务对象提供立体网络式的健康照顾，目标是改善个体与群体的健康状况和生命质量。其具体表现在协调医疗资源、家庭资源、社区资源、慈善资源、宗教资源等各级各类资源，服务于就诊者及其家庭。例如，收集各类医疗机构和专家的信息，需要时可为患者提供“无缝隙”的转、会诊服务；协同社区管理人员健康促进会、志愿者队伍、托幼机构、托老机构、护工队伍等资源，必要时为患者联系有效的社区支持；协同患者及其家庭，必要时调动家庭资源为患者服务。全科医生对各种资源的协调和利用使得全科医生可以胜任其服务对象的“健康代理人”角色，完成全科医疗服务的协同性照顾。

第三节　中医学在全科医疗中的作用

中医学是我国的传统医学，有其独特的理论体系与诊疗技术，几千年来承担着维护华夏子孙健康与繁衍的责任，在当代仍然是医疗、保健、康复的重要组成部分。中医学来自民间，根植于民间，深受广大人民群众的喜爱与欢迎。在基层全科医疗中，中医学更以其整体观和因时、因地、因人制宜的个体化、便捷有效的治疗手段，与全科医学有了最佳的契合点，成为全科医疗中国模式的独特体现，具体表现在以下几个方面：以人为本的思想、立足于社区的服务理念、预防为先的医学观、三因制宜的诊疗思路、医疗手段多样化等。

一、以人为本的思想

“医乃仁术”是中国传统文化对医学的高度概括，强调了医者，首先要有仁爱之心，对患者要有慈爱、关怀之情。医者以其仁爱之德，不断修炼仁爱之术，治病救人，而其仁爱之术之精妙，又体现着他的仁爱之德。医者对病者，必怀仁爱、悲悯之心，竭尽全力为病者解其困厄之苦。唐代医家孙思邈在《备急千金要方·论大医精诚》中详尽阐述了为医之道：“凡大医治病，必当安神定志，无欲无求，先发大慈恻隐之心，誓愿普救含灵之苦。若有疾厄来求救者，不得问其贵贱贫富，长幼妍蚩，怨亲善友，华夷愚智，普同一等，皆如至亲之想。亦不得瞻前顾后，自虑吉凶，护惜身命。见彼苦恼，若己有之，深心凄怆。勿避险巇、昼夜、寒暑、饥渴、疲劳，一心赴救，无作功夫形迹之心。如此可为苍生大医，反此则是含灵巨贼。”孙思邈在此文中强调了以人为本的价值观。在医疗活动中，医生不仅要关注患者的疾苦，也要关心患者情志的喜、怒、哀、乐，善于倾听与交流，给予患者安抚与慰藉。

二、立足于社区的服务理念

古时中医大多在特定区域进行诊疗活动，采取深入家庭的行医方式，扎根基层，

服务特定的人群。熟悉地方风土人情，掌握患者生活状况，对于诊疗疾病是具有一定的帮助的。所以，《黄帝内经》提出“凡欲诊病者，必问饮食居处”“诊有三常，必问贵贱”，就是指既要了解“病”，又要了解“人”，熟悉患者的社会地位、生活环境等综合因素，才能达到良好的疗效。《灵枢·师传》还指出了解社会文化、风俗习惯也是治疗疾病所必要的，主张“入国问俗，入家问讳，上堂问礼，临病人问所便”。扁鹊兄弟三人皆为医者，被问及谁最善为医时，扁鹊说：“长兄最善，中兄次之，扁鹊最下。”原因是长兄诊病时先查患者之神，“神未有形而除之”，从神即看出欲发之病，病尚未表现出来即已治愈，“故名不出于家”；中兄善于在疾病的早期发现疾病并治疗疾病，“治病其在毫毛”，“故名不出于闾”；而扁鹊在疾病出现之后对其进行治疗，应用针灸、药物等方法，不及其兄长高明。其中“家”就是指家庭，“闾”就类似于我们现在所说的社区。也就是说，服务于社区之中，对每个家庭、每个病患全面了解的中医才能够做到对疾病进行早期发现、早期治疗，最大限度的帮助患者减轻病痛和医疗成本。中医“深入社区”的诊疗方式，可以更好地实现对患者进行连续性照顾的目标，增进医患之间联系的紧密性，而立足于社区的服务理念恰恰是中医的特色与优势。

方便和快捷是全科医学卫生服务进入社区的重要特点，让适合在家庭治疗的疾病都在社区解决是建立社区医疗的主要目的，而且这种方式可以全面了解患者的情况，还能让患者在自己熟悉的环境中轻松地接受治疗，有利于患者的康复。中医“望、闻、问、切”的诊病方法和多方面的治疗手段，更适合广大社区和家庭。中医全科医学立足于社区和家庭，可以最大限度保留传统中医诊疗方式，突出临床实用性、诊疗简便性和服务个体化，充分发挥中医“简便验廉”的优势。

三、预防为先的医学观

中医学历来重视预防。《素问·四气调神大论》说：“圣人不治已病治未病，不治已乱治未乱……夫病已成而后药之，乱已成而后治之，譬犹渴而穿井，斗而铸锥，不亦晚乎！”经过历代医家两千多年来的不断充实和完善，“治未病”逐步形成了具有深刻内涵的理论体系，包括“未病先防”“既病防变”和“瘥后防复”三个方面。在社区预防保健中，中医的各种治疗方法、手段大有可为。

金元时期的朱丹溪在《丹溪心法·不治已病治未病》中指出：“今以顺四时，调养神志，而为治未病者，是何意耶？盖保身长全者，所以为圣人之道。”顺应自然规律，养生保健，调畅情志，未病先防是一种值得倡导的圣人之道。又言“与其救疗于有疾之后，不若摄养于无疾之先”，强调了病前预防较病后治疗具有更重要的意义。清代养生家曹庭栋在《老老恒言》中说：“以方药治已病，不若以起居饮食调摄于未病。”他再次强调了预防的重要性，认为与其生病之后再被动地进行治疗，远不如在未病之时从日常起居、饮食方面进行养生与调护，以防疾病的发生。

四、三因制宜的诊疗思路

辨证论治和整体观念是中医学理论的核心内容，而“三因制宜”则是体现这一核

心思想的具体治疗原则之一。三因制宜即因时、因地、因人制宜。由于疾病发生、发展与转归受时令气候、地理环境、患者体质等多方面因素的影响，因此在防治疾病时，需要依据当下的整体情况，因时、因地、因人分析，制定相应的治疗方法，这就是三因制宜的基本精神。“三因制宜”的实质是将患者放在真实世界中进行辨证分析。这一治则的最大特点在于重视影响患者的各种因素，把握患者的特异性，从而使治疗个体化。这实为中医辨证论治之精髓所在，同时也是中医诊疗方法的独特所在。

五、医疗手段多样化

伴随着中医学的蓬勃发展，中医治疗手段具有操作简便、疗效突出的特点，在社区基层有很大需求。

中医治疗方法多样，在临证时根据病症需要可采取中药、针灸、按摩、推拿、穴位注射、药浴熏蒸等诸多方法，进行综合治疗，效果显著。中医历来倡导采用适宜方法进行综合治疗。扁鹊不仅善治各科疾病，而且其治病的方法多样，不仅善用汤药，还用砭法、针灸、按摩、熨帖及手术疗法等。西汉医家淳于意在治疗疾病时，除给患者内服汤药外，还运用刺法、灸法、冷敷等方法，其采用的方药剂型也多种多样，包括汤剂、丸剂、散剂、含漱剂等。《灵枢·五音五味》中有关于音乐疗法的详细记载，可见中医倡导治疗手段多样性。

中医治疗方法多样，常用的方法包括中药、针灸、推拿、拔罐、刮痧、耳穴按压、三棱针放血、导引（太极拳、五禽戏、八段锦）等。中医各种治疗方法在整体观念和辨证论治等理论的指导下，相辅相成、共同作用于疾病，调整人体阴阳失衡状态。

第四节　全科医疗的思维模式

全科医学整合了生物医学、行为科学和社会科学的最新研究成果以及过往医疗的成功经验，并在此基础上产生了独特的价值观与方法论。作为一门综合性临床医学学科，其所需要的诊疗模式与临床诊断思维过程也有自己的特点。

一、以患者为中心、以问题为导向的诊疗模式

医疗服务的对象是人。因此，人的生活特征、社会环境与思想意识决定了医疗服务的行为与方式。“以患者为中心”的模式，其主要内涵在于强调医患之间的相互联系与相互影响。医者不仅要重视疾病的诊断、治疗，还要关注患者发病与患病的过程与感受，了解患者的思想与态度，如其对自身患有疾病的看法、内心感受，尤其是对疾病的担心与恐惧感，疾病对患者身心的影响，患者对医生治疗方案、措施与态度的期望等。此外，还需要进一步了解患者个人的生活习惯与社会环境等，包括了解个人的生命周期及生活背景。个人的生命周期又包括个人发展和家庭发展周期的不同阶段，而生活背景则包括他们的家人、朋友、同事、学历、宗教、文化和医疗保障制度。另外，患者所处的社会环境及文化带来的不同影响也非常重要。对患者的全面了解

可促进医生与患者之间的相互关系，特别是在患者早期症状与征候都不太明显，无法做出诊断时，或患者对生病的反应出现夸大或异常表现时，其显得尤为重要。在这些特殊情况下，从他们的生命周期或生活背景因素来寻找致病因素，可以帮助医生了解患者目前的感受。

这些过程需要靠医患之间良好的交流来实现。当医生能够注意到疾病带来的这些问题并对此加以认真对待时，大部分患者对医疗服务过程与结果就会比较满意，并且能较好地遵从医嘱，比较顺利地完成治疗过程或达到治愈的目标；当患者接受自己可以主动参与到整个医疗活动中时，医生的工作也会变得简单而更富有效率。

“以问题为导向”的诊疗思维，就是一个发现问题、解决问题的过程。全科医生在基层临床一线，健康问题复杂多变，坚持以人为中心、以问题为导向的诊疗模式，符合全科医疗的本质要求，可以更好地解决涵盖从健康到疾病动态转变过程中可能出现的一系列临床问题。

二、临床诊断思维过程

（一）诊断思维的概念

临床医疗是全科医生的核心任务之一。对前来就诊的患者所患的疾病尽快做出正确的识别和诊断，是全科医生的职责。然而，有时做出正确诊断却不是一件容易的事情。人类疾病病种繁多，表现复杂，同一种疾病可以有多种不同的临床症状和体征，某一临床症状或体征又可以见于多种不同的疾病；并且，全科医生身处社区基层，工作独立性强，缺少高技术的辅助诊疗手段，面对的是各式各样的就诊人群，这些都对全科医生的诊断能力提出了较高的要求。

临床诊断的思维方法是医生正确、简捷地认识疾病本质的桥梁，可以帮助全科医生提高自身的诊断水平。临床诊断思维，是指对疾病现象进行调查研究、分析综合、推理判断和决策过程中的一系列思维活动，是将疾病的一般规律应用到判断特定个体所患疾病的思维过程。全科医生需要在全科医疗过程中，借助临床诊断思维的方法，对临床具体问题进行比较、推理、判断，在此基础上结合生物 - 心理 - 社会医学的方法，对就诊者进行评价、诊断与照顾。

临床诊断思维一般包括以下几种类型：

1. 模型辨认　模型辨认（pattern recognition）是指对与已知疾病诊断标准、图像或模型相符合的患者问题的即刻辨认。该方法只有在患者临床表现典型、符合单一的疾病模型时才适用，其应用有一定的局限性。

2. 穷尽推理或归纳法　穷尽推理（exhaustive reasoning）或归纳法（inductive method）是通过详细而全面地询问病史，并进行完整的查体以及常规实验室检查，对所有生理资料进行细致的系统回顾，然后收集所有的阳性发现和有鉴别诊断意义的阴性指标，进行归纳推理，得出可能的诊断，在得出最后结论之前，不提出任何假设。该方法效率较低，在日常临床诊疗中应用较少，目前多用于医学生的教学培训。

3. 假设 - 演绎方法　假设 - 演绎方法（hypothetical-deductive approach）是指首

先从有关患者所患疾病的最初线索中快速形成一系列可能的诊断假设或行动计划，再从这些假设中得出应该进行的临床和实验室检查项目并予以实施，根据检查结果对系列假设逐一进行排除，最后得出可能的诊断结果的一种临床诊断思维方法。该方法利用患者现有的线索，结合医生的临床知识与经验形成假说，再通过进一步的询问病史、体格检查、实验室检查对假说进行鉴别、确认和排除，最后得到可能的诊断。假设 - 演绎方法解决临床问题简便有效，效率较高，是临床医生常用的诊断方法。

（二）临床诊断思维的基本过程

从病史的收集与分析入手，进行模型辨认、或穷尽推理、或归纳演绎，形成数个假设，将这些假设按照疾病发生率、严重性和预后来排列优先顺序，通过进一步的询问病史、查体、实验室检查和辅助检查对所提出的假说逐一进行确认或排除，提出初步诊断，并在治疗和随访的过程中对诊断进行验证或修正，这就是临床诊断思维的基本过程（图 2-1）。其具体包括以下几个步骤。

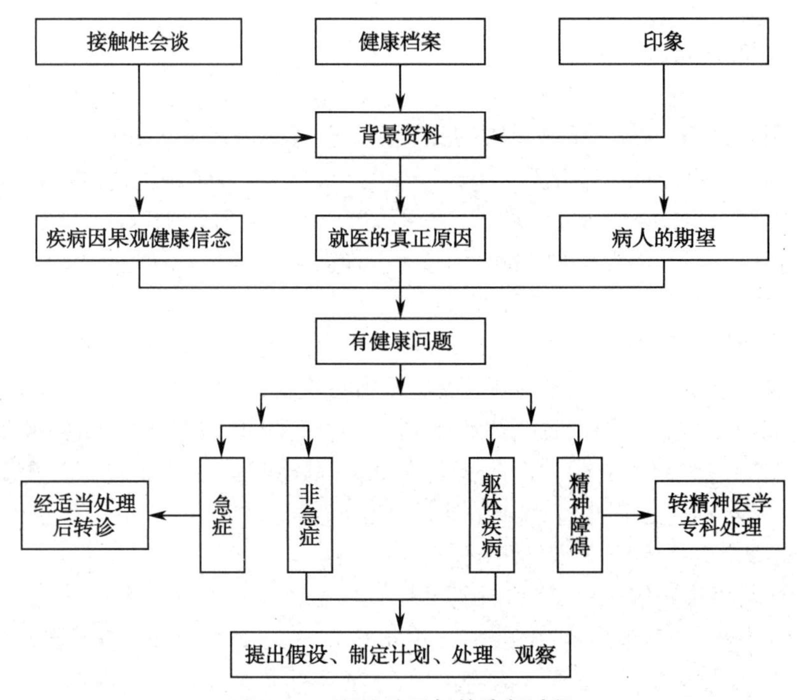

图 2-1 以问题为目标的诊断过程

1. 病史的收集与分析 病史的收集与分析是临床诊断的第一步。询问病史和进行体格检查时，必须做到客观、严谨，切勿主观臆测和先入为主。患者述说的病史常常缺乏条理性，医生需要对病史的发展过程进行归纳，并找出不同症状之间的联系。在进行体格检查时，既要细致、全面，又要兼顾症状和体征之间的关联。同时作为全科医生，还可以通过居民健康档案对就诊者既往的就诊经历和个人、家庭信息进行回顾，扩大病史收集的范围。

2. 形成诊断假设并排序　根据收集的病史，对患者的问题形成一个初步概念，通过模型辨认、穷尽推理、归纳演绎等思维方法形成数个诊断假设来解释初步概念，同时按照疾病的发生概率、严重程度和预后对这些诊断假设进行排序，优先严重的和预后差的疾病。这种诊断的排序既可以兼顾到常见病、多发病的诊治，又能保证诊断的安全性。例如，对于上腹痛的患者，需要考虑心肌梗死的诊断并与之鉴别，对于长期咳嗽的患者首先要排除肺部肿瘤的诊断等。

3. 验证假设并提出诊断　为了验证假设，需要根据不同假设的性质来进一步地、更有针对性地询问病史和查体，同时选用必要的实验室检查和辅助检查项目，用一些特异性很强的问题和检查项目来确认或者否定原先的假设，逐步缩小视野，将假设由多到少逐渐减少，最终确认并提出初步诊断。如果经过上述环节还不能得到明确诊断，则应重新详细询问病史，仔细寻找疾病的细节与诱因，扩大检查项目，依据新的线索搜寻阳性体征并结合实验室检查综合分析，进行逻辑推理，在这种情况下全科医生可同时运用穷尽推理的方法诊断复杂的疾病。提出初步诊断后，还必须在医疗实践中，尤其是治疗和随访的过程中不断地观察并验证诊断，及时补充或更正初步诊断，使诊断更符合客观实际。这种动态的观察，对于明确疾病的诊断是必不可少的。

（三）概率方法在临床诊断思维中的应用

概率是指事件发生可能性的大小度量。在临床诊断中，概率主要用来表示患者出现某种信号如症状或体征时，推测其患某种疾病的可能性的预测值，通常以百分数表示。有经验的临床医生通常在与患者的交流中，按照疾病概率的大小建立诊断假设，并且在假设的前提下，有目的地制定出进一步的病史搜索、体征检查和实验室检查计划，然后再根据所得结果，检验原先的诊断假设，鉴别并排除不支持的诊断，保留最为支持的诊断，这种假设演绎法在全科医生的临床诊断过程中运用也相当普遍，是最常用的诊断策略之一。

全科医生常常运用概率方法对不同社区、不同疾病的患者进行判断。社区疾病的概率是根据社区人群的发病情况和疾病变化而改变的，对于不同的专科、不同的地区和时期，疾病的概率是一个迁移的变量。例如，社区全科医生对某地方病的患病概率印象是60%，而对于综合性医院的内科医生来说患病概率印象可能是3%。各个假说的概率随着资料的增加而发生改变。例如，一位50岁男性患者，主诉咳嗽1个月，近3天加剧，可形成的诊断假设是：慢性支气管炎概率印象可能是80%，感冒概率印象可能是15%，肺癌概率印象可能是5%。询问病史之后，发现患者吸烟35年，每天吸烟2包，近3个月体重下降10kg，咳嗽，咳痰，痰中带血。患病概率由此而变化，感冒概率小于1%，慢性支气管炎概率可能是19%，肺癌可能性上升至80%，这里的概率是指根据症状推测患该病的预测值。因此，全科医生在临床工作中，要注意收集各类疾病发生现状、流行规律、各种常见病的患病率及常见病主要症状发生的概率等基本数据，运用临床工作经验和多学科知识，建立更合理的诊断假设。

（顾　勤　李　蔚）

扫一扫、测一测

复习思考题

1. 全科医疗的特点是什么？
2. 全科医疗的基本原则有哪些？
3. 中医在全科医疗中有怎样的作用？

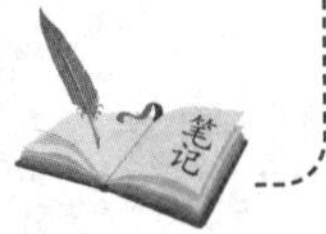

第三章

流行病学与循证医学

培训目标

1. 掌握流行病学概念、特点及应用，病例对照研究、队列研究的设计原理、用途、优缺点及常见偏倚，实施Cochrane系统评价的步骤与方法。

2. 熟悉流行病学研究方法，疾病的发病指标、死亡指标，循证医学证据水平分级与实施循证医学的基本步骤与方法，meta分析的基本原理、异质性检验及检验结果的表达方式。

3. 了解循证医学的基本概念及其决策对全科医学的临床指导意义。

第一节　流行病学概述

一、流行病学概念

流行病学（epidemiology）是研究疾病（包括伤害）和健康状态在人群中的分布特征及其影响因素，并研究防治疾病及促进健康的策略和措施的科学。流行病学的研究对象是人群，研究内容是通过观察法、实验法和数理法研究各种疾病（包括传染病、寄生虫病、地方病和非传染性疾病）、伤害（包括意外、残疾和身心损害）和健康状态（包括身体生理、生化的各种功能状态，疾病前状态和长寿），研究任务是阐明健康和疾病的分布特征及其影响因素，制订防治疾病与促进健康的策略与措施，并评价其实施效果，最终达到防治疾病、促进健康的目的。

二、流行病学特点

流行病学是医学科学中一门应用性很强的方法学，其学术体系具有如下特点：

1. 群体性　流行病学着眼于一个国家或一个地区人群的健康状况，它所关心的是人群中的大多数，而不仅仅关注个体的发病情况，因此流行病学被誉为“群体诊断（mass diagnosis）”。

2. 以分布为起点 流行病学是以研究疾病及健康状态在人群中的频率分布为起点，通过收集、整理并考察有关疾病在时间、空间和人群中的分布特征，以揭示疾病发生和发展的规律，为进一步研究提供线索。

3. 对比 在流行病学研究的设计、调查、实验、分析和评价过程中，始终贯穿着严密的、逻辑的对比思想，揭示疾病及健康状态在不同地区、不同时间、不同人群的发生原因或线索。对比是流行病学研究方法的核心。

4. 概率论 流行病学研究中常用频数、率、构成比和危险度等分析指标进行统计描述。利用了概率论思想进行科学、高效的统计推断，获得分析指标的概率参数估计值，揭示疾病和健康状态的分布特征、关联关系和动态演变，评价各项策略与措施实施的效果。

5. 社会医学和生态学的观点 各种疾病的发生不仅受到内环境的影响，同时还受到自然环境与社会环境的影响和制约。在研究疾病的病因和流行因素时，有必要从“生物 - 社会 - 心理 - 生态环境模式”全面考察研究对象的生物、心理和社会生活状况。

6. 预防为主 流行病学是预防医学的基础，始终坚持预防为主的方针并以此作为学科的研究内容之一。流行病学面向整个人群，着眼于疾病的预防，特别是一级预防。

三、流行病学用途

流行病学是一门应用性很强的方法学学科，现已被广泛应用于医疗卫生的各个领域。

1. 描述疾病或健康状态的分布 描述疾病或健康状态在不同时间、不同地区、不同人群间的分布情况，发现疾病在人群中的发生、发展规律及其流行的严重程度，为制定预防控制策略与措施提供依据。

2. 探讨病因和影响疾病流行的因素 探讨病因是流行病学一项复杂和艰巨的工作。首先要应用描述性流行病学方法建立病因假设，然后应用分析性流行病学方法验证假设。此外，还需要应用基础医学、临床医学、卫生学和其他非医学学科的知识和科研资料进行综合分析和病因推断。研究结果可为制定疾病预防控制策略与措施提供依据。

3. 评价疾病防制效果 评价人群中某些用于疾病预防和控制的某药物、疗法或措施的效果，需观察其是否降低了疾病的发生率、罹患率、死亡率、病死率和病残率等，是否提高了治愈率、有效率和生存率等。除了在医院临床实践中进行短期观察外，还需在社区人群中进行长期观察，只有经流行病学验证有效的方法才能用于人群疾病的预防和控制。

4. 揭示疾病的自然史 疾病的自然史是指在不给任何治疗或干预措施的情况下，疾病从发生、发展到结局的整个过程。疾病的自然史含有两层意思：一是指疾病在人群中的自然发生、发展规律，即人群的疾病自然史；二是指疾病在个体中的自然发生、发展过程（生物学发病期、亚临床期、临床期、结局），即个体的疾病自然史。研究疾病的自然史，有助于从生物学观点来认识疾病的自然发展规律。

5. 评价临床诊断　临床诊断方法（试验）的科学评价是流行病学研究的重要内容之一。流行病学方法可以用来评价诊断方法（试验）的设计、实施和结果的正确解释，其结果有助于临床医生合理地选择和应用各种诊断试验和筛检试验。

第二节　流行病学的研究方法

流行病学研究方法按照其设计特点，大致可分为观察法、实验法和数理法，每种类型又包括多种研究设计，详见图 3-1。

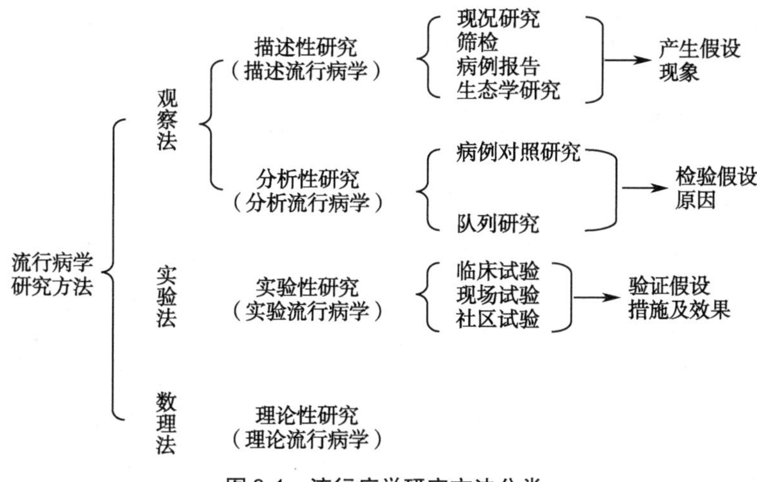

图 3-1　流行病学研究方法分类

一、观察法

观察法（observational method）又称观察性研究（observational study），是流行病学研究的基本方法，包括描述性研究和分析性研究。

（一）描述性研究

描述性研究（descriptive study）又称描述流行病学（descriptive epidemiology），是通过专题调查或利用已有资料，描述疾病或健康状态在不同时间、不同地区和不同人群的分布特征，为进一步开展病因研究提供线索或假说，或对防治提出有效的措施。描述性研究是流行病学研究工作的起点，也为开展分析流行病学研究提供病因线索。描述性研究不能控制或不能完全控制研究对象的所有条件，只能观察事物在自然状态下的发展，也不能设立严格的对照组。因此，只能提供病因线索，不能得出因果关联的结论。

描述性研究分为个体水平的研究（包括现况研究、筛检、病例报告和病例系列分析等）和群体水平的研究（包括疾病监测和生态学研究等）。

1. 现况研究　现况研究即患病率研究（prevalence study），又称横断面研究（cross-sectional study），是指在特定时间点与特定范围内，某一人群中通过普查或抽查等方法收集有关因素、疾病或健康状况的资料，以描述疾病或健康状况的分布及探索研究因素与疾病间的关联。

（1）用途：①描述疾病或健康状况的分布，进行社区诊断。②分析研究因素与疾病或健康状况之间的关系，发现病因线索或病因假设。③确定高危人群，用于疾病的二级预防。④评价疾病预防控制措施的效果。⑤进行疾病监测。⑥为卫生政策制订提供依据。

（2）设计类型：分为普查和抽样调查两种。①普查（census）：是指在特定时间内，对特定范围人群全体成员进行调查。主要用于疾病的早发现、早诊断和早治疗，也用于分析疾病和健康状况的分布特征或建立生理、生化指标的医学参考值范围。②抽样调查（sampling survey）：是指从目标人群中随机抽取一部分样本人群进行调查分析，以此推断目标人群疾病分布特征及流行规律。

（3）常见偏倚及其控制

1）选择偏倚（selection bias）：在选择研究对象时，由于设计失误或选择条件受限所导致的系统误差称为选择偏倚。可采用随机化法选择研究对象及严格诊断标准等措施控制选择偏倚。

2）无应答偏倚（non-response bias）：由于各种原因造成访问调查或通信调查不提供答案者称为无应答者。如果在抽样调查中无应答者比例达到30%，则调查结果就可能不同于真实情况。可在调查前及调查实施过程中做好宣教工作和组织工作，从关心被调查者的健康出发，耐心地作好解释工作；在拟定调查内容、制订调查表时，对调查内容必须认真考虑。

3）志愿者偏倚（volunteer bias）：由于特殊群体志愿者的心理因素和躯体状况与非志愿者有差别，且对研究的依从性与一般人群也有差别，研究该类人群样本所获得的资料会不同于非志愿者，从而影响结果的真实性，称为志愿者偏倚。

4）信息偏倚（information bias）：在资料收集时，由于观察和测量方法上的缺陷，如诊断或判断结果的标准不明确、既往资料不准确或遗漏等原因，导致获得错误信息从而影响了结果的真实性，即为信息偏倚。通过认真培训调查员、尽量使用客观指标、广泛地收集各种信息等措施可控制信息偏倚。

（4）优缺点

1）普查的优缺点。①优点：研究对象容易确定，无抽样误差，能获得目标人群的全部病例，并可全面描述目标人群疾病流行特征。对疾病的流行因素研究能有一定的启示。②缺点：工作量大，不易组织，易出现漏查和重复；质量不易控制，费用高，不适于患病率低或无简便易行诊断技术的疾病。

2）抽样调查的优缺点。①优点：按随机化原则抽取调查单位，以足够数量的调查单位组成的“样本”来代表和说明总体；工作量小，节省人力，物力和时间；以样本推断总体的误差可以事先估计并加以控制；调查的精确度高。②缺点：属于非全面调查，在估计总体特征时存在抽样误差；研究设计、实施及资料分析均比普查要复杂，重复和遗漏也不易被发现；对于患病率低的疾病或变异比较大的资料也不适合用抽样调查，因为需要的样本量较大。

2．筛检（screening） 筛检是一项预防性的医疗活动，由于其服务对象是表面健康的人群，因而不易取得研究对象的合作，为了不给患者和社会带来压力，必须制订好筛检计划，明确目的，估计效果，权衡利弊。

筛检是运用快速、简便的试验、检查或其他手段，从表面健康的人群中去发现那些未被识别的患者、疑似患者或有缺陷者。筛检试验不是诊断试验，仅是一个初步检查，对筛检试验阳性和可疑阳性的人必须进行确诊检查，对确诊后的患者进行治疗。

3. 病例报告（case report）和病例系列分析（case series analysis）　病例报告是对临床上某一个或几个特殊病例或罕见病进行详细介绍。病例系列分析是对一组（几例、几十例、几百例等）相同疾病的临床资料进行整理、分析和总结。

4. 疾病监测（surveillance of disease）　是指长期、连续、系统地收集疾病、健康及其影响因素的信息，为相应卫生决策提供依据。

5. 生态学研究（ecological study）　是指通过比较不同人群中不同暴露因素水平下的疾病发病率或死亡率，研究暴露因素与疾病间的关系，为病因探索提供线索。生态学研究也可用于评价社会设施、人群干预以及在政策、法令实施等方面的效果。

（二）分析性研究

分析性研究（analytical study）又称分析流行病学（analytical epidemiology），是对描述性研究所提出的病因假说或流行因素进行检验分析，探索在选择的人群中疾病发生的条件和规律，检验病因假设。分析性研究主要包括病例对照研究（case-control study）和队列研究（cohort study）两种类型。

1. 病例对照研究　病例对照研究也称回顾性研究（retrospective study），是指以确诊的患有特定疾病的患者为病例组，以不患有该病但具有可比性的人群作为对照组，调查两组人群既往暴露于各种可能危险因素的比例，比较两组各种因素的暴露比例，以判断暴露危险因素是否与疾病有关联及其关联程度大小的一种观察性研究方法（图3-2）。

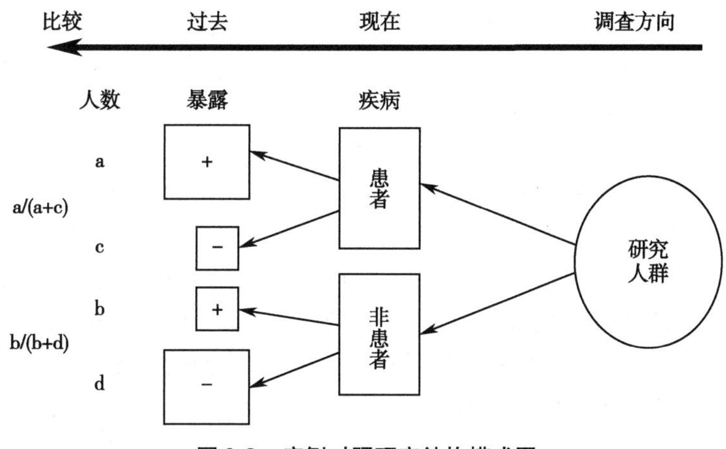

图3-2　病例对照研究结构模式图

（1）用途：①用于病因研究：在病因不明时，可广泛性探索可疑危险因素；在已形成病因假设时，可深入检验病因假设。②用于免疫接种、筛检的效果评价及临床预后因素研究。

（2）设计类型：按是否匹配分为成组设计和匹配设计两种类型。①成组设计：从病例和对照人群中分别选取一定量的研究对象，一般对照组样本量应大于或等于病

例组。适用于大样本或病例较多的研究，在研究探索的初期阶段，可获得较多信息。②匹配设计：匹配（matching）又称配比，要求对照在某些因素或特征（称为匹配因素）上与病例保持一致，从而排除匹配因素对研究结果的影响。匹配又分为个体匹配和频数匹配。个体匹配即病例与对照以个体为单位进行匹配，为每个病例选择1～4个对照。频数匹配又称成组匹配，即要求匹配因素各取值在病例组和对照组所占比例相同。匹配设计的目的是提高研究效率，控制了匹配因素对研究结果的影响，使研究结果更容易解释。一般多把年龄、性别、民族、居住地等作为最基本的匹配因素。若研究目的是广泛性探索疾病危险因素，可采用成组设计或频数匹配方法；若研究目的是验证病因，或所研究疾病是罕见病，对照容易获得，则常选个体匹配。

（3）常见偏倚及其控制

1）选择偏倚：①入院率偏倚（admission rate bias），也称伯克森偏倚（Berkson bias）。由于患者和医院间具有双向选择性，或者因各种疾病的入院率不同导致病例和对照在某些特征上存在差异，而发生入院率偏倚。控制方法：在研究设计时在多家医院选择病例和多病种中选择对照，可有效控制该偏倚对结果的影响。②现患 - 新发病例偏倚（prevalence-incidence bias），也称奈曼偏倚（Neyman bias）。因现患病例可能因疾病而改变了生活习惯，获取的信息可能只与存活有关，未必与发病有关，从而降低了研究因素的暴露水平。在研究设计时尽量选择新发病例为研究对象，可最大限度减少此类偏倚的发生。③检出征候偏倚（detection signal bias），也称暴露偏倚（unmasking bias）。患者常因某些与致病无关的症状而就医，提高了早期病例的检出率，致使过高地估计了该暴露因素与疾病的关联，产生系统误差。控制方法：延长收集病例的时间，使其超过由早期向中、晚期发生的时间，暴露因素所占的比例会趋于正常。④时间效应偏倚（time effect bias）：由于慢性病从开始暴露于危险因素到出现临床症状常需要较长时间，研究时那些暴露后即将发病或早期患者可能错误地被纳入对照组，从而产生错误的结论。采用敏感的疾病早期诊断技术、开展观察期较长的纵向研究，可减少时间效应偏倚。

2）信息偏倚：①回忆偏倚：由于暴露因素发生久远，病例和对照均有可能对暴露因素的回忆失真或不完整。另外，病例的记忆可能较对照准确，但有时也会故意夸大暴露因素，产生系统误差。回忆偏倚的产生与调查时间和事件发生的时间间隔、事件重要性、研究对象构成及询问技术等有关。利用客观的记录、选择记忆辅助物和提高调查技巧等有助于减少回忆偏倚的发生。②调查偏倚（investigation bias）：是指在数据收集时，调查员对病例和对照的重视程度不同，对病例挖掘更多有关的暴露信息，还因调查环境、调查技术不同和仪器设备的问题等产生系统误差。采用盲法（资料收集者不知道病例组和对照组的分组情况）及客观指标、提高调查技术、统一调查方法和检测条件等可减少调查偏倚。

3）混杂偏倚（confounding bias）：当研究因素与某种结局关联时，由于另外一个或多个与研究因素和结局均有关的混杂因素（confounding factor）在暴露组和对照组中分布不均衡，可能会歪曲研究因素与结局间的关联，所造成的偏倚叫混杂偏倚。性别、年龄是最常见的混杂因素。在设计研究时利用限制和匹配方法，在分析资料时采用分层分析、标准化或多因素分析等方法均可减少混杂偏倚。

（4）优缺点

1）优点：①特别适用于罕见病的病因研究。②样本量小，省时、省力、省钱，且易于组织实施。③可用于病因探讨、疾病预防和治疗措施效果评价及暴发调查等。④可以同时研究多个因素与某种疾病的联系。

2）缺点：①不能测定暴露组和非暴露组疾病的发生率。②暴露与疾病时间先后关系难以判断，信息真实性差，因此论证因果关系的能力较队列研究弱。③不适于研究人群中暴露比例很低的因素，因为需要的样本量很大。④难以避免选择偏倚。⑤难以避免回忆偏倚。

2．队列研究　队列研究也称前瞻性研究（prospective study）、发生率研究（incidence study）、随访研究（follow-up study）及纵向研究（longitudinal study）等，目前常用的名称是队列研究。队列研究是将一个范围明确的人群按是否暴露于某可疑因素及其暴露程度分为不同的亚组，追踪其各自的结局，比较不同亚组之间结局的差异，从而判定暴露因子与结局之间有无因果关联及关联大小的一种观察性研究方法（图 3-3）。队列研究是分析流行病学研究中的重要方法，主要用于检验病因假设，其检验病因假设的效能优于病例对照研究。

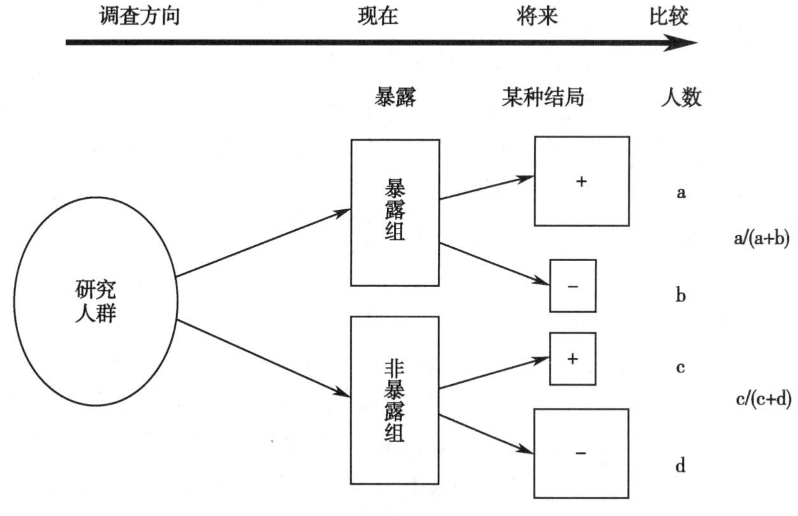

图 3-3　队列研究结构模式图

暴露是指研究对象接触过某种待研究的物质（如重金属等），具备某种待研究的特征、状态或行为（如性别、职业、遗传、行为习惯、感染等），这些因素、特征、状态或行为即为暴露因素。队列（cohort）表示有共同经历或有共同暴露特征的一群人。队列可分为固定队列和动态队列。固定队列（fixed cohort）指研究对象都在某一固定时间或一个短时期之内进入队列，这种队列在研究开始至随访观察期终止时，均无人员无故退出和新成员加入。动态队列（dynamic cohort），指在队列确定后，原队列成员可不断退出，新成员也可随时加入。

（1）队列研究的用途：①检验病因假设。一次队列研究可以检验一种暴露与一种或多种疾病结局之间的关联。②评价预防措施效果。有些暴露有预防某结局发生的

效应，即出现预防效果。③研究疾病的自然史。了解个体疾病的自然史和全部人群疾病的发展过程。④新药上市后不良反应发生率的监测等。

（2）队列研究的设计类型及特点：根据研究开始时间、暴露发生时间及结局出现时间三者的关系，分为3种类型。

1）前瞻性队列研究（prospective cohort study）：研究队列的确定及研究对象的分组是根据现在的暴露状况而定，结局需随访观察一段时间才能获得。其优点为时间顺序增强了病因推断的可信度，直接获得暴露与结局的第一手资料，资料偏倚小。其缺点是所需样本量大、时间长、耗费大，影响可行性。

2）历史性队列研究（historical cohort study）：研究开始时，研究者根据掌握的研究对象在过去某时刻暴露情况的历史资料分组，研究结局也从历史记录中获得，不需要随访。其优点为时间顺序仍是从因到果，短期内可完成资料的收集和分析，耗费小。其缺点是历史资料积累未受研究者的控制，未必符合设计要求，故适用范围较窄。

3）双向性队列研究（ambispective cohort study）：是指在历史性队列研究的基础上继续向前随访进行前瞻性研究的一种形式。该研究具有上述两种方法的优点，同时在一定程度上弥补了相互的不足。

（3）常见偏倚及其控制

1）选择偏倚：由于原定研究对象拒绝参加、研究对象的档案丢失或记录不全、研究对象为具有某种特殊倾向或习惯的志愿者、抽样方法不正确或者执行不严格、早期患者在研究开始时未能发现等，均可造成选择偏倚。通过严格的标准选择研究对象，提高应答率和依从性可减少选择偏倚。

2）失访偏倚（follow-up bias）：在研究过程中，由于研究对象迁移、外出、不愿再合作或死于非研究疾病造成的失访，由此对研究结果造成影响称为失访偏倚。失访可破坏原有样本的代表性和组间的可比性。因此，失访率一般不应超过10%，否则应慎重考虑结果的解释和推论。主要通过提高研究对象的依从性减少此类偏倚。

3）信息偏倚：信息偏倚产生的主要原因有仪器不准确，询问技巧欠佳，检验技术不熟练，诊断标准不明确或掌握不当，记录错误，甚至造假等。通过提高设计水平和调查质量、选择客观指标、采用盲法测量和评价等措施减少信息偏倚，以及采取对随机抽样进行重复调查与测量，估计信息偏倚是否存在及其大小。

（4）优缺点

1）优点：①先因后果的时间顺序清楚，所得因果结论说服力强；②可计算相对危险度（relative risk，RR）和归因危险度（attributable risk，AR）等反映效应强度的指标；③可分析一个因素与多种结局之间的关系；④有助于了解人群疾病的自然史；⑤研究者亲自观察、收集资料，信息完整可靠，回忆偏倚小；⑥样本量大，结果较稳定。

2）缺点：①不适用于罕见病和潜伏期长的疾病；②研究时间长，易出现失访偏倚；③耗费大，一般不能在较短时间内得到结果，其组织与后勤工作任务重；④研究设计要求更严密；⑤暴露人年计算工作量繁重；⑥每次只能研究一个因素；⑦在随访过程中，未知变量引入或已知变量的变化都可影响研究结局，使分析复杂化。

二、实验法

实验法（experimental method）又称实验流行病学（experimental epidemiology），是指将来自同一人群的研究对象，按随机分配原则分为实验组和对照组，研究者对实验组人群施加某种干预措施后，对照组不给予该项干预措施，随访观察一段时间并比较两组人群的结局资料（发病或死亡情况或健康状况），分析两组之间效应上有无差别及差别大小，从而判断和评价干预措施的效果（图 3-4）。实验流行病学主要包括社区实验、现场实验和临床实验。

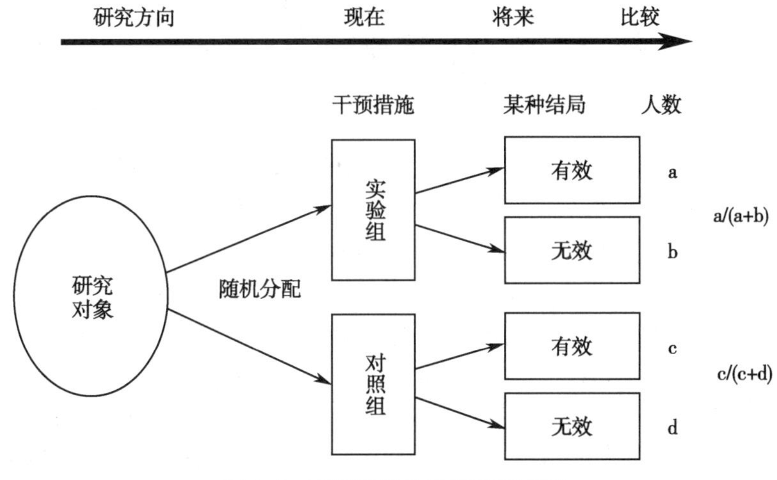

图 3-4 实验流行病学结构模式图

三、数理法

数理法也称理论流行病学（theoretical epidemiology）、数学流行病学（mathematical epidemiology）、数理性研究（mathematical theory study），是指在掌握了某病的流行规律后，利用流行病学调查数据及各种监测资料，借助统计学方法以数学公式定量反映病因、宿主和环境的各种因素，建立相关的数学模型（mathematical model），从理论上研究疾病与健康状态分布的流行规律及其影响因素，探讨防制措施的效应等。

数学模型是在已知流行过程理论基础上建立起来的，可在理论上再现疾病在人群中的流行过程。分析主要流行因素在传播机制及流行动力学中的作用，可在一定程度上预见性地判断各项预防措施的效果，对某病的各种病因假设进行评价等，但不可在实际工作中片面夸大其作用。

第三节 疾病的分布

疾病的分布（distribution of disease）是指各种疾病在不同地区、不同时间、不同人群或动物的流行强度和分布特征，简称为疾病的“三间”分布。描述疾病的分布特征是流行病学研究的起点和基础。研究疾病的分布，可了解疾病的基本流行特征，提示病因线索，有助于为制定合理的疾病预防、促进人群健康的公共卫生措施提供科学依据。

一、研究疾病分布的常用指标

正确理解和应用疾病频率测量指标，可为鉴别病因、监测疾病、了解疾病负担及评价公共卫生干预措施效果提供基础信息。

（一）发病指标

1. 发病率（incidence rate） 是指在一定期间内（通常为一年），特定人群中某病新病例出现的频率。

$$发病率=\frac{一定期间内某人群中某病新病例数}{同期暴露人口数}\times K \qquad 式（3\text{-}1）$$

K 为 100%、1 000‰、10 000/ 万或 100 000/10 万等。发病率常用来描述疾病的分布，探索病因，评价干预措施的效果。分子是某时期（年度、季度、月份）内的新发病例数。若在观察期内一个人多次发病时，则应分别记为新发病例数，如流感、腹泻等。对发病时间难以确定的一些疾病可将初次诊断的时间作为发病时间，如恶性肿瘤、精神病等。分母是可能发生该病的人群，对于不可能发生该病的人群，不应计入分母中，但有时不易确定可能发病的人数，常用平均人口数来代替。

发病率可按不同特征，如年龄、性别、职业、民族、婚姻状况、种族、病因等分别计算。在比较不同人群某病发病率时，应计算标准化发病率。

2. 罹患率（attack rate） 是指短时间内某一局限范围人群或动物中某病新病例发生的频率。观察时间常以月、旬、周、日或一个流行期为单位。适用于描述局部地区疾病暴发的强度，如食物中毒、传染病和职业中毒等，探索暴露因素与发病的关系。

$$罹患率=\frac{观察期间内新病例数}{同期暴露人口数}\times K \qquad 式（3\text{-}2）$$

3. 续发率（secondary attack rate） 亦称二代发病率，是指一个家庭、病房、集体宿舍、托儿所、幼儿园班组中第一个病例发生后，在该病最短与最长潜伏期之间易感者因受其传染而发病的续发病例（亦称二代病例）占所有易感者总数的比例。

$$续发率=\frac{潜伏期内易感者中发病人数}{易感者总人数}\times 100\% \qquad 式（3\text{-}3）$$

续发率是反映传染病传染力强弱的指标，分析各种因素（如年龄、性别、家庭中儿童数、家庭人口数、经济条件等）对传染病传播的影响，评价预防措施（如计划免疫、隔离、消毒等）的效果。

4. 患病率（prevalence rate） 又称现患率，指特定时间内某病的新旧病例数占特定人口的比例。

$$患病率=\frac{某时间特定人群中某病新旧病例数}{同期观察人口数}\times K \qquad 式（3\text{-}4）$$

患病率根据观察时间的长短分为时点患病率（point prevalence）和期间患病率（period prevalence）两种。时点患病率通常时间不超过 1 个月，而期间患病率是指特定的一段时间，通常超过 1 个月。影响患病率升高或降低的因素如表 3-1 所示。

患病率的高低与发病率和病程均有关。若某地某病的发病率和病程在一定时间内保持稳定，那么患病率、发病率、病程三者之间的关系如下：

表 3-1　影响患病率升高或降低的因素

影响患病率升高的因素	影响患病率降低的因素
病程延长	病程缩短
患者寿命的延长	病死率增高
新病例增加（发病率增高）	新病例减少（发病率下降）
病例迁入、易感者迁入	病例迁出
健康者迁出	健康者迁入
诊断水平提高	治愈率提高
报告率提高	

$$患病率 = 发病率 \times 病程 \qquad 式(3\text{-}5)$$

患病率常用来反映病程较长的慢性病流行状况和人群的疾病负担。

5．感染率（infection rate）　是指在某个时间内某病现有感染者占接受检查总人数的比例。

$$感染率 = \frac{受检查者中阳性人数}{受检总人数} \times 100\% \qquad 式(3\text{-}6)$$

感染率运用于评价某些传染性疾病或寄生虫病的感染水平，估计流行趋势，为制定防治措施提供科学依据。

（二）死亡指标

1．死亡率（mortality rate）　是指在一定期间内（通常为一年）在一定人群中，死于所有原因（或某病）的频率。

$$死亡率 = \frac{某期间内（或因某病）死亡人数}{同期年平均人口数} \times K \qquad 式(3\text{-}7)$$

在人口学研究中，为便于与出生率相比较，常采用千分率；在疾病研究中，国际上常采用十万分率。

总死亡率又称为粗死亡率（crude death rate），不同人群的粗死亡率不能进行直接比较，必须调整年龄、性别构成的影响，计算标准化死亡率。按疾病的种类、年龄、性别、职业等分类计算的死亡率称为死亡专率（specific death rate）。死亡率是测量某一时期一个地区人群死亡危险性大小的指标，可综合反映一个国家或地区不同时期人群健康状况和卫生保健工作的水平等。

2．病死率（fatality rate）　是指在一定时期内（通常为一年）因某病死亡者占患该病全部患者的比例 。

$$病死率 = \frac{某时间内因某病死亡人数}{同期患某病的病人数} \times 100\% \qquad 式(3\text{-}8)$$

病死率通常用于测量急性传染病的严重程度，反映医生及医院的医疗水平等因素，而较少用于慢性病。

3．生存率（survival rate）　是指接受某种治疗的患者或某病的患者，经随访 n 年（通常为 1、3、5 年）后，尚存活的病例数所占的比例。

$$生存率 = \frac{随访满n年尚存活的病例数}{开始随访的病例数} \times 100\% \qquad 式(3\text{-}9)$$

生存率常用于评价病程较长慢性病（如恶性肿瘤、心脑血管疾病、结核病等）的远期疗效，反映了疾病对生命的危害程度。由于不同国家或地区的人口构成不同，生存率不能直接进行比较，而需要计算标准化生存率或年龄、性别的生存专率，再进行比较。

（三）残疾失能指标

1. 病残率（invalidism rate） 是指在一定期间内某一人群中确诊的病残人数与调查人数之比。

$$病残率=\frac{病残人数}{调查人数}\times K \qquad 式（3\text{-}10）$$

K 为 100%、1 000‰、10 000/ 万或 100 000/10 万等。病残率用于说明病残在人群中发生的频率，作为人群健康状况的评价指标之一。

2. 潜在减寿年数（potential years of life lost，PYLL） 是指某年龄组人群因某病死亡者的期望寿命与实际死亡年龄之差的总和，即死亡所造成的寿命损失。

$$潜在减寿年数（PYLL）=\sum aidi \qquad 式（3\text{-}11）$$

i：表示年龄组（通常计算其年龄组中值）；ai：表示剩余年龄，$ai=e-(1+0.5)$，e 表示预期寿命（岁），即当死亡发生于某年龄（组）时，至活到 e 岁时，还剩余的年龄。由于死亡年龄通常以上一个生日计算，所以尚应加上 1 个平均值 0.5 岁（粗略估计）。di：表示某年龄组的死亡人数。

潜在减寿年数用于评价人群疾病负担和健康水平，衡量某种死因对一定年龄组人群的危害程度。

3. 伤残调整寿命年（disability adjusted life year，DALY） 是指从发病到死亡所损失的全部健康寿命年，包括因早死所致的寿命损失年（years of life lost，YLL）和疾病所致伤残引起的健康寿命损失年（years lived with disability，YLD）两部分。

$$DALY=YLL+YLD \qquad 式（3\text{-}12）$$

伤残调整寿命年是一个定量计算因各种疾病造成的早死与残疾（暂时失能和永久残疾）对健康寿命年损失的综合指标，是生命数量和生命质量以时间为单位的综合度量。

二、疾病流行强度的术语

疾病的流行强度（epidemic strength）是指某病在某地区一定时期内某人群中，疾病的发病率变化及病例间的联系程度。描述疾病流行强度的常用术语包括散发、暴发、流行和大流行。

1. 散发（sporadic） 是指某病在一定地区人群中的发病率呈历年来一般水平，即当地某病的当年发病率不显著超过当地前 3 年的该病发病率，而且病例间无明显的传播关系，疾病呈散在发生。散发多适用于区、县等较大范围的地区。

2. 暴发（outbreak） 是指在某个局部地区或集体单位中，在短时间内突然出现有很多相似临床症状的患者，他们都有相同的传染源和传播途径，绝大多数患者在该病的最长潜伏期内发病，如单位或学校食堂的食物中毒、托幼机构儿童腮腺炎暴发流行等。

3. 流行（epidemic） 是指某地某年某病的发病率显著超过（大于 3 倍以上）该病

历年的散发发病率水平。

4. 大流行（pandemic） 是指某病发病率远远超过流行的水平，而且蔓延迅速，涉及地域广，在短期内跨越省界、国界甚至洲界，形成大流行。例如，20 世纪 3 种新型流感病毒（H1N1、H2N2、H3N3）造成 3 次流感大流行；2003 年，严重急性呼吸综合征（severe acute respiratory syndrome，SARS）波及全球 32 个国家和地区，造成大流行。

第四节 循 证 医 学

一、循证医学的基本概念

（一）循证医学的定义

循证医学（evidence-based medicine，EBM），意为“遵循证据的医学”，又称实证医学或证据医学。其创始人之一 David Sackett 教授在 2000 年新版《怎样实践和讲授循证医学》中，再次定义循证医学为“慎重、准确和明智地应用当前所能获得的最好的研究依据，同时结合医生的个人专业技能和多年临床经验，考虑患者的价值和愿望，将三者完美地结合制定出患者的治疗措施”。

（二）循证医学与传统医学的区别

循证医学不同于传统医学。传统医学是以经验医学为主，即根据非实验性的临床经验、临床资料和对疾病基础知识的理解来诊治患者，结果导致一些真正有效的疗法因不为公众所了解而长期未被临床采用，而一些实践无效甚至有害的疗法因从理论上推断可能有效而被长期广泛地使用。今天我们强调循证医学实践并非说要取代临床技能、临床经验、临床资料和医学专业知识，而是强调医疗决策应建立在最佳科学研究证据的基础之上。循证医学实践既重视个人临床经验又强调采用现有的、最好的研究证据，两者缺一不可。

（三）循证医学的目的、意义及对临床医学的影响

循证医学的核心思想是在医疗决策中将临床证据、个人经验与患者的实际状况和意愿三者相结合。其目的是准确而有效地解决临床问题，包括尽早确定病因及其危险因素以更好地预防疾病与疾病发生的危险因素，从而好地认识与预防疾病；及时做出疾病的早期诊断以提高诊断的准确性；促进疾病正确、合理、有效的治疗以采取、应用更有效的治疗措施；提高对疾病预后的判断，从而提高生存质量；促进合理用药以及卫生管理与决策的科学化等。循证医学对临床医学的影响主要有：促进对临床医疗决策科学化与临床医学的发展；促进临床医生业务素质的提高，紧跟科学发展水平；发现临床难题，促进临床与临床流行病学科学研究；促进临床教学培训水平的提高，培训素质良好的人才；提供可靠的科学信息等。此外，循证医学对患者本身的信息互通（网上检索）也很有利，可监督医生的医疗行为，保障患者自身的权益。

二、循证医学的基本步骤

（一）实施循证医学的条件与证据的质量级别

最佳的科学研究证据，高素质的临床医生，临床流行病学的基础，现代的医疗措

施是实施循证医学的条件。其中证据是循证医学的基石。循证医学中的证据主要指临床人体研究的证据，包括病因、诊断、预防、治疗、康复和预后等方面的研究，主要来自大样本的随机对照试验（randomized controlled trial，RCT）和系统评价（systematic review）或荟萃分析（meta-analysis，又称 meta 分析）。其分级按质量和可靠程度，传统上大体可分为以下五级（可靠性依次降低）：

1. 一级　按照特定病种的特定疗法收集所有质量可靠的随机对照试验后所做的系统评价或 meta 分析。

2. 二级　单个的样本量足够的随机对照试验结果。

3. 三级　设有对照组但未用随机方法分组的研究。

4. 四级　无对照的系列病例观察与非实验性研究，如队列研究、大样本调查等，其可靠性较上述两种降低。

5. 五级　基于临床经验的专家意见。

在没有这些金标准的情况下，可依此使用其他级别的证据作为参考依据但应明确其可靠性依此降低，当以后出现更高级别的证据时就应尽快使用。

非治疗性的研究依据（病因、诊断和预后等）则不一定强调随机对照试验。

上述分级虽简要、明朗，但却过于粗线条，操作者对于有些证据级别据此显然难以界定。1998 年，牛津大学临床流行病学和循证医学专家 Bob Phillips、Chris Ball、David Sackett 等共同制定了证据分级标准，2001 年 5 月正式发表于牛津循证医学中心的网络上。该标准在证据分级的基础上引入了分类概念，涉及治疗、预防、病因、危害、诊断、经济学分析等 7 个方面，更具针对性和适应性，成为循证医学教学和循证医学临床实践中公认的、使用最为广泛的标准。现简要归纳如下。

牛津循证医学中心制订的证据水平评价标准分为 A、B、C、D 四个推荐等级。

A 级推荐：其证据水平为 1a、1b、1c。1a 证据水平的治疗、预防、病因证据来源于随机对照试验（RCT）的系统综述。1b 证据水平的治疗、预防、病因证据来源于单项 RCT。1c 证据水平的治疗、预防、病因证据必须满足下列要求：用传统方法治疗，全部患者残疾或治疗失败，而用新的疗法后部分患者存活或治愈（如室颤的除颤治疗）；或应用传统方法治疗，许多患者死亡或治疗失败，而用新疗法无一死亡或治疗失败。

B 级推荐：其证据水平为 2a、2b、2c、3a、3b。2a 证据水平的治疗、预防、病因证据来源于队列研究的系统综述。2b 证据水平的治疗、预防、病因证据来源于单项队列研究（包括质量较差的 RCT，如随访率 <80%）。2c 证据水平来源于结局研究。3a 证据水平来源于病例对照研究的系统综述。3b 证据水平来源于单项病例对照研究。

C 级推荐：其证据水平为 4，即来源于系列病例分析和质量较差的病例对照研究。

D 级推荐：其证据水平为 5，代表没有分析评价的专家意见。

1 级证据可信度高，作为临床最好证据使用；2～3 级证据比较可信，慎重使用；4 级证据需扩大验证，有必要做随机对照，提高可信度；5 级证据可信度差，不宜临床采用。

证据水平与推荐级别直接相关，证据水平表明一个研究的真实性，不代表临床的实用性。推荐级别的确定还需考虑费用、执行的难易、疾病的重要性等其他因素。

（二）实施循证医学的基本步骤

实施循证医学要求首先学会提出问题（以确定寻找什么证据），其次如何寻找证

据（包括证据的来源及正确的分析方法），再次如何评价证据（证据的可靠性、可应用性及如何用于解决临床问题），最后对上述工作进行总结分析，以便在下一次实施中加以改进。

1. 提出问题

（1）临床表现特点：如何正确获得从病史及体检中得到的发现。

（2）病因：如何确定疾病的病因。

（3）鉴别诊断：在分析考虑患者临床病变的可能病因时，进行合理的排序。

（4）诊断试验：为了肯定或排除某诊断，如何选择诊断试验并解释其结果。

（5）预后：如何预估患者可能产生的临床过程及可能的并发症。

（6）治疗：如何选择对患者有好处而无害处的治疗手段（兼顾费用及其他负面影响）。

（7）预防：如何确定危险因素以减少疾病发生的机会，如何通过筛检早期诊断。

（8）自我提高：知识更新与技术进步，更有效的临床实践。

2. 寻找证据　寻找可以回答上述问题的最佳证据，收集有关问题的资料（关键词、期刊检索系统、电子检索、Cochrane 协作网、会议资料、专家通信、医疗文书等）。

3. 评价证据

（1）系统评价。

（2）meta 分析。

（3）根据评价结果解决临床问题：结论的可靠性、可应用性如何，是否有助于解决临床问题。

4. 上述评价自身的总结与分析。

EBM 自我继续教育方式已成为临床专科医生培训的重要手段。

三、实施循证医学的方法

（一）临床试验

临床试验是以患者为研究对象的实验研究，常用于评价药物或治疗方法的效果。具有前瞻性和实验性研究方法的临床试验，通常通过比较治疗组和对照组的结果而确定某项干预措施的效果和价值。按照对照组设立的方法，临床试验又分为以下类型：

1. 随机对照试验　在各种临床疗效的考核方法中具有最高的论证强度，最真实地反映所研究药物的临床疗效。其特点为随机化分组与盲法（实施与否）。

2. 非随机同期对照试验　依从性好，但难以保证各组间结果比较的合理性，导致研究结果的偏倚。

（1）自身前后对照试验：主要用于慢性稳定或复发性疾病，但依从性容易受到影响。

（2）交叉对照试验：两组受试者使用不同的治疗措施，然后相互交换处理措施，最后比较结果。缺点：应用病种范围受限，还受到药物洗脱及观察期长等多种不利因素的影响。

（3）历史性对照研究：特别容易产生偏倚。

（4）序贯试验：样本数不事先固定，根据研究进程再决定下一步试验，直到判断

出结果。仅适用于单指标的试验。

（5）单病例随机对照试验：单个病例用多种药物做随机对照试验，仅适用于慢性疾病需长期治疗者。

（二）系统评价

系统评价也叫系统综述，是一种全新的文献综合方法。针对某一具体的临床问题（如疾病的病因、诊断、治疗、预后、护理等），系统、全面地收集所有已发表或未发表的临床研究，采用临床流行病学严格评价文献的方法，筛选出符合质量标准的文献，进行定量或定性合成，得出综合、可靠的结论。随着新的临床研究结果的出现，系统评价还要及时更新，随时提供最新的知识和信息作为临床实践和研究的决策依据。其中Cochrane协作网的Cochrane系统评价公认为行业内最为优秀的系统评价，其结果目前已作为许多国家卫生决策的依据。

1. 系统评价的步骤与方法　以Cochrane系统评价为示例，系统评价的步骤包括：提出问题、确立题目并注册→制定计划书→检索文献→筛选文献→文献质量评价→资料提取→数据分析（统计学处理）→报告结果→结果解释（讨论）、撰写报告→定期更新。

（1）选题：系统评价的选题应遵循实用性、必要性、科学性、创新性和可行性5个基本原则。在确定题目之前应进行检索，以了解针对同一临床问题的系统评价或meta分析是否已经存在或正在进行。确立题目时，应明确4个要素：研究对象的类型，研究的干预措施和对照的措施，研究的结局指标（主要结局、次要结局及严重不良反应），研究的设计方案。

（2）制订计划书：计划书的内容包括系统评价的题目、背景资料、目的和方法，方法包括检索文献的方法和策略、文献纳入和排除的标准、评价文献质量的方法、收集和分析数据的方法等。

（3）检索文献：制订检索策略，充分利用电子数据库如MEDLINE，学术报告、会议论文集等资源，系统、全面地检索。特别推崇由Cochrane协作网建立的Cochrane临床对照试验中心注册库（CENTRAL）和各专业评价小组对照试验中心注册库。

（4）筛选文献：根据计划书中拟定的文献纳入和排除标准，从收集到的文献中检出能够回答研究问题的文献资料。文献的选择标准应根据确立的题目和构成研究问题的四个基本要素而制订，通常包括研究设计、纳入对象类型、干预措施和结局指标等。

（5）评价文献质量：本质上，系统评价是对原始资料的二次综合分析和评价，所纳入评价的文献质量的好坏直接关系到系统评价的质量。文献质量的评价包括内部真实性、外部真实性和临床实用性。为了减少偏倚，对文献的选择和质量评价通常至少由两名评价人员独立、盲法进行，也可采用专业与非专业人员相结合的办法，不一致时可由第三方或双方协商解决。

（6）资料提取：一般通过填写数据提取表实现。数据提取表应包括以下信息：①基本信息：研究编号、发表年份、引用题录、通讯作者和联系方式等；②研究方法和可能存在的偏倚：如分组方法、是否采用盲法等；③研究对象的特征：如人口学特征、诊断标准、疾病严重程度等；④干预措施：即临床采用的药物、手术等干预手段；⑤结

局指标：应事先确定是否需要提取纳入研究的所有结局指标；⑥研究结果：包括样本量、分组、治疗时间、测量尺度、数据类型、统计学数据；⑦其他。

（7）数据分析：系统评价对数据分析有定性分析和定量分析两种方法。①定性分析：采用描述性分析方法，将纳入的每个临床研究的特征按研究对象、干预措施、研究结果、研究质量和设计方法等进行总结并列成表格，供研究者浏览纳入研究的情况、研究方法的严格性和不同研究之间的差异，计划定量合成和结果解释。因此，定性分析是定量分析前必不可少的步骤。②定量分析：应用适当的统计学方法将纳入的单项研究资料根据其权重进行合并，包括同质性检验（或异质性检验）、meta 分析和敏感性分析。其定量分析的过程与 meta 分析的统计过程相近。

（8）报告结果：系统评价的结果报告（描述）应遵循生物医学论文写作的一般要求，内容包括纳入研究及其基本特征、纳入研究的偏倚风险评价（质量评价）、各原始研究的结果及 meta 分析的结果、其他（如亚组分析和敏感性分析结果等）。

（9）结果解释：应从以下 5 方面进行：①主要研究结果的总结，包括有利与不利的结果；②证据的可应用性，即确定该系统评价结果的应用价值；③证据的质量：包括纳入研究的设计方案和每个研究的质量，是否存在重要的方法学缺陷，合成结果的效应值大小和方向，是否存在剂量、效应关系等；④可能存在的偏倚和局限性；⑤与其他研究及系统评价的异同点。

评价者最后应总结该系统评价的发现对临床实践的意义，并概括该评价结果对未来的科学研究具有什么样的科学价值。

2. 系统评价的改进与更新　系统评价发表之后，评价者应定期收集新的原始研究，按前述步骤重新进行评价分析，以及时更新、补充新的信息，使系统评价更完善。Cochrane 系统评价几乎每隔 2～3 年就会更新一次。

（三）meta 分析

“meta-analysis”先后使用过多种中文译名，如荟萃分析、二次分析、汇总分析、集成分析等，现多直接使用 meta 分析这一名词。关于 meta 分析，*The Cochrane Library* 将其定义为“将系统评价中的多个研究结果合并成一个量化指标的统计学技术”。David Sackett 认为 meta 分析是运用定量方法汇总多个研究结果的系统评价。在我国，王家良教授将其定义为对多个目的相同、性质相近的医学研究所进行的一种定量综合分析方法。

作为一种定量综合分析的方法，meta 分析的步骤包括与系统评价类似的一系列过程，如提出问题、制订计划书、制订纳入和排除标准、检索筛选文献、收集数据、数据分析并报告结果、结果解释等。

meta 分析中常用的数据类型及其效应量的表达有：

1. 二分类变量资料　两类间相互对立，互不相容，如存活、死亡，复发或不复发，依从性高、依从性低，其效应量有相对危险度（relative risk，RR）、比值比（odds ratio，OR）、绝对危险度降低率（absolute risk reduction，ARR）等。

2. 数值型变量或连续性变量资料　如血压值、尿糖值、疼痛评分等，其效应量采用加权均数差值（weighted mean difference，WMD）或标准化均数差值（standardized mean difference，SMD）。

3. 等级资料或有序多分类的变量资料 如临床疗效判定中用到的痊愈、显效、有效、无效等，根据需要可转化为二分类变量资料或当作连续性变量资料处理，选择相应的效应值。

4. 计数数据（多分类变量资料） 各类间互不相容，如人的 A 型、B 型、O 型、AB 型血型等。

5. 生存资料 同时观察两类数据，如不良事件的发生及发生时间等，其效应量可用风险比（hazard ratio，HR）。

确定了上述数据类型和效应量后，可按照预先设计的数据汇总格式表格提取纳入研究的相关信息，具体分析可借助相关计算机软件实施或请统计师帮助完成。

常用的数据汇总格式如下：

1. 二分类变量的数据汇总格式 见表 3-2。

表 3-2 k 个二分类变量的数据格式

纳入的研究（k）	试验组			对照组			N_i
	发生	未发生	n_{1i}	发生	未发生	n_{2i}	
i=1	a_1	b_1	n_{11}	c_1	d_1	n_{21}	N_1
i=2	a_2	b_2	n_{12}	c_2	d_2	n_{22}	N_2
i=3	a_3	b_3	n_{13}	c_3	d_3	n_{23}	N_3
…	…	…	…	…	…	…	…

注：k 代表纳入研究的个数，a、b、c、d 分别表示试验组和对照组发生和未发生结局事件的例数

2. 数值型变量或连续性变量的数据汇总格式 见表 3-3。

表 3-3 k 个两均数比较的数据格式

纳入的研究（k）	试验组			对照组			N_i
	均数$\bar{x}_{1i}$	标准差 S_{1i}	n_{1i}	均数$\bar{x}_{2i}$	标准差 S_{2i}	n_{2i}	
i=1	$\bar{x}_{11}$	S_{11}	n_{11}	$\bar{x}_{21}$	S_{21}	n_{21}	N_1
i=2	$\bar{x}_{12}$	S_{12}	n_{12}	$\bar{x}_{22}$	S_{22}	n_{22}	N_2
i=3	$\bar{x}_{13}$	S_{13}	n_{13}	$\bar{x}_{23}$	S_{23}	n_{23}	N_3
…	…	…	…	…	…	…	…

注：k 代表纳入研究的个数，$\bar{x}$ 表示样本均数，S 表示样本标准差

连续性变量数据的转化：连续性变量（包括等级变量）在进行 meta 分析时，往往以干预后的效应参数与基线参数的差值作为主要的效应量。

异质性检验

由于纳入同一个 meta 分析的不同研究之间不可避免地存在着变异，又称之为异质性，分为临床异质性、方法学异质性和统计学异质性。meta 分析的统计学原理要求只有同质的资料才能进行统计量的合并，即假设各个不同研究都是来自同一个总体（原假设 H_0），或各个不同样本来自不同总体，存在异质性（备择假设 H_1）。如果检验结果 P>0.10，拒绝 H_1，接受 H_0，可认为多个同类研究具有同质性；当异质性检验结

果 $P \leqslant 0.10$，可认为多个同类研究具有异质性。因此在meta分析之前应进行异质性检验，并根据异质性检验的结果，决定是否估计合并效应量。主要的异质性检验方法有 Q 检验法。

Q 检验法的无效假设为所有纳入研究的效应量均相同（即 $H_0: \theta_1 = \theta_2 = \cdots = \theta_k$），则定义为：$Q = \sum w_i(\theta_i - \bar{\theta})^2$，$\bar{\theta} = \dfrac{\sum w_i\theta_i}{\sum w_i}$ 进一步转化为：$Q = \sum_{i=1}^{k} w_i\theta_i^2 - \dfrac{(\sum w_i\theta_i)^2}{\sum w_i}$。

其中 Q 为 Q 统计量，w_i 为第 i 个研究的权重值。θ_i 为第 i 个研究的效应量，$\bar{\theta}$ 为合并效应量。k 为纳入的研究个数。Q 服从于自由度为 $k-1$ 的 x^2 分布。若 $Q > x^2_{(1-a)}$，则 $P < a$，表明纳入研究间的效应量存在的异质性，可进一步计算异质指数 $I^2 = \dfrac{Q-(k-1)}{Q} \times 100\%$，定量描述异质程度（异质性部分在效应量总的变异中所占的比重）。I^2 统计量越大，则异质性越大；I^2 不超过50%，异质性尚可接受；I^2 超过50%，表示有显著的异质性。

此外，一些图表法也用于展示异质性，如标准化Z分值图、Radial图、目测森林图、L' Abbe图等。其中通过目测森林图中可信区间的重叠程度判断异质性较为常用。

在异质性检验完成的基础上，选择合适的统计分析模型，估计合并效应量，以反映多个同类研究的综合效应。当异质性不明显时，可采用固定效应模型；如存在异质性，且假定理论效应量不固定，服从某种分布，如正态分布时，可选用随机效应模型；如异质性过于明显，则应考虑亚组分析、meta回归甚至放弃合并，只对结果进行推荐描述。

常用的meta分析方法及其与数据类型之间的关系见表3-4。

表3-4　常用meta分析方法一览表

资料类型	合并效应量	模型选择	计算方法
二分类变量	OR	固定效应模型	Peto法
		固定效应模型	Mantel-Haenszel法
		随机效应模型	D-L法
	RR	固定效应模型	Mantel-Haenszel法
		随机效应模型	D-L法
	RD	固定效应模型	Mantel-Haenszel法
		随机效应模型	D-L法
数值变量	WMD	固定效应模型	倒方差法
		随机效应模型	D-L法
	SMD	固定效应模型	倒方差法
		随机效应模型	D-L法
个案资料	OR	固定效应模型	Peto法

meta 分析合并效应量同样需要经过假设检验以检验合并效应量是否具有统计学意义。常用的检验方法有 Z（*U*）检验和可信区间法。

Z（*U*）检验：根据 Z（*U*）值推断该效应量的概率（*P*）值，如果 $P<0.05$，则合并效应量有统计学意义。

可信区间法：当效应量指标为 OR 或 RR 时，当其 95% 可信区间包含 1 时，等价于 $P>0.05$，合并效应量没有统计学意义；如其上下限均不包含 1（均大于 1 或均小于 1），则等价于 $P<0.05$，合并效应量有统计学意义。

由于 meta 分析本质上是一种观察性研究，在 meta 分析的各个步骤中，皆有可能产生偏倚，特别是由于作者、研究资助者和出版社编辑的发表取向而产生的偏倚最为常见。常用漏斗图法识别之。漏斗图（见图 3-5）取每个研究效应量的估计值为 X 轴，样本含量为 Y 轴绘制的散点图，效应量可用 RR、OR、发生率差值（risk difference，RD）和死亡比等，其前提假设是效应量估计值的精度随样本量的增加而增加（图 3-5）。在研究个数超过 10 个时常需做漏斗图。

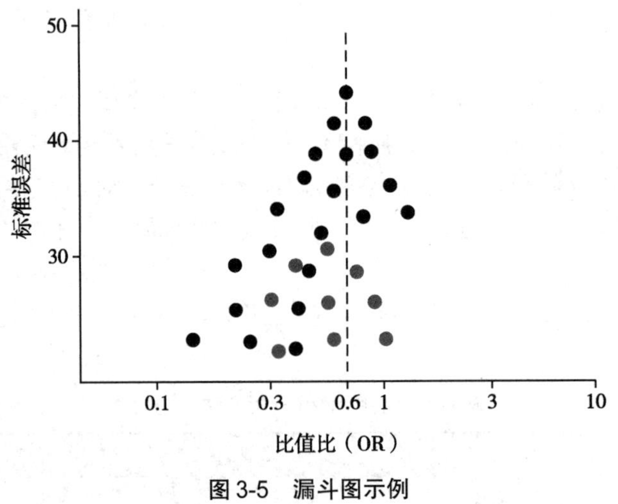

图 3-5　漏斗图示例

meta 分析或系统评价的结果是否稳定、可靠，一般常采用敏感性分析的分析方法，即通过人为地改变某些可能影响结果的重要因素如纳入标准，排除低质量的研究或采用不同统计方法 / 模型分析同一组资料等，以观察合并效应量是否发生变化。如经敏感性分析之后原结果没有本质的改变，说明 meta 分析结果稳健、可靠，否则解释结果或下结论时当慎重。

对于 meta 分析的结果可用森林图（图 3-6、图 3-7）来展示。以一条数值为 0 或 1 的中心垂直线为无效标尺线，即无统计学意义的值，RR/OR 的无效线对应的横轴尺度是 1，而 RD、MD、WMD 和 SMD 的无效线对应的横轴尺度是 0（原点两侧的坐标刻度可以相同也可以不同），每个纳入研究的效应量横向排列，每条横线代表一个独立的研究，横线的长短为每个研究效应量 95% 可信区间上下限的连线，横线中央的小方块是效应量的位置，方块大小为该研究权重的大小。如横线触及或跨越无效线，表示该研究的结局效应差异无统计学意义；若横线落在无效线的左边或右边

不与无效线相交，则表示该研究的结局效应差异有统计学意义。合并效应量以一小菱形方块表示，菱形的中心点对应的是合并效应量的点估计值，菱形的宽度为合并效应量的95%可信区间。合并效应量的统计学意义根据菱形是否与无效线相交判断。

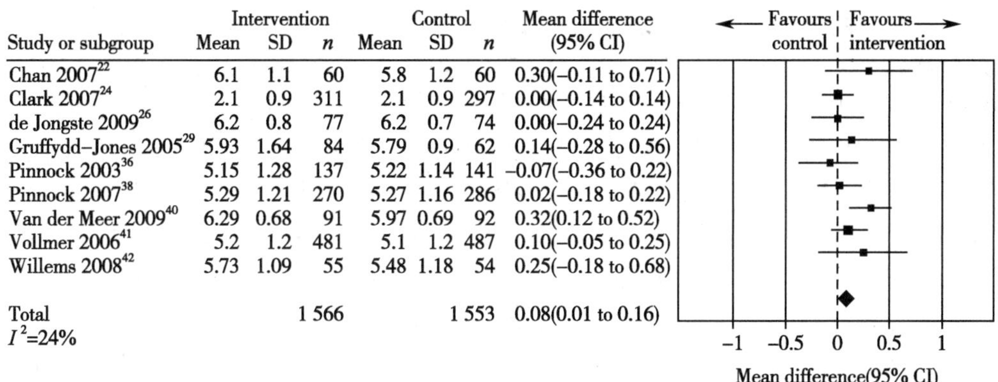

图3-6　森林图示例

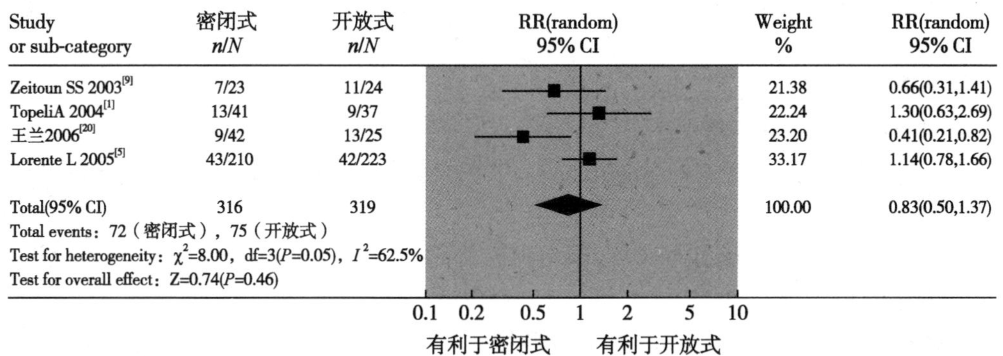

图3-7　森林图示例

总之，meta分析作为一种数据汇总定量分析的方法，能从统计学角度达到增大样本量、提高统计效率的作用，为医学临床实践和科研提供更好的参考意义。但其终究只是一种统计学手段与方法，其结果受原始资料质量的影响较大，不能代替高质量的随机对照临床试验研究，也不可过分夸大其对医学临床研究的指导作用。

四、循证医学在全科医疗中的应用

循证医学与全科医学同属新兴医学学科。循证医学“以证据为基础”，讲究的是取证第一、结论第二，一切医疗决策的产生必须依靠科学的证据。循证医学的科学研究方法为全科医学的研究与快速发展提供了可靠的方法与理念，特别是在节省医疗资源，促进医患关系和谐，合理均衡医疗资源，转变医疗模式，提供人性化、全方位、综合性服务，将医疗服务重心下沉前移到社区一线的政府卫生决策服务等方面有促进作用。循证医学的方法与实践，成为基层全科医生终身医学继续教育、探索新知的

良好模式，而循证医学也只有在范围宽广、面临众多新兴课题、实践、实用与科学性都很强的全科医学实践中才能进一步完善与发展。两者相互促进、相互依赖、相互渗透。

下面以社区常见病、多发病之一的糖尿病及相关并发症的诊疗为例，介绍循证医学指导全科医疗临床决策服务的过程。

案例：男性患者，50 岁，职员。因烦渴、多饮、多尿、消瘦 10 年，四肢麻木、乏力而就诊。实验室检查：空腹血糖 11.00mmol/L，餐后 2 小时血糖 17.27mmol/L，糖化血红蛋白 10.1%，血脂、肝肾功能及甲状腺功能检查均未见异常。患者开始服用阿卡波糖片联合二甲双胍片降糖治疗 4 年，使用精蛋白生物合成人胰岛素注射液（预混 30R）降糖治疗 3 年，后因血糖控制不佳，改用甘精胰岛素笔芯 16U 睡前皮下注射联合阿卡波糖片早晨 100mg、中午 50mg、夜间 100mg 降糖治疗，目前空腹血糖水平为 12～13mmol/L，血糖控制不佳。患者既往无特殊病史，无吸烟、酗酒史。无特殊家族病史。入院体格检查：身高 1.74m，体重 73kg，体重指数为 24.11kg/m^2，脉搏 75 次 /min，呼吸 19 次 /min，血压 99/75mmHg；心、肺检查未见异常，全腹软，肝脾未触及，双下肢无浮肿，足背动脉搏动可，足跟腱反射减弱，神经系统检查未引出病理征。实验室检查：空腹血糖为 11.0mmol/L，餐后 2 小时血糖为 17.27mmol/L，糖化血红蛋白含量为 10.1%，血脂、肝功能、肾功能、甲状腺功能检查均未见异常。

诊断：2 型糖尿病，糖尿病周围神经病变。

对该患者的循证决策如下：

P 问题的对象（patient or population，患者或人群）。2 型糖尿病，糖尿病周围神经病变患者。

I 干预措施（intervention，如诊断治疗方法）。针对血糖控制患者血糖，针对发病机制治疗，修复神经。

C 其他备选措施（comparison，即比较因素）。对症治疗。

O 结果（outcome，即干预措施的诊疗效果）。改善症状，延缓糖尿病周围神经病变发展。

1. 提出问题　患者既往有糖尿病史 10 年，血糖控制不佳，出现糖尿病周围神经病变，严重影响日常工作、生活。据此，提出针对该患者的具体临床问题：

强化血糖控制在糖尿病周围神经病变治疗中的作用如何？

对糖尿病周围神经病变患者，选择哪几种一线药物治疗？

甲基维生素 B_{12} 能缓解糖尿病周围神经病变吗？

2. 寻找证据

（1）检索资源：计算机检索中国期刊全文数据库（CNKI）、中国生物医学文献数据库（CBM）、中文科技期刊全文数据库（VIP）、万方医学网，检索时间为从数据库创建至 2019 年 3 月。

（2）检索策略和结果：根据证据分级，查找有关的临床指南、系统评价、meta 分析和多中心、大样本的随机对照试验。语种限制为中文；检索词为“糖尿病周围神经病变”“系统评价”“meta 分析”“随机对照试验（RCT）”。根据以上原则及相关性，对检

出文献逐篇阅读文题和摘要，排除标准：排除重复文献，排除联合用药及有关中药治疗的文献，从中筛选出与临床问题密切相关的16篇系统评价（meta分析）、1篇RCT。因临床指南数量较多，患者纳入标准和治疗措施适用范围不同，故根据该患者情况，并结合如下质量评价标准：是否基于当前最佳证据；是否给推荐级别；是否讨论了成本-效益。

最后采用中华医学会神经病学分会肌电图与临床神经电生理学组、中华医学会神经病学分会神经肌肉病学组制定的《糖尿病周围神经病诊断和治疗共识》，以及《中国2型糖尿病防治指南（2017年版）》。带着上述问题，医生通过互联网检索到相关国外指南2个，美国和欧洲各1个，均为循证指南。美国的指南为：2017年美国糖尿病学会（American Diabetes Association，ADA）发布的《糖尿病神经病变立场声明》。

糖尿病神经病变治疗药物文献检索结果如下：

临床问题	系统评价（meta分析）/篇	RCT/篇
血糖控制	0	0
α-硫辛酸	6	1
前列腺素 E_1	2	0
醛糖还原酶抑制剂（依帕司他）	4	0
甲基维生素 B_{12}	1	0
长春西汀	1	0
马来酸桂哌齐特	1	0
依达拉奉	1	0

3. 证据质量评价

（1）证据的真实性：仔细阅读检索的系统评价（meta分析）后，认为其提出的研究问题清楚，有明确的纳入和排除标准（均纳入RCT），检索文献较系统、全面，文献质量评价标准统一恰当，可重复性好，论证强度高，可直接评价其结果的重要性和适用性。

（2）证据的重要性

1）强化血糖控制是否能逆转糖尿病神经病变：《中国2型糖尿病防治指南（2017年版）》指出：良好的血糖控制可以延缓糖尿病神经病变的进展。2016 ADA立场声明指出：①严格控制1型糖尿病患者的血糖，能有效降低糖尿病远端对称性多发周围神经病变（DSPN）的发生率和预防DSPN（A）。②在2型糖尿病患者，由于该病存在较多风险因素，常合并多种疾病和病程不确切，有效控制血糖只能轻度预防DSPN，应该以患者个体化治疗为降糖目标（B）。③对于伴有DSPN的糖尿病前期或代谢综合征、2型糖尿病患者，推荐生活方式干预（B）。此声明特别指出：目前仍缺乏有效治疗DSPN的药物来逆转已发生的DSPN。虽然开展了一些针对病因治疗的药物疗法，但是来自随机化的临床试验非常有限。需要进一步开展相关研究，并了解药物作用机制。

2）针对糖尿病周围神经病变的治疗

①α-硫辛酸能：《中国2型糖尿病防治指南（2017年版）》推荐使用α-硫辛酸能改

善糖尿病周围神经病变患者症状。α- 硫辛酸通过抑制脂质过氧化，增加神经营养血管的血流量，增加神经 Na^+-K^+-ATP 酶活性，保护血管内皮功能。有 meta 分析纳入了 18 个 RCT、1268 例患者，以视觉模拟评分法评判疼痛，以自觉症状，腱、膝反射及肌电图神经传导速度为评判标准，结果提示：治疗组疗效优于对照组，差异有统计学意义。另一项 meta 分析纳入了 6 个 RCT、1271 例患者，结果显示：α- 硫辛酸与安慰剂比较，患者的神经症状总评分较基线下降明显；α- 硫辛酸治疗组不良反应发生率与对照组的差异无统计学意义。

②前列腺素 E_1：通过扩张血管、改善血液高凝状态和微循环，提高神经细胞的血氧供应，可有效改善糖尿病周围神经病变的临床症状。有 meta 分析纳入了前列地尔（前列腺素 E_1 的脂微球制剂）的 13 项研究，以疗效、神经传导速度为评判标准，结果显示：前列地尔治疗组的有效率明显高于对照组。有系统评价共纳入 31 个 RCT、2 497 例糖尿病周围神经病变患者，结果显示：前列腺素 E_1 改善糖尿病周围神经病变症状及体征均优于 B 族维生素、安慰剂及其他改善微循环药物。

③醛糖还原酶抑制剂（依帕司他）：其临床疗效一直存在较大争议。有系统评价共纳入 8 个 RCT，包括 737 例糖尿病周围神经病变患者，依帕司他对症状改善的有效率与甲钴胺相似，在神经传导速度方面，依帕司他改善正中运动感觉神经、腓总运动感觉神经、胫运动感觉神经传导速度的疗效与甲钴胺比较差异无统计学意义。结论：依帕司他在改善症状及神经传导速度方面的疗效与甲钴胺相似。

④甲基维生素 B_{12}：有系统评价共纳入 43 个试验、2 782 例糖尿病周围神经病变患者，大部分试验的方法学质量较低下，结果显示：甲基维生素 B_{12} 加某种药物与该药单独治疗的疗效比较的 6 个试验的漏斗图分析显示不对称，提示可能存在发表偏倚或方法学质量低下。

4. 应用证据制订治疗方案　目前对糖尿病周围神经病变病因病机的认识尚不清楚，治疗方案存在很大分歧，因为疗效的不肯定，在患者症状还未严重影响生活质量时是否需要专门治疗也存在争议。所以《中国 2 型糖尿病防治指南（2017 年版）》推荐 2～3 种药物联合应用。针对该患者的具体病情，基于上述临床证据，结合医师的临床经验，制订治疗策略如下：

（1）门冬胰岛素笔芯早、中、晚餐前各 8U；睡前甘精胰岛素笔芯 16U，阿卡波糖片 50mg、每日 3 次；胰岛素强化治疗方案，使空腹和餐后血糖平稳维持。

（2）α- 硫辛酸静脉注射 600mg/d，疗程 2 周，后改为口服 300mg/d，疗程 3 周。

（3）前列腺素 E_1 注射液 10μg/d，疗程 2 周。

5. 后效评价　治疗 3 个月后患者复诊，检查空腹血糖为 5.6mmol/L，餐后 2 小时血糖为 7.5mmol/L，糖化血红蛋白含量为 6.7%，四肢麻木减轻，行走时乏力感减轻，治疗有效。

后续随访除监测病情外，需注意及时跟进新的临床证据资料，以完善治疗方案。

（案例选自《临床药师参与一例糖尿病周围神经病变患者的循证治疗》，中国医院用药评价与分析，2015，15（3）：404-407，临床证据更新至 2019 年 3 月。）

笔记

（窦丹波）

扫一扫、测一测

复习思考题

1. 流行病学概念的概念是什么？其特点是什么？
2. 循证医学的定义及其与传统医学的区别是什么？

PPT课件

第四章

基层卫生服务与管理

培训目标

1. 掌握基层卫生服务、基层中医药卫生服务的定义与内容，基层卫生服务管理的基本理念，基层卫生服务组织管理的性质与目的，基层卫生服务内容的基本概念与特点，社区照顾的概念和目标。

2. 熟悉基层卫生服务的主要工作内容，社区照顾的策略管理，社区卫生诊断的概念，社区卫生诊断的目的及意义，社区卫生诊断的内容，社区卫生诊断的方法及实施，双向转诊的定义及重要性、双向转诊原则及条件，双向转诊指征，双向转诊方法，家庭医生签约服务主体，家庭医生签约服务对象及协议，家庭病床的概念，家庭病床的服务内容，家庭病床的类型，家庭病床的服务对象，家庭病床的管理，家庭病床的评价。

3. 了解基层卫生服务人力资源管理的功能，社区照顾的起源与发展。

第一节　基层卫生服务

一、概述

（一）基层卫生服务的定义

基层卫生服务（community health service，CHS）是社区建设的重要组成部分，是在政府领导、社区参与、上级卫生机构指导下，以基层卫生机构为主体，全科医生为骨干，合理使用社区资源和适宜技术，以人的健康为中心、家庭为单位、社区为范围、需求为导向，以妇女、儿童、老年人、慢性病患者、残疾人等为服务重点，以解决社区主要卫生问题、满足基本卫生服务需求为目的，融预防、医疗、保健、康复、健康教育、计划生育技术服务等为一体的，有效、经济、方便、综合、连续的基层卫生服务。

（二）基层中医药卫生服务的定义

基层中医药卫生服务是以基层卫生服务网络为基础，充分利用现有的中医药资源，

发挥中医药的特色和优势，满足社区群众的中医药需求，把中医药知识、理论和技术充分运用到基层卫生服务各个环节，为社区群众提供方便、质优、价廉、可及的基层卫生基本服务。基层中医药卫生服务是具有中国特色的基层卫生服务模式的核心内容之一。

（三）我国发展基层卫生服务的基本原则

1. 坚持基层卫生服务的公益性质，注重卫生服务的公平、效率和可及性。

2. 坚持政府主导，鼓励社会参与，多渠道发展基层卫生服务。

3. 坚持实行区域卫生规划，立足于调整现有卫生资源，辅以改扩建和新建，健全基层卫生服务网络。

4. 坚持公共卫生和基本医疗并重，中西医并重，防治结合。

5. 坚持以地方为主，因地制宜，探索创新，积极推进。

（四）我国发展基层中医药卫生服务的基本原则

1. 坚持中西医并重，突出中医药特色，充分发挥中医药的优势与作用。

2. 坚持以社会需求为导向，不断拓宽中医药服务领域，提高中医药服务能力。

3. 坚持在基层卫生服务网络建设中，合理配置和充分利用中医药资源，完善基层中医药服务功能。

4. 坚持因地制宜，分类指导，点面结合，稳步发展。

二、基层卫生服务的对象

基层卫生服务机构的服务对象为辖区内的家庭和居民，延伸至流动人口，主要有以下几种人群：

1. 健康人群　在健康人群中要积极开展健康促进工作，重在健康保护和健康教育，以形成良好的健康行为和生活方式。

2. 高危人群　高危人群是明显暴露于影响健康的有害因素下的人群，其发生相应疾病的概率明显高于其他人群。包括：

（1）高危家庭的成员：凡具有以下任何一个或多个标志的家庭即为高危家庭：①单亲家庭；②吸毒、酗酒者家庭；③精神病患者、残疾者、长期重病者家庭；④功能失调濒于崩溃的家庭；⑤受社会歧视的家庭。

（2）具有明显的危险因素的人群：危险因素是指在机体内外环境中存在的与疾病发生、发展及死亡有关的诱发因素，如吸烟、肥胖、酗酒、吸毒、睡眠不足、运动缺乏等，可使发病几率增加，加重原有疾病。

3. 重点保健人群　是指由于各种原因需要在社区得到系统保健的人群，如儿童、妇女、老年人、慢性病患者、残疾人、贫困居民等人群。

4. 患者　一般为常见病、多发病患者，尤其是常见的慢性非传染性疾病患者，需要家庭照顾、护理院照顾、院前急救或临终关怀的患者，一些不需要住院治疗的患者等。

5. 流动人口　流动人口（农民工及其随迁家属）按有关规定与居住地户籍人口同等享受免费基本公共卫生服务。

三、基层卫生服务的范围与内容

基层卫生服务的工作内容包括三类：公共卫生服务，基层医疗、保健及健康管理

服务，延伸性医疗和护理服务与特需服务。2006年，卫生部和国家中医药管理局发布的《城市社区卫生服务机构管理办法（试行）》指出：社区卫生服务机构服务对象为辖区内的常住居民、暂住居民及其他有关人员。

（一）基层卫生服务的提供者

基层卫生服务的基本服务团队可由以下人员构成：全科医生、社区专科医生、社区助理医生、社区中医医生；社区公共卫生人员与防保人员；社区护理人员；药剂师、检验师、康复治疗师及其他卫生技术人员；管理者、医学社会工作者、志愿者。

（二）基本医疗服务

1. 一般常见病、多发病诊疗、护理和诊断明确的慢性病治疗。
2. 社区现场应急救护。
3. 家庭出诊、家庭护理、家庭病床等家庭医疗服务。
4. 转诊服务。
5. 社区康复服务。
6. 政府卫生行政部门批准的其他适宜医疗服务。

（三）基本公共卫生服务

1. 居民健康档案管理服务

（1）居民健康档案的内容。

（2）居民健康档案的建立。

（3）居民健康档案的使用。

（4）居民健康档案的终止和保存。

2. 健康教育服务

（1）健康教育内容。

（2）服务形式及要求。

3. 预防接种服务

（1）预防接种管理。

（2）预防接种。

（3）疑似预防接种异常反应处理。

4. 0～6岁儿童健康管理服务

（1）新生儿家庭访视。

（2）新生儿满月健康管理。

（3）婴幼儿健康管理。

（4）学龄前儿童健康管理。

（5）健康问题处理。

5. 孕产妇健康管理服务

（1）孕早期健康管理。

（2）孕中期健康管理。

（3）孕晚期健康管理。

（4）产后访视。

（5）产后42天健康检查。

6. 老年人健康管理服务
(1) 生活方式和健康状况评估。
(2) 体格检查。
(3) 辅助检查。
(4) 健康指导。
7. 高血压患者健康管理服务
(1) 筛查。
(2) 随访评估。
(3) 分类干预。
(4) 健康体检。
8. 2型糖尿病患者健康管理服务
(1) 筛查。
(2) 随访评估。
(3) 分类干预。
(4) 健康体检。
9. 严重精神障碍患者管理服务
(1) 患者信息管理。
(2) 随访评估。
(3) 分类干预。
(4) 健康体检。
10. 肺结核患者健康管理服务
(1) 筛查及推介转诊。
(2) 第一次入户随访。
11. 中医药健康管理服务规范——老年人中医药健康管理服务
(1) 中医体质辨识。
(2) 中医药保健指导。
12. 传染病及突发公共卫生事件报告和处理服务
(1) 传染病疫情和突发公共卫生事件风险管理。
(2) 传染病和突发公共卫生事件的发现、登记。
(3) 传染病和突发公共卫生事件相关信息报告。
(4) 传染病和突发公共卫生事件的处理。
(5) 协助上级专业防治机构做好结核病和艾滋病患者的宣传、指导服务以及非住院患者的治疗管理工作，相关技术要求参照有关规定。
13. 卫生计生监督协管服务
(1) 食源性疾病及相关信息报告。
(2) 饮用水卫生安全巡查。
(3) 学校卫生服务。
(4) 非法行医和非法采供血信息报告。
(5) 计划生育相关信息报告。

（四）中医药服务

基层卫生服务机构应根据中医药的特色和优势，提供与上述公共卫生和基本医疗服务内容相关的中医药服务。在基本医疗和基本公共卫生服务以及慢性病康复中，充分利用中医药资源，发挥中医药的优势和作用。有条件的基层卫生服务中心集中设置中医药综合服务区。加强合理应用中成药的宣传和培训，推广针灸、推拿、拔罐、中医熏蒸等适宜技术。积极开展中医“治未病”服务，为社区居民提供中医健康咨询、健康状态辨识评估及干预服务，大力推广普及中医药健康理念和知识。

1. 中医治未病　针对社区居民的主要健康问题及疾病的流行趋势，制定并实施社区中医干预方案以及突发公共卫生事件应急预案，普及中医药治未病知识，运用中医药养生保健理论及方法指导社区居民开展养生保健，增强社区居民健康意识，达到未病先防、既病防变、病后调护、瘥后防复，提高社区居民健康水平的目的。

基本原则：定期进行体质辨识，见微知著；重视先兆，截断逆转；安其未病，防其所传；掌握规律，先时而治；三因制宜，各司法度。

工作内容：开展中医“治未病”服务，应用《中医基本体质分类量表》《中医体质分类判定标准》开展中医体质辨识，提出个体化调护方案；开展社区常见慢性病的预防指导；运用中医药知识开展孕期、产褥期、哺乳期保健服务；运用中医理论开展流行病学调查，建立有中医内容的居民健康档案等。

2. 中医医疗　针对社区常见病、多发病和诊断明确的慢性病，应用中医药方法和适宜技术开展连续性的诊断、治疗、护理，满足社区居民对中医医疗服务的需求。

基本原则：以社区常见病、多发病和诊断明确的慢性病为主；以患者为中心，以家庭为单位，开展慢性病中医药防治；突出中医药特色，积极应用中医药适宜技术；建立中医医院和基层卫生服务机构分工合理、密切协作的合作机制。

工作内容：为社区常见慢性病患者制定个性化的中医防治一体化方案，采取中医防治菜单式服务，包括病因病机、诊断要点、预防和行为干预、中医辨证治疗、中医药适宜技术应用、中医药养生保健、家庭护理等；对有特殊需求的患者，可上门提供针灸、推拿、刮痧、拔罐、敷贴、熏洗、湿敷、药熨、穴位注射、耳压、点穴、雾化吸入、送药上门等中医药治疗服务。

3. 中医康复　中医康复是指在中医学理论指导下，通过针灸、推拿、中药等中医药康复手段，组织康复对象及其家属在社区共同参加，帮助病、伤、残者逐步改善躯体、心理、精神和社会的功能，改善或恢复其独立生活、学习和工作的能力，以更好地适应环境、提高生活质量。

基本原则：以中医辨证康复观和整体康复观为指导；遵循三因（因时、因地、因人）制宜的原则；群体康复与个体康复相结合，中医药与现代理疗手段相结合。

4. 中医健康教育　中医健康教育是通过有组织、有计划的健康教育，采取集体和个体的形式，普及中医基本知识及养生保健方法和技术的一项工作。

通过多种形式的健康教育活动，向社区居民普及中医药基本知识与养生保健技

术，增强居民的健康意识和自我保健能力，引导居民进行健康投资，增强体质，减轻或消除影响健康的危险因素，预防疾病，促进健康，提高生活质量。

基本原则：坚持科学、适用，突出中医特色；因人施教，重点突出；广泛参与，形式多样。

四、基层卫生服务的方式

（一）服务方式

基层卫生服务的特点是贴近居民、就近就医、防治结合、综合服务，以主动服务、上门服务为主，其服务方式依据不同的地理环境、工作地点、服务需求、人口特征等进行选择，主要方式（形式）有：

1. 门诊服务　是最主要的基层卫生服务方式。主要是为社区居民就近提供一般常见病、多发病的诊治服务。向社区居民公布联系电话，提供预约和家庭出诊服务，做到方便快捷。

2. 出诊（上门）服务　一种是根据预防工作、随访工作或保健合同要求的主动上门服务，另一种是按居民要求而安排的上门服务。

3. 急诊服务　依靠基层卫生服务中心提供全天候的急诊服务、院前急救，及时高效地帮助患者协调利用当地急救网络系统。

4. 家庭照顾与访视　建立并充分发挥社区居民健康档案的作用，向居民提供家庭保健指导，接受居民的健康咨询；向患者讲解疾病的转归及日常的预防保健措施，将健康教育和卫生保健知识的传播与医疗服务有机结合。

5. 家庭病床服务　根据居民的实际需求，选择适宜的病种，开设家庭病床，进行规范管理。

6. 日间住院、日间照顾服务。

7. 长期照顾（long-term care）如护理院（nursing home）服务。

8. 临终关怀服务（hospice care，又称作安宁照顾）及姑息医学（palliative medicine，又称作缓和医学）照顾。

9. 电话、网络咨询服务　可分为无偿服务，如热线服务、预约服务；或有偿服务，如电话心理咨询服务等。网络咨询服务需综合考虑区域内卫生计生资源、服务半径、服务人口以及城镇化、老龄化、人口流动迁移等因素，制定科学、合理的基层卫生服务机构设置规划，按照规划逐步健全基层卫生服务网络。

10. 转诊服务　与综合性医院或专科医院建立稳定、通畅的双向转诊关系，及时把疑难重症患者转到合适的医院诊治，同时接受综合性医院和专科医院转回的慢性病和康复期患者，进一步进行治疗和康复。

11. 医疗器具租赁服务与便民服务　为减轻患者经济负担，对家庭照顾中必备的短期使用的某些医疗器具，可开展租赁服务并提供使用指导服务，如氧气瓶、病床、简易康复器具等。

12. 契约制服务　签订基层卫生服务契约合同制服务，按照保健合同的规定，为居民提供相应的服务。

13. 承包制服务　由一位或多位基层卫生服务人员，对某项或某几项卫生服务项

目进行承包，如健康教育、妇幼保健等；也可以由基层卫生服务机构承包社区属地内企事业单位的卫生保健工作等。

14. 保偿责任制服务　如妇幼保健保偿责任制，是以预防为主的服务，费用由个人和国家共同承担。

（二）我国基层卫生服务全科团队模式

2009年《中共中央 国务院关于深化医药卫生体制改革的意见》，2015年《关于进一步规范社区卫生服务管理和提升服务质量的指导意见》，2019年《全国基层医疗卫生机构信息化建设标准与规范（试行）》明确提出：应转变基层卫生服务模式，由原来传统医疗与预防保健分离的模式逐渐转变成以全科团队服务为主的新型模式。

1. 签约医生团队服务　签约医生团队由二级以上医院医生与基层卫生机构的医务人员组成，基层医疗卫生机构的医务人员由全科医生、社区护士、预防保健人员等组成。签约医生团队根据辖区服务半径和服务人口，合理划分团队责任区域，实行网格化管理，掌握辖区居民主要健康问题，开展健康教育和健康促进、危险因素干预和疾病防治，实现综合、连续、有效的健康管理服务。到2020年，力争实现让每个家庭拥有一名合格的签约医生，每个居民有一份电子化的健康档案。

推进签约医生团队与居民或家庭签订服务协议，建立契约式服务关系。在签约服务起始阶段，应当以老年人、慢性病和严重精神障碍患者、孕产妇、儿童、残疾人等长期利用基层卫生服务的人群为重点，逐步扩展到普通人群。在推进签约服务的过程中，要注重签约服务的质量与效果，明确签约服务内容和签约条件，确定双方应当承担的责任、权利、义务等事项，努力让居民通过签约服务能够获得更加便利的医疗卫生与保健服务，引导居民主动签约。探索提供差异性服务、分类签约、有偿签约等多种签约服务形式，满足居民多层次服务需求。完善签约服务激励约束机制，签约服务费用主要由医保基金、签约居民付费和基本公共卫生服务经费等渠道解决。

2. 为辖区内常住居民提供基于互联网的医疗健康服务　提供预约、缴费、诊疗建议、医患沟通、健康门户、预约、处方、报告查询、自助服务、检查报告等打印及移动支付等互联网服务。

3. 开展便民服务　基层卫生服务机构要合理安排就诊时间，有条件的社区卫生服务机构应当适当延长就诊时间和周末、节假日开诊，实行错时服务，满足工作人群就诊需求。鼓励各地以慢性病患者管理、预防接种、儿童保健、孕产妇保健等相关服务对象为重点，逐步开展分时段预约诊疗服务。对重点人群开展定期随访，对有需要的患者进行上门访视。大力发展社区护理，鼓励开展居家护理服务。

第二节　基层卫生服务管理

一、概述

（一）基本概念

基层卫生服务管理是管理学门类中公共管理学科的二级学科——卫生事业管理

的主要分支学科之一，其基本理论大多源自管理学的基本理论。

基层卫生服务管理是指运用现代管理学原理和方法，计划、组织、领导、控制和协调卫生资源的开发、分配和利用，并通过基层卫生服务向个人、家庭和社区提供各类卫生服务，创造有利于健康的物资环境和社会心理环境，解决社区主要卫生问题，满足社区人群基本卫生服务需求，提高社区人群健康水平。

（二）基层卫生服务管理的目的

基层卫生服务管理的目的是实现组织的既定目标，并且要在有限的卫生资源条件下创造出最大的效益。要用管理学的理论、方法指导管理活动，合理使用卫生资源，提供适宜的技术服务，最大限度地保障社区居民的健康。

（三）基层卫生服务管理的内容

基层卫生服务管理内容包括需求调查、社区卫生诊断、计划、服务体系与服务组织的构建与管理、慢性病管理、卫生资源管理、质量管理、服务评价、社区健康教育管理、应急管理等。

（四）基层卫生服务管理的基本理念

1. 以人为本、以健康为中心的基层卫生服务管理理念。
2. 以现代医学模式为理念的基层卫生服务管理。
3. 以团队合作为理念的基层卫生服务管理。

（五）基层卫生服务管理的常用方法

基层卫生服务管理的常用方法包括：卫生行政管理方法、经济管理方法、法律管理方法、思想教育方法、咨询顾问的方法、调查研究方法、综合分析管理方法和现代管理方法。

（六）基层卫生服务管理常用的研究方法

基层卫生服务管理研究多综合使用管理流行病学、卫生统计学、管理运筹学、管理心理学（组织行为学）、社会科学等的研究方法。常用的研究方法有调查研究、实验研究、分析研究、理论研究等方法。

（七）学习基层卫生服务管理的意义和要求

1. 学习基层卫生服务管理的意义　学习基层卫生服务管理是全科医生与基层卫生人员进行自身机构管理的需要，是全科医疗服务自我质量管理与自我质量审计的要求，是全科医生守门人管理职责的要求，是有关基层卫生服务管理人员的必修课。

2. 学习基层卫生服务管理的基本要求　①重视学科的交叉性、综合性，不断扩大知识面；②坚持科学发展观，提高对开展基层卫生服务重要性的认识；③主动适应医学目的和卫生服务模式转变的需要；④努力弥合医学与公共卫生的裂痕；⑤管理者要比其他人有更高的政策水平。

二、基层卫生服务的组织管理

（一）基本概念

基层卫生服务组织管理是指基层卫生服务组织按照管理的原理、遵循管理的原则，设计基层卫生服务组织的管理体制和运行机制，合理运用组织职能和管理功能，

在基层卫生服务组织体系框架内开展的各项管理活动。

基层卫生服务组织管理具有如下特点：①是一个开放系统，受社区内外多方面因素的影响和制约。需要不断地加以探索、调整和变革，在不同地区、不同需求层次和不同的条件下形成不同的基层卫生服务组织管理模式。②是一个社会技术系统，既包括结构和技术方面，也包括社会和管理方面。基层卫生服务的适宜技术是构成社会技术系统的重要组成部分。③是一个综合系统，是实现科学管理的工具。主要作用是通过权力和责任的协调与分配，调动各级成员的积极性与主动性，实现基层卫生服务组织的共同目标。

基层卫生服务组织管理的性质和目的：基层卫生服务组织管理具有协调性、阶层性、职能性、专业性、社会性等性质。其目的是构建城市卫生服务体系，建立功能合理的医疗服务体系，形成较为完善的社区服务体系，有效地开展基层卫生服务，完成基层卫生服务的任务和目标。

（二）基层卫生服务组织的设置原则

1. 目标明确原则　是指在设置社区卫生服务组织时，应首先明确基层卫生服务组织存在的目的、任务和实现的目标。将目标任务层层分解到每一层次组织和个人。

2. 管理幅度适宜原则　要根据以下因素决定管理幅度的大小：①管理者及其下属的能力；②所在的管理岗位层级；③有效的授权；④有效的计划和保障措施。

3. 最少层次原则　为使基层卫生服务组织有效运转，管理层次应尽量减少。一般为两层，即中心、科或站。

4. 责、权、利、岗、能、绩一致性原则　只有这六项保持一致，才能保证基层卫生服务组织人员工作的积极性、主动性与创造性。

5. 命令统一的原则　指的是组织中的任何成员只能接受一个上司的直接领导。只有实行这条原则，才能防止互相扯皮、推诿，保证各部门间的协作。

6. 引入竞争机制，公平、择优的原则　采用公开招标方式，选择能够提供基层卫生服务基本条件、独立承担民事责任的法人或自然人举办基层卫生服务机构，保证其精简高效运转。

7. 鼓励大、中型医疗机构卫生技术人员向社区流动的原则。

8. 依法执业的原则　取得《医疗机构执业许可证》后方可执业。

9. 依法准入原则　各级卫生行政部门依法建立健全基层卫生服务的行业规章、技术规范和评价标准，对基层卫生服务组织进行执业监管。

（三）基层卫生服务组织的设置步骤

基层卫生服务组织的设置分为三个步骤：①设置职务类别与数量，确定管理层次；②根据组织的性质与特点，进行横向部门的划分；③明确规定各职位之间的责权义务关系，选择合适的组织结构形态。

（四）基层卫生服务组织建设标准

1. 社区卫生服务中心的设置

(1) 命名原则：所在区名（可选）+所在街道办事处名+识别名（可选）+社区卫生服务中心。

（2）举办形式：社区卫生服务中心主要通过对现有一级医院、部分二级医院和国有企事业单位所属医疗机构等进行转型或改造设立，也可由综合性医院举办，鼓励社会力量举办。原则上按照街道办事处范围或3万～10万居民规划设置社区卫生服务中心。

（3）床位：至少设日间观察床5张。原则上不设住院病床，现有住院病床应转为以护理康复为主要功能的病床，但不得超过50张。

（4）科室设置：至少设有临床科室、预防保健科室、医技及其他科室。

（5）人员：国家只核定政府举办的社区卫生服务中心的人员编制，原则上社区卫生服务中心按每万名居民配备2～3名全科医师、1名公共卫生医师，至少有6名执业范围为全科医学专业的临床类别、中医类别执业医师；至少有1名副高级以上的任职资格的执业医师；至少有1名中级以上任职医师；至少有1名公共卫生执业医师。每名执业医师至少配备1名注册护士，其中至少有1名中级以上任职护士。设病床的，每5张病床至少增加配备1名执业医师、1名注册护士。

（6）房屋：建筑面积不少于1 000m²，布局合理，符合国家卫生学标准。设病床的，每一个床位至少增加30m²的建筑面积。

（7）设备：按照《社区卫生服务中心的标准》配备一定数量和种类的诊疗、预防保健、健康教育和其他设备，设病床的，配备与之相应的病床单元设施。

2. 社区卫生服务站的设置

（1）命名原则：所在街道办事处名（可选）+所在社区名+社区卫生服务站。

（2）举办形式：社区卫生服务站可由社区卫生服务中心举办，或由综合性医院、专业医院举办，也可按照平等、竞争、择优的原则，根据国家有关标准，通过招标选择社会力量举办。

（3）床位：社区卫生服务站不设住院病床。至少设日间观察病床1张。

（4）科室设置：至少设有全科诊室、治疗室、处置室、预防保健室、健康信息管理室。

（5）人员：至少配备2名执业范围为全科医学专业的临床类别、中医类别执业医师；至少有1名中级以上的任职资格的执业医师；至少有1名能够提供中医药服务的中医医师。每名执业医师至少配备1名注册护士。其他人员按需配备。

（6）房屋：建筑面积不少于150m²，布局合理，符合国家卫生学标准。

（7）设备：按照《社区卫生服务站的标准》配备一定数量和种类的基本设备及与开展的工作相应的其他设备。

3. 乡镇卫生院的设置

（1）命名原则：县（市、区）名+乡镇名+（中心）卫生院。

（2）床位：至少实际开放床位10～20张。

（3）科室设置：至少设有全科医疗科、内（儿）科、外科、妇（产）科、中医科。设置输液室、急诊（抢救）室、肠道及发热诊室等。

（4）人员：达到《医疗机构基本标准（试行）》（卫医发〔1994〕第30号）要求的配备。人员编制数不低于本省（区、市）出台的编制标准。卫生技术人员数不低于全院职工总数的80%。注册全科医师不少于1名。设立中医科的，中医类别医师不少

于2名。

(5) 房屋：20张床位及以下，建筑面积达到300～1 100m²。21～99张床位，每增设1张床位，建筑面积至少增加50m²。100张床位及以上，每增设1张床位，建筑面积至少增加55m²。

(6) 设备：参照《医疗机构基本标准（试行）》（卫医发〔1994〕第30号）要求配备相关设备，配备必要的中医药服务设备。

三、基层卫生服务的人力资源管理

（一）基本概念

各级各类卫生机构对卫生人员有效管理和使用的思想和行为，称为卫生人力资源管理。

（二）基层卫生人力资源的特点

基层卫生人力资源的主体是卫生专业及其他专业的技术人员和社会工作者，具有以下特点：

1. 卫生人力资源的生物特性　它是卫生专业人员作为生命体的特征。因此，在卫生人力资源管理中首先应重视以生物人为基础的管理要素。

2. 卫生人力资源的功能特性　指的是卫生专业人员主动获得专业技能和积极提供卫生服务。因此，在卫生人力资源管理中，应包括人员的培训和提高，并为卫生专业人员自我实现创造条件。

3. 卫生人力资源的动态性　卫生人力资源有其生命周期，也有其服务周期。因此，在卫生人力资源管理中要考虑到队伍构成对卫生服务的影响。

4. 卫生人力资源的智力性　卫生专业人员通过学习和实践获得的知识和经验，可以被积累和继承。因此，在卫生人力资源管理中应包括对知识和经验的管理。

5. 卫生人力资源的社会性　卫生行业与社会各方面联系密切，卫生人力资源的形成、配置、开发和使用都是社会活动。因此，在卫生人力资源管理中，应注意同行之间、行业之间、卫生工作人员与公众之间的协调与沟通。

（三）基层卫生服务人力资源管理的功能

基层卫生服务人力资源管理应按照责权分明、政事分开的原则，根据基层卫生服务的实际情况自主进行人力的选拔、培养、使用、激励等。其管理的功能包括以下几个方面：

1. 制订人力资源规划和计划　对人力资源现状做出评估，依据组织的发展战略、目标和任务，并利用科学方法预测未来人力资源的供给与需求，制订人力资源开发与管理的政策和具体措施。

2. 有效配置各级各类人员　包括招聘基层卫生服务机构需要的各类、各层次人才，以及工作设计和岗位分析，编制工作岗位职责、招聘、安置、调配、辞退等。

3. 工作绩效考评　定期考评每位员工的工作表现，与奖惩挂钩，调动员工的积极性。

4. 促进员工个人发展　主要是人力资源的开发和培训，人力资源管理部门有责任鼓励和关心员工的个人发展，帮助其制定个人发展计划，以激发其工作的积极性、

主动性和创造性。

5. 工资报酬管理　综合人员的资历、职级、岗位、实际表现和工作成绩等方面因素，制定相应的工资报酬标准，并根据其工作职务的升降、工作岗位的变动、工作表现及工作成绩的优劣进行相应的调整。

6. 福利与劳保管理　根据国家及政府有关条例和规定，制定保障本机构职工在工作岗位上安全和健康的条例和措施，并进行教育与培训，开展相应的检查与监督。

7. 保管职工档案　保管职工的简历、工作表现、工资报酬、职务升降、奖惩、接受培训和教育等方面的书面记录材料。

8. 人力资源会计工作　与财务部门合作，开展人力资源成本和产出效益的核算工作，为决策部门提供确实的量化依据。

（四）基层卫生人力资源管理的方法

1. 卫生人力资源管理的方法

（1）行政法：该方法是建立在职工对传统的权威敏感的基础之上。其特征是一连串的命令和规章制度，其效力主要在于它的控制力和效率。

（2）市场法：该方法以机构与职工间清晰和直接的交换原则为基础。在以市场法为主导地位的机构中，职工有高度的流动性，报酬依据其才能和贡献而定。

（3）团体法：该方法以分享价值、分担风险、共享报酬以及集体行动为基础，卫生机构与职工采取长期的聘用关系。

2. 改善卫生人力资源管理的方法　当一所卫生机构出现有能力的技术人员跳槽频率高时，说明该机构的用人机制存在缺陷并需要改善，下面提出两种改善卫生人力资源管理的方法：

（1）环境法：即机构在充分分析内、外环境的基础上，重新审视机构的发展目标，人员配置的要求，受聘人员的物质、精神需求与机构的承受能力，重新制定卫生人力资源管理办法。

（2）规范法：即通过卫生机构形成的组织文化，增强职工的集体意识，将个人的奋斗目标引导并统一到组织所确定的目标上来。

（五）基层卫生人力资源配置

1. 基层卫生人力能级结构的基本模式　基层卫生人力资源结构是指基层卫生队伍的组成成分，包括年龄结构、学历结构、职称结构、专业结构、知识结构等。基层卫生服务的综合性和复杂性，决定了基层卫生人力资源结构的多层次性。基层卫生人力能级结构包括决策层、管理层和执行层。

2. 基层卫生人力资源配置方法　基层卫生人力需要量与社区经济发展、人口数量及结构变化、卫生服务模式转变、卫生服务利用以及劳动生产率等诸多因素有关。其配置方法很多，世界卫生组织推荐以下四种方法：健康需求法、健康需要法、服务目标法、人力人口比值法。

（六）基层卫生人力的招录

1. 基层卫生人员的招聘

（1）招聘原则：公开原则、公平原则、竞争原则、全面原则。

（2）招聘程序：一般包括招募、选拔、录用、评估四个阶段。

2. 基层卫生人员的录用

(1) 录用原则：客观公正原则、补偿性原则、多元最低限制原则。

(2) 录用测试方法：能力测试、技能测试、人格与兴趣测试、健康状况检查。

(3) 录用步骤：分析背景资料、将测试成绩排队、综合排序、录取、签约。

(七) 基层卫生人力培训

1. 培训原则 基层卫生人力培训要坚持以下八项原则：理论与实践相结合的原则；分类培训、因材施教、学以致用的原则；长期战略与近期目标相结合的原则；以内部培训和在岗培训为主的原则；以专业知识和技能培训为主的原则；灵活和激励的原则；系统综合和最优化原则；循序渐进和紧跟医学发展先进水平的原则。

2. 培训形式 对基层卫生人力的培训可以采取以下形式：

(1) 正规化培训：是指在国家承认专业学历的学校里完成学历教育。

(2) 规范化培训：是指对高等医学院校本科学生毕业后进行的规范化全科医学培训。

(3) 岗位培训：对从事或即将从事社区卫生服务工作的执业医师进行的全科医师岗位培训。

(4) 继续教育：对具有中级以上技术职称的全科医师，按原卫生部有关规定，进行以学习新知识、新理论、新方法和新技术为主要内容的教育。

(5) 其他形式培训：包括卫生管理人员、公共卫生技术人员以及社区护士等其他卫生技术人员的培训。

3. 培训方法 培训可以采用讲授法、案例教学法、角色扮演法、实践操作训练法、研讨法、读书辅导法、进修法、研修法、头脑风暴法等方法。

(八) 基层卫生人力绩效评价

基层卫生人力绩效评价在卫生人力资源的管理上有重要意义。它可以进行工作状况评价，为奖惩提供依据，有助于合理的岗位调配，可以作为职务升迁的依据。绩效评价的资料主要来自客观数据、人力资源管理资料和评判数据三种。

(九) 基层卫生人力的福利

1. 基层卫生服务机构福利的概念 基层卫生服务机构福利是指机构为员工提供的除工资与奖金之外的一切其他待遇。福利的形式可以是金钱与实物，但更多的则是以服务机会与特殊权利等形式体现。

2. 福利的类型

(1) 公共福利：是遵照国家有关规定，所有机构都必须向员工提供的基本福利。主要包括医疗保险、养老保险、失业保险、伤残保障、生育福利等。

(2) 个人福利：是指机构根据员工的需要以及机构自身的财力和发展需要，提供给员工的福利。包括住房福利、交通福利、储蓄金、员工困难补助。

(3) 有偿假期：又称带薪休假，是指员工利用工作时间处理工作之外的事务或休息，并享受工作时间的正常待遇，主要有病假、产假、公休假、节日假，年休假、探亲假等。

(4) 生活福利：是指机构为方便员工生活而提供的福利项目。主要有食堂、幼儿园、养老院、卫生及医疗保健设施、文娱体育设施等。

四、基层卫生服务的财务管理

（一）概述

基层卫生服务财务管理是组织基层卫生服务财务活动，处理基层卫生服务财务关系的一项经济管理工作。基层卫生服务财务活动包括基层卫生服务筹资、投资、经营和分配所引起的财务活动。

1. 财务管理的目标是在讲求社会效益的前提下，实现基层卫生服务价值最大化。

2. 财务管理的基本内容包括预算管理、融资决策、资本管理、成本核算和基层卫生服务财务分析。

（二）基层卫生服务预算管理

基层卫生服务预算是基层卫生服务根据事业发展计划和任务编制的年度财务收支计划，是对计划年度内基层卫生服务财务收支规模、结构和资金渠道所做的预计，是计划年度内基层卫生服务各项事业发展计划和工作任务在财务收支上的具体反映，是基层卫生服务财务活动的基本依据。

基层卫生服务预算的作用主要有以下四方面：①明确目标，控制任务；②协调各部门的工作；③作为控制的依据；④评定业绩的标准。

基层卫生服务预算的编制过程必须遵循以下原则：①要明确反映基层卫生服务整体目标，预算是整体目标的具体化；②应综合考虑，全面分析，避免因预算编制失误而影响整体目标的实现；③在技术上要符合要求，相关预算指标间要衔接好，保证整个预算的综合平衡；④要切合实际，科学合理，留有余地。过高和过低的预算指标都不利于预算管理方法的指导和控制。

（三）基层卫生服务筹资管理

资金筹集是指卫生服务向外部单位、个人或从机构内部筹集资金的一种财务活动。

基层卫生服务筹资管理应遵循如下六项原则：①资金需要量合理原则；②资金按时供应原则；③筹资费用适当原则；④资金投向合理原则；⑤适当安排自有资金，正确运用负债经营；⑥创造良好环境，多方吸引资金。

筹资渠道是指基层卫生服务筹集资本的来源方向与通道。在我国，基层卫生服务的筹资渠道主要有国家财政资金、银行信贷资金、非银行金融机构资金、其他医药服务机构资金、民间资金、基层卫生服务自留资金几种。其中，国家财政资金是基层卫生服务筹资的主要来源。

五、基层卫生服务的质量管理

（一）概述

1. 基层卫生服务质量管理的定义　基层卫生服务质量管理是指基层卫生服务机构按照社区居民的服务需求制定服务质量方针、目标和职责，在质量体系中采取质量策划、质量控制、质量保证和质量改进等措施，对所有影响质量的因素和环节进行计划、组织、引导、实施、协调、控制、改进，以保证和提高服务质量达到规范要求和居民

满意的全部管理活动。

2. 基层卫生服务质量管理的主要内容　基层卫生服务质量管理的主要工作内容有：

(1) 制定医疗服务质量方针。

(2) 质量策划：制定质量目标并规定必要的运行过程和相关资源以实现质量目标。

(3) 确定基本的质量管理模式和管理方法。

(4) 明确质量管理职责、权限和相互关系。

(5) 对基层卫生服务的质量资源进行管理。

(6) 评价、监控服务质量。

(7) 持续质量改进。

(8) 建章立制并完善相应的质量管理文件。

(9) 准入与监管。

(10) 要考虑适宜的质量成本。

(11) 努力消除临床诊疗服务差异，避免过度的服务利用。

(12) 开展质量管理工作的教育培训。

3. 医疗服务的质量要求　不同利益相关者对基层卫生服务质量的要求是不尽相同的。可以以下从三个层面进行分析。

(1) 使用者：基层卫生服务的使用者是基层居民，其要求能够提供安全、方便、有效、负责、信誉好、收费合理的个体化的基层卫生服务。

(2) 提供者：基层卫生服务的提供者是医疗团队。要求其不仅用生物医学的标准观察质量问题，关注医疗服务的技术层面，还要达到心理和社会多维度的质量标准要求。充分考虑使用者和管理者的要求，对二者都要负责。

(3) 管理者：基层卫生服务体系建设与管理的主导者是政府及其卫生行政管理部门。其对基层卫生服务质量的要求，以服务的覆盖面及成本 - 效益为重点，注重服务数据的分析管理，发布了一系列的管理文件以及相关评价指标体系和标准，作为开展质量管理的依据。

(二) 基层卫生服务质量管理体系

1. 基层卫生服务质量管理体系的定义　基层卫生服务质量管理体系是指基层卫生服务机构为了实现自身既定的服务安全和质量目标，在组织上、制度上和物质技术条件上对其组织机构、工作程序、服务流程、安全重点和管理资源进行优化配置，以保障所提供的卫生服务安全和质量达到预期要求的系统。此系统主要包括组织体系（组织机构及其管理职责）、方法与标准体系、资源管理与保障体系等。

2. 基层卫生服务质量管理组织　基层卫生服务机构三级质量管理体系的组成是：基层卫生服务中心的质量管理组织、全科医疗等科室或基层卫生服务站的质量管理小组、个人的自主管理（自我质量审计）。

基层卫生服务质量管理组织的建设需注意以下几点：重视质量管理组织的建设，以科室或服务站点的质量管理为重点，积极鼓励 QC（ quality circle）小组活动，借助

居民成立的质量监督组织进行监督。

3. 三级质量管理的框架体系　我国的“三级质量框架”包括基础质量、环节质量、终末质量三个层面。三级质量管理法是卫生服务评估和质量评估指标体系的框架基础，基层卫生服务的质量也可在这三个层面内进行分析。

（三）加强基层卫生服务质量管理的措施与方法

通过临床质量审计，找出自己的不足；进行循证管理，运用循证医学的思想解决群体的医疗卫生问题；使用临床实践指南，消除不同医疗机构间临床实践的差异；采用临床路径管理，减少不必要的服务差异，并在保证相应服务质量的同时避免医疗资源的浪费；运用标杆对比，与先进组织进行比较，找出自身差距并加以改进；开展继续医学教育与继续职业发展，促进个人及团体的自我提高，以满足患者的需要。

六、基层卫生服务的营销管理

（一）基层卫生服务营销管理的概念与特点

1. 基层卫生服务营销　基层卫生服务营销是基层卫生服务机构在整合并优化卫生服务资源及服务活动的基础上，以社区居民的基本卫生服务需求为目标，而进行的一系列满足社区居民健康需求的过程和手段，它可使基层卫生服务目标更加明确，服务过程更加优化。

2. 基层卫生服务营销管理　是根据服务方向和需求，对服务工作进行分析、计划、执行和控制的过程。

3. 基层卫生服务营销的特点　基层卫生服务市场是一个不完全的市场，具有与其他商品市场不同的特点：①供需双方信息不对称；②服务数量的有限性；③需求的多样化和多层次性；④服务方式的多样性；⑤以社会效益为主导。

（二）基层卫生服务营销的任务

基层卫生服务营销有如下任务：①改善我国以医院为定向的卫生服务市场供需脱节的现象；②改善医疗卫生资源配置不合理现象，减轻居民医疗负担；③为社区居民提供方便、及时的卫生服务；④健康知识营销。

（三）基层卫生服务营销运营策略

基层卫生服务营销需要遵循市场规律，科学设计运营策略。

1. 竞争策略　①培养市场竞争意识。②进行市场调查，据此对市场进行细分，选定自己的目标市场和目标人群。③做好机构间的竞争分析，了解自己的优势、不足及面临的竞争威胁，确定自己的营销策略。④打造品牌，把市场需求转化为品牌内涵建设，提高竞争力。⑤注重广告效应，利用一切可以利用的方式宣传、推销自己的服务。⑥补救性服务：及时发现不满意的顾客，采取相应的补救措施，将其转变为忠实顾客。

2. 风险控制策略　①提供优质的面对面服务；②提供真实的信息；③提供服务质量的评价标准；④在可能的范围内提供标准化服务。

（四）基层卫生服务营销方法

1. 关系营销　致力于发展健康、持久的关系，具有关注、信任、承诺和服务等

特征。

2. 电子网络营销 凡是以互联网为主要手段进行的，以达到营销目标为目的的经营活动，都可称为网络营销。

3. 直接营销 其区别于其他营销方式的特点有：①目标顾客选择更精确，沟通具有针对性；②强调与顾客的关系，形成一对一的双向沟通；③激励顾客立即反应；④营销战略具有隐蔽性；⑤关注顾客终生价值与长期沟通；⑥营销人员与消费者之间的互联性；⑦信息的目标化；⑧对营销活动的控制；⑨销售的连续性。

4. 绿色营销 是指服务提供者在营销活动中体现的社会价值观、伦理道德观，能充分考虑到社会效益，自觉维护自然生态平衡，自觉抵制各种有害营销。

5. 文化营销 是指有意识地通过发现、甄别、培养或创造某种核心价值观，达到组织销售目的的一种营销方式。其必须与组织文化相一致，在销售过程中充分体现消费者的价值取向，引起价值共鸣，最终达成销售。

第三节 基层卫生服务的内容

随着科学技术和社会经济的发展，人类生活水平的不断提高，人口死亡率也在不断地降低，社会人口老龄化日益严重，老年人的医疗护理、生活照顾等必然会变得更加繁重；疾病谱也在发生改变，高血压、心血管疾病、糖尿病等成为影响人们健康的主要疾病；人们的医疗卫生观念发生了改变，对卫生服务的要求也在不断地提高，卫生服务已经开始从“救死扶伤，治病救人”向“维护健康，延长寿命”发展。医院卫生服务逐渐不能满足社会的需要，基层卫生服务就变得尤为重要。

一、社区疾病预防

（一）社区疾病预防服务的概念与特点

社区疾病预防服务是指采用健康促进的方法，以健康为中心、以社区为范畴、以社区人群为对象，动员社区内多部门合作和人人参与的综合性服务。

社区疾病预防服务的特点在于：①社区医务人员能够深入社区中了解其存在的主要卫生问题，可对社区居民的健康状况进行评价，从而进一步深入开展疾病的一级预防，消除社区致病危险因素，改变居民的不良行为因素和不健康生活方式，促进社区疾病预防工作的进行。这个恰恰是专科医院做不到的。②社区内还可定期开展居民的健康检查服务，真正做到早发现、早诊断、早治疗，有利于患者疾病的控制与治愈。③社区医疗预防保健网的建立有助于社区患者的治疗、康复，防止病情恶化，减轻患者痛苦，延长寿命。

（二）社区疾病预防的主要工作

1. 动员社区居民参与 全科医生是基层卫生服务的提供者，但是要做好社区的疾病预防服务仅仅靠全科医生还是不够的，需要社区居民的积极参与，社区动员是第一阶段。动员社区居民参与是社区疾病预防服务是社区疾病预防工作成功的基础。

2. 社区预防问题诊断 即通过社区调查工作，对大量调查的数据进行分析，最后找出社区居民最关心、最需解决的医疗卫生问题。

3. 社区疾病预防服务工作计划 社区疾病预防服务工作计划就是根据社区疾病预防服务工作的实际情况，科学地制定行动计划，然后利用在社区诊断中发现的问题选择出最适宜的解决方法。社区疾病预防服务工作计划的制定包括以下几个步骤：①明确工作目标；②明确项目实现的场所和机构；③确定有关资料的收集方法；④制定活动计划。

4. 社区健康检查 健康检查是社区疾病预防和社区医学的重要内容。而周期性健康检查是指运用格式化的健康检查表格，由医务人员在进行危险因素评价的基础上，针对患者的性别、年龄及个体差异，制定符合其个人的健康检查计划，具有针对性和个性化强、效率高、普及性强等特点。

（三）三级预防

一级预防包括健康教育等非特异性预防和预防接种等特异性预防；二级预防，也称临床前期预防，是指早期发现、诊断和治疗，主要是临床手段；三级预防包括防止病情恶化和促进病后康复。社区疾病预防服务的着眼点在于一级和二级预防。三级预防是卫生工作贯彻预防为主方针的重要体现和具体措施，以人群为对象，针对疾病发展过程中的不同时期，全方位地搞好预防、治疗和康复等保健工作。

社区医疗场所是三级预防的最佳场所。三级预防服务由全科医生提供，全科医生不仅可以提供治疗，也可利用各种形式和机会，对社区居民进行细致全面、有针对性的健康教育，而且医疗服务可贯穿居民的整个生命周期，提供的服务也是全方位和全天候的。

（四）中医特色社区疾病预防

中医经典《黄帝内经》中提出："是故圣人不治已病治未病，不治已乱治未乱，此之谓也。夫病已成而后药之，乱已成而后治之，譬犹渴而穿井，斗而铸锥，不亦晚乎！"这是中医"治未病"最早的理论，直到今天，"治未病"仍以其独特的魅力在社区疾病预防中发挥着重要作用。要在日常生活中做好健康保健工作，从根本上杜绝疾病的发生。

中医重视体质因素，将中国人群分为：平和质、气虚质、阳虚质、阴虚质、痰湿质、血瘀质、湿热质、气郁质、特禀质等 9 种基本类型，不同体质类型在形体特征、生理特征、心理特征、病理反应状态、发病倾向等方面各有特点。例如，痰湿体质与冠心病、血脂异常、高血压、糖尿病、肥胖的发生密切相关。因此，根据中医体质类型建立辨体防治方案，可以达到疾病预防的目的，同时也体现了治未病理论。未病时，可先辨别自身体质类型，通过针灸、按摩、药膳、太极拳等方法调节体内阴阳，纠正偏颇体质，增强体魄，实现疾病的预防。

二、社区疾病医疗

社区医疗指以社区为范围，以家庭为单位，以健康为中心，提供预防、医疗、保健、康复、健康教育等服务，为国家提供国民健康状况和疾病分布等相关资料。

（一）常见社区急症的治疗

全科医生在社区医疗中经常会遇到各种急症如高热、急性腹痛、晕厥等急性未分化疾病或创伤、中毒、烫伤、异物吸入等意外事件，全科医生由于地域的关系，往往先

于医院的急救人员到达现场，此时全科医生就显得尤为重要。

1. 社区急症的处理　在灾害事故或发病现场，全科医生可以对伤员进行紧急、合理、简要的处理，建立有效的循环与呼吸支持来稳定病情，并且尽快将伤员安全地送至医院。

2. 社区急症的后续照顾　多数病情稳定的急症伤者经治疗后可留在社区继续随访，也可在家中设置家庭病床，由全科医生按时治疗，定期访视。除了注意医药方面的处理外，全科医生还应与心理医生、康复师一起积极帮助患者进行心理和身体康复。

3. 社区急症的教育　全科医生可通过专题讲座、宣传资料、公益广告和行为展示等，对社区居民进行某些急症的健康教育，提高居民的自救和互救能力。

（二）心脑血管疾病的社区治疗

心脑血管疾病具有高患病率、高致残率、高复发率和高死亡率的特点，带来了沉重的社会及经济负担。目前全国现有高血压患者 2.7 亿，脑卒中患者 1 300 万，冠心病患者 1 100 万。高血压、血脂异常、糖尿病，以及肥胖、吸烟、缺乏体力活动、不健康饮食习惯等是心脑血管疾病主要的且可以改变的危险因素。中国 18 岁及以上居民高血压患病率为 25.2%，血脂异常达到 40.4%，均呈现上升趋势。对这些危险因素采取干预措施不仅能够预防或推迟心脑血管疾病的发生，而且能够和药物治疗协同作用，预防心脑血管疾病的复发。因此，应积极开展心脑血管疾病的社区防治工作。

1. 高血压的防治　高血压是冠心病和脑卒中最主要的危险因素之一。控制高血压目前仍是预防心脑血管意外发生的最重要措施之一。为了及早发现心脑血管疾病患者，应在社区进行高血压患者的筛选，在基层卫生服务机构门诊中通过高血压病例的发现，进而筛选出高血压患者，这些对预防心脑血管疾病的发生都是重要的、可行的措施。通过筛选在人群中发现高危人群，进行有针对性的社区治疗。

2. 加强健康教育　患者教育的目的是给患者提供健康信息，使患者采取健康有益的行为，改变不良的生活方式，从而预防疾病、促进健康。大多数心脑血管疾病患者需要终身治疗，所以基层的医务人员应把与患者及其家属的每次接触视为进行健康教育的机会. 并利用新闻媒体、书刊等多种手段在社区内大力开展心、脑血管病的健康教育工作，提高患者的自我监测和防治水平，从而降低心、脑血管病的发病率、致残率和死亡率。

3. 全科医生的治疗　患者经专科医生明确诊断和治疗，病情稳定后患者出院回家，在社区中的随访、治疗都由全科医生完成。全科医生应该注意了解和记录患者在医院治疗的情况和结果，督促患者完成医嘱，以提高疗效。对于严重的患者应严密观察病情变化，如发现新的心肌梗死或新的脑卒中等要及时转诊。全科医生要与医院专科医生合作，治疗中如发现问题应及时与专科医生联系，寻求帮助。

4. 高血压的中医特色治疗　高血压与中医学的“风眩”相似，表现症状可属于“中风”“头痛”“眩晕”等范畴。中医认为，高血压的形成主要与情志失调、久病劳伤、饮食不节、先天禀赋等原因有关，其病位在肝、心、脾、肾，以肝肾阴虚为本，肝阳上亢、痰浊内蕴为标。中医学将高血压辨证为肝火上炎证、痰湿内蕴证、阴虚阳亢证等

多种类型，并根据不同的证型进行辨证论治。针灸对高血压也有一定疗效，可采用体针或耳针疗法。

（三）糖尿病的防治

糖尿病是基层卫生服务机构门诊最常遇到的内分泌代谢性疾病，并且患病率有逐年增高的趋势，已经成为包括心脑血管疾病、癌症、慢性呼吸系统疾病在内的世界四大慢性非传染性疾病之一。而且糖尿病的危害是严重的，不仅能引起机体代谢异常，也能够使器官功能改变，病残率和病死率较高。在糖尿病的治疗过程中，还需要专科医生和全科医生与患者及其家属之间的相互配合，还需要发挥多学科之间的合作以及政府和社会的积极支持和关怀。

1. 糖尿病的教育　在糖尿病还未找到根治方法的时候，只有通过正确、合理的治疗途径才能控制疾病的发展，其治疗的第一步就是开展糖尿病教育和精神心理治疗。基层的医务人员可以通过科学教育消除糖尿病患者的负面情绪，使患者正确地对待疾病，改善其生活方式，同时可以掌握糖尿病的相关知识，并且采取措施积极地控制血糖。

2. 糖尿病的基本治疗　糖尿病的基本治疗包括药物、饮食、运动等。糖尿病的药物治疗主要有口服降糖药物治疗和注射胰岛素治疗。饮食疗法是糖尿病患者治疗的基本措施，通过合理、科学的饮食方法，可以控制体重，降低血糖。运动疗法也是治疗糖尿病的基本方法之一，长期适当的运动可改善代谢，增强血液循环，达到降低血糖的目的。

3. 糖尿病社区监测网　建立糖尿病社区监测网，对有可疑症状的患者进行检测，以便做到早发现，早治疗。

4. 糖尿病的中医特色治疗　糖尿病属于中医学“消渴病”的范畴，其并发症属于“胸痹”“中风”“虚劳”“脱疽”等范畴。中医认为，糖尿病的病因较为复杂，但与饮食不节、劳欲过度、禀赋不足、外感热邪有关。其病位在肺、胃、肾，尤以肾为关键，基本病机为阴精亏损、燥热偏盛。中医的辨证论治可改善糖尿病的临床症状，控制并发症，提高患者的生活质量，有些中药还可增加胰岛素的分泌和提高组织对胰岛素的敏感性。中医学将糖尿病分为阴虚热盛证、气阴两虚证等多种类型，并采取不同的药物治疗。针灸对糖尿病疗效较好，可选取肺俞、足三里等穴位。还可根据患者的辨证分型给予代茶饮或药膳。具有降糖作用的中药有党参、麦冬、知母、五味子等。

三、基层卫生保健

（一）基层卫生保健的概念

基层卫生保健是指在以预防为主的思想指导下，基层卫生保健服务机构根据国家现行的保健制度，组织一定的人力、物力和利用社区所拥有的资源，以社区为研究和服务对象，对不同群体和个体实施的卫生保健服务，强调基层卫生服务人员与社区人群的协调和互动，来共同解决社区人群的健康问题与需求，以适应基层卫生服务工作的发展需要。其目的是维护健康和促进健康来提高生活质量、延长寿命。

(二)基层卫生保健的基本原则

1. 社区参与 社区应主动参与本地区卫生保健的决策。

2. 平等合理 社区居民接受卫生服务的机会必须是平等的,不能忽视农村和某一地区的人口。

3. 预防为主 按照三级预防的原则,卫生保健的主要工作应是预防疾病和促进健康,而不单单是治疗方面,但认真治疗疾病同样重要。

4. 综合应用 卫生服务是保健工作的组成部分,与教育、住房、水源供应等一样,都属于人类生活中最基本和最低的需求,这些既要靠国家的全面规划,也要靠每个人的努力。

(三)基层卫生保健的主要任务

基层卫生保健主要包括家庭保健、自我保健、老年保健、亚健康人群保健、特殊人群保健等全社区人口的保健服务。基层卫生保健是应用切实可行的方法,通过社区个人和家庭的积极参与从而达到普及的目的,其费用应该是国家和社区能够负担得起的一种基本卫生保健形式。基层卫生保健的主要任务有:

1. 健康教育和健康促进 通过健康教育促进人们自觉地采取有益于身体健康的生活方式和生活习惯,减轻或消除影响健康的不良因素,促进健康和提高生活质量。可以通过开展健康教育与宣传,使人们懂得维护健康基本知识,了解科学合理的营养知识和健康食品,形成健康的生活习惯,养成健康的行为方式等。

2. 预防和保健服务 通过开展基层卫生预防与保健服务,实施预防接种制度,并实行积极有效的措施,预防各种传染性疾病的发生、发展与流行。而且还要预防非传染性疾病的发生、增强心理卫生保健。

3. 营养与环境保健 通过社区健康教育与保健服务,提高社区居民的环境保护意识和营养保健知识,注重均衡营养与平衡膳食,维持机体的能量平衡。并且要提高环境保护意识,提高适应和保护环境的能力,确保居民享有良好宜居的生活环境,以维护人类的可持续生存和发展。

4. 基本医疗服务 通过基层卫生服务中心,开展社区常见病的防治工作,开设家庭病床,将巡诊与转诊相结合,实现社区早期有效的一级和二级医疗预防保健服务。并且防治常见病、慢性病、职业病、地方病,向社区居民提供基本的保健药品。

5. 基层康复服务 通过设立家庭病床和社区康复中心,对丧失正常功能的患者和残疾者,利用医学和社会等综合资源,促进其康复。同时注重心理的疏导,最终提高他们的生活质量和回归社会的能力。

6. 妇幼保健与实施计划生育指导 在社区内积极开展有关妇女保健、生殖健康教育、计划生育及优生优育知识宣传教育指导等。

7. 合理用药常识 使社区居民掌握常见疾病的防治和常用药品的使用知识,提高自我健康维护能力。

(四)中医特色基层卫生保健

《素问·宝命全形论》指出:“人以天地之气生,四时之法成。”所以中医基层卫生保健应遵循“法于阴阳,和于术数,食饮有节,起居有常,不妄作劳”的基本原则。也就是说，要遵循自然界的阴阳变化规律，适当采取一些调摄精神、锻炼身体的方式，饮食有节制，起居有规律，不过度劳累与纵欲。

基层保健要注重改善居民的健康状态，而中医保健是以“阴平阳秘”为目标，对处于亚健康的居民进行干预。例如，对于反复感冒的居民，可引导其加强体育锻炼，或予以玉屏风散进行调理；对于情绪抑郁的居民，可对其进行心理疏导，或予以逍遥散进行调理。

四、社区康复

（一）社区康复的基本概念与宗旨

1994年，世界卫生组织、联合国教科文组织、国际劳工组织联合发表了一份关于社区康复的意见书，对社区康复做出如下解释：“社区康复是社区发展计划中的一项康复策略。其目的是使所有残疾人享有康复服务，实现机会均等、充分参与的目标。社区康复的实施要依靠残疾人、残疾人亲友、残疾人所在的社区以及卫生、教育、劳动就业、社会保障等相关部门的共同努力。”社区康复是社区建设的重要组成部分，需要政府的领导，各相关部门的积极配合，也需要社会力量的支持和残疾人及其亲友的积极参与。

社区康复的宗旨是充分利用所在社区的资源，使患者或残疾者在社区或家庭就可以通过康复训练使疾病好转或痊愈、生理功能得以恢复、心理障碍得以消除，尽可能地接近或达到患病前的健康水平；使患者或残疾者能更多地获得生活和劳动能力，重新为社会作贡献，平等地享受社会权利和义务。

（二）社区康复的特点

1. 以社区为基地，由社区组织领导、社区参与。社区康复不是在医院和康复中心进行，而是在社区范围内进行。由社区负责计划、组织和领导，全社区参与支持，主要依靠社区各类资源（人力、物力、财力）开展社区残疾人康复服务。

2. 依靠社区原有的卫生保健、社会保障、社会服务网络，协力开展康复服务。社区康复既是一项基层的卫生保健工作，又是一项社区民政福利的社会服务工作，要求社区的卫生、民政、社会服务等部门共同参与，密切配合，形成全力，开展工作。

3. 按照全面康复的方针，为社区残疾人提供医疗、教育、职业、社会等方面的康复服务，充分发挥社区的潜力，在社区力所能及的范围内，尽量为残疾人进行身心功能训练，帮助上学和就业，促进残疾人回归社会、融入社会。同时，接受各类康复技术指导中心的帮助，尽量使社区的残疾人得到全面康复。

4. 使用社区的康复技术、简便廉效，因地制宜，就地取材。只有应用简单、方便、易得而又有效的康复技术，才能适应在家庭和社区进行康复训练。同时还应充分利用中药、针灸、推拿、太极拳等传统方法促进功能恢复。

5. 充分发挥残疾人本人、家庭和残疾人组织（如残疾人联合会、残疾人协会等）在康复中的作用。

（三）社区康复的基本原则

1. 社区为本的原则　社区自身的动力是社区卫生康复持久发展的根本力量，所以要以社区患者及残疾人的康复需求为依据进行服务，充分利用社区内部的各项资

源，努力实现社区资源一体化的利用，充分调动社区群众、残疾人及家属的积极参与。

2. 社会化的原则　实现政府领导，多部门密切分工协作、资源共享，并看重社会力量的支持，在社区康复中充分发挥非政府组织的积极作用，使社区康复工作融合到社会中去。

3. 因地制宜，从实际出发的原则　经济发达的地区应以市场经济为主，社会保障为辅，多运用现代康复技术；而贫困地区应以社会保障为主，市场经济为辅，多运用传统康复技术。

4. 低成本广覆盖的原则　机械康复费用高，覆盖低，而社区康复成本远低于机械康复，且覆盖高。以脑瘫儿童为例，机械康复3个月为1个疗程，费用在1万元以上，且床位有限。社区康复就不受疗程的限制，可就地、就近进行长期训练，投入仅数百元。

5. 实用技术的原则　现代复杂的康复技术应向简易性、实用性转化，机械康复技术向社区和家庭转化。

6. 积极主动参与的原则　患者或残疾人要树立自我康复的意识，配合康复训练，积极参与基层康复服务工作，多学习科学文化知识与实用技术，争取自食其力、贡献社会。

（四）社区康复的主要工作内容

1. 残疾预防　依靠社会的支持，落实各项有关疾病的预防措施，如做好社区的预防接种工作，重视优生优育和妇幼卫生工作，积极开展环境卫生、精神卫生、安全防护、保健咨询、宣传教育等工作。

2. 残疾普查　依靠社区的力量，在社区范围内进行调查，做好社区残疾人员的登记工作，并进行残疾人总数、分类以及残疾原因等的统计分析，为制订残疾预防和康复计划提供资料。

3. 康复训练　在家庭或社区康复中心内，对需要进行康复的残疾人，开展必要可行的功能训练，如生活自理训练、家务训练、步行训练、简单的语言沟通训练、儿童游戏活动训练、心理辅导等训练，这是基层卫生康复工作最基本的内容。

4. 职业康复　对社区内还有一定劳动能力和就业潜力的残疾人，可提供就业咨询与辅导，同时还可以进行就业前的评估和训练。

5. 教育康复　通过社会和社区的帮助，解决残疾儿童解决上学难的问题，或开展社区残疾儿童的特殊教育学习班。

6. 社会康复　对社区的群众以及残疾人的家属进行宣传教育，使他们能够正确地对待残疾人，为残疾人重新返回社会创造条件。

（五）中医特色社区康复

中医的针灸、推拿等技术，不仅体现了中医药简、便、廉、验的特色，而且群众较易接受，是社区康复的重要手段。

针灸是通过针刺或艾灸等方式刺激体表经络，疏通经气，可调节脏腑功能，调和阴阳，扶正祛邪。例如，针灸对于面瘫患者的康复有显著作用，可针刺阳白、四白、合谷等穴，达到活血通络、疏调经筋的目的。

推拿是通过手法作用于人体特定部位，达到调节机体的目的，具有活血散血、消肿止痛、舒筋通络等作用，对于伤筋病证、疼痛病证等具有良好的康复作用。

五、社区健康教育

（一）社区健康教育的概念

社区健康教育是以社区为单位，以社区居民为教育对象，以促进社区居民健康为目标，有计划、有组织、有评价的、系统的教育活动。

社区健康教育注重引导和促使社区居民使之建立健康和自我保健的意识，学会基本的保健知识和技能，养成有益于健康的行为习惯和生活方式，并且合理利用社区卫生保健资源，降低和消除社区内健康危险因素。社区健康教育的重点人群是儿童、青少年、妇女、老年人、残疾人士，而且从社区预治疾病、促进健康的目的来看，社区健康教育是一个较为长期的过程，不仅需要得到各级政府政策和资源的大力支持，也需要基层卫生服务人员实际干预，更需要调动社区居民积极参与。

（二）社区健康教育的主要任务

1. 增强个人和社会预防疾病、促进健康的意识　通过提供健康信息、传授健康知识，帮助人们养成健康科学的行为与生活方式，努力减少和消除影响健康的危险因素，增强个人和社会预防疾病、促进健康的意识，同时也要动员社区居民参与社区健康教育活动，积极帮助社区居民分析和解决自身的健康问题。

2. 影响行政领导和决策层　健康教育首先应该在行政领导和决策层中发挥作用，制定预防疾病和促进健康的各项政策，并明确要求非卫生部门积极参与相关决策。

3. 完善基层医疗服务的工作职能　社区健康教育可改变基层医疗服务的工作职能，推动基层医疗保健队伍的建设，改变因“重治轻防”导致的医疗成本支出不断增加却效果不佳的局面，并向提供促进健康的基层卫生服务方向发展。

4. 创造有益于健康的社区环境　人类的健康与自然和社会环境息息相关，社区健康教育工作者应与相关部门配合协作，共同营造一个安全、舒适且有益于健康的社区环境。

5. 推动社会主义精神文明建设　通过社区健康教育，提高社区居民的知识文化水平，倡导科学文明的生活方式和习惯，推动社会主义精神文明的建设。

（三）社区健康教育方法的选择

社区健康教育方法多种多样，包括个体教育法、群体教育法、文字教育法、形象化教育法、电子化教育法等，但是对于健康教育方法的选择，基层健康教育工作者应注意三条原则：

1. 针对性　针对性是指选择的健康教育方法和内容要符合社区居民的需求。社区健康教育人员首先应该对社区居民有所了解，包括年龄、性别、职业、文化水平、生活习惯、健康状况等方面。对他们所需的知识和困扰他们的问题进行及时的了解，有针对性地开展社区健康教育，做到因材施教。

2. 多样性　多样性是指综合运用多种教育方法。即使一种健康教育方法有效，但是不断重复也会使居民变得不以为然。因此，多样性显得尤为重要，可以把文字、图片、模型、电影等有效结合起来，视听兼顾，进行全方位的教育，加深社区居民对健康知识的了解，从而改变不良的生活方式和习惯。

3. 有效性　有效性是指选择的教育方法可以有效地实现健康教育的目标。基层

健康教育工作者，应根据教育的内容，选择最能达到教学目的和最受居民欢迎的方法。工作人员可以预先做个调查，对社区居民的需求与好恶有所了解，为选择恰当有效地的方法打下基础。

（四）中医特色社区健康教育

中国的传统文化孕育了中医丰富的内涵，奠定了中医特色社区健康教育的发展基础。中医在整体观的指导下，重视天人合一和“治未病”理论，这些都是发展中医药健康教育的良好基础。

在以人为本的医学理念实践过程中，中医医生与患者之间容易产生一种互相尊重、和谐融洽的关系，民间更有“有病不背医”的说法，这是患者信任中医的体现。这种融洽的医患关系，为中医医生向患者传授健康知识创造了有利于条件。中医医生可以通过向患者传播中医药知识，达到健康教育的目的。

在中医“三因制宜”原则的指导下，中医的健康教育强调“因人、因地、因时”制宜，即针对患者不同的体质、不同的年龄、不同的居住环境因素及不同的发病季节，制定相应的中医健康教育方案与措施，从而使中医药特色与健康教育紧密联系起来。

六、基层计划生育服务

计划生育就是对人口的出生增长实行计划调节和控制，以实现人口和经济、社会的协调发展。新中国成立后，由于长期对人口增长缺乏适当的调控，我国人口数量迅速增长，对我国的经济发展和人民生活水平的提高产生不良影响。在推行计划生育政策后，人口无计划增长的局面得到控制，为我国的经济发展做出巨大贡献。而现阶段我国计划生育的主要任务就是：稳定生育水平，提高人口素质。

社区的建设给计划生育工作带来了新的机遇和挑战，推动计划生育工作融入社区、服务社区，并建立与之相互适应的运行管理体制，加强社基层工作，是基层计划生育工作综合改革的必然要求。

基层计划生育教育指导是落实计划生育基本国策重要的技术保证。技术指导对于稳定低生育水平，提高人口素质，提高居民生殖健康水平有着重要作用。社区计划生育教育指导是社区计划生育工作展开的关键，而社区卫生服务中心可为社区居民提供优质的服务，满足社区居民的计划生育、生殖健康服务需求。

基层计划生育服务的开展要以宣传教育为先导，以居民了解为重点，加大宣传力度，使社区居民了解计划生育的国情国策；了解各种避孕措施与生殖保健知识；了解自身的情况，选择适合自己的避孕措施；了解基层卫生服务中心与社区卫生服务人员，使社区居民自觉地理解、支持、参与计划生育，实现宣传教育、综合服务与科学管理相结合的三统一机制。

第四节　社区照顾的管理

随着社区工作实务的发展，社区工作方式也在不断地更新与完善，起源于英国的社区照顾是 20 世纪 50 年代以后出现的一种全新的专业社区工作实践理论和管理模

式，并逐渐在欧美发达国家和亚非发展中国家流行起来。

一、社区照顾的起源、发展和概念

（一）社区照顾的起源与发展

社区照顾作为国家社会福利的一种实践管理模式，最初起源于英国。在 1960 年，社区照顾正式成为英国政府的政策。从 20 世纪 70 年代开始，“社区照顾”作为一种新的服务设计和提供形式吸引了西方福利国家纷纷效仿。而社区照顾在英国和西方发达国家兴起的最主要原因有三个：“反院舍化”运动、“正常化”和公民权利的兴起以及福利国家面临困境。

1. “反院舍化”运动　第二次世界大战后，在英国和一些西方国家掀起的“反院舍”化运动是社区照顾兴起的直接原因。

大型院舍式的福利管理模式，就是指国家对孤儿、残疾人士、孤寡老人、各种精神病患者等社会弱势群体实行住院式照顾，将他们安置在由政府出资兴办的、与日常生活社区相隔离的福利院舍中进行统一照料的管理模式。这里的院舍是指孤儿院、养老院、精神病院等政府兴办的场所。这种管理模式虽然便于管理，但是却有着严重的负面影响。院舍式的福利管理模式对于那些生活不便而又无依无靠的照顾对象来说，确有成效，但长期的院舍式照顾会使大部分的受照顾对象产生强烈的依赖性并会逐渐失去对社会的适应能力，在一定程度上造成社会成员的社会性缺失。而且某些管理人员的主观因素会使一些受照顾对象遭到了非人道的待遇，包括虐待和强制管理，比如严格规定用餐时间。工作人员将效率与方便放在了首位，并没有考虑到受照顾对象的意愿和生活习惯。然而，人性化的照顾管理模式更为重要。

2. “正常化”和公民权利的兴起　“正常化”这个概念最初是由美国人沃尔芬伯格提出，最先应用于精神病患者，但是后来的研究者发现它也可以广泛应用于其他需要受照顾的对象。“正常化”的概念确定了个人的权利：按照一定的社会文化与价值，过尽可能正常的生活。它对那些为生理和上心理有缺陷的群众进行社区照顾的专业人士的思想产生较为深远的影响。

3. 福利国家的困境　20 世纪初，英国开始向福利国家转变，随后福利国家全面兴起，但进入 20 世纪 70 年代后，由于社会福利的经济成本太高，中央政府开始无力支付庞大的福利开支费用。其实早在 1957 年，英国皇家委员会就提出了社区照顾的概念，1963 年英国卫生部颁布了《健康及福利：社区照顾的发展计划》，这标志着英国社会福利政策的重大转变。

20 世纪 80 年代英国政府开始实行以社区照顾为主的福利管理模式，尝试减轻地方政府服务提供者的作用，鼓励私有化服务的发展。但是英国的福利制度并没有发生根本性改变，只是社会服务的方式改变了，并且弥补了原本福利管理模式的缺陷和不足。随后，社区照顾的理论和管理模式开始被欧美其他国家广为采用。

（二）社区照顾的概念

在社会工作的理念里，社区照顾是指社区中的各方面成员组成的非正式网络和各种正式的社会服务机构相互配合，对需要照顾的人士提供服务与支持的过程。其

中社区照顾的非正式网络一般由家人、亲戚、朋友、邻居、志愿者和社区领袖、社区积极分子等组成；正式的社会服务机构一般是医院、养老院、福利院、精神病院及各种康复中心等政府的和非政府的机构组成；需要社区照顾的人士一般包括老人、儿童、精神障碍者和残疾人。从以人为本的角度考虑，社区照顾应该建立在需要照顾人士的自力更生、并与社会保持密切接触和常态生活的基础上，就是帮助需要照顾人士成为社区当中的一员，尽可能让他们适应生活、独立生存，生活在一个“常态”环境中。从组织自治的角度考虑，社区照顾又与社会的开支密切相关，社区照顾往往比福利机构更节省费用，采取社区照顾政策将有效地缩减政府开支。

社区照顾的理念具有三个层面：第一个层面是“社区内的照顾”，就是把需要照顾的老人、伤残人士及幼儿尽量留在社区内照顾，尤其是留在他们自己的家庭内，这是社区照顾最基本的精神。还可建立社区活动中心、日间照顾中心、老人之家等机构为居民提供更贴近人们生活的服务。第二个层面是“由社区照顾”，就是需要照顾的人士能够稳定地生活在社区内，得力于家庭成员、朋友、邻居及社区内志愿者的所提供的照顾与关怀，此层面是社区照顾的推动力。第三个层面是“与社区共同照顾”，单单靠社区及家人的力量来实现社区照顾是远远不够的，政府应大力支持，协调各组织机构的健全发展，社区居民也应积极参与，合理利用社区资源，这样才能使社区照顾相辅相成，而这个层面是社区照顾的扶助力。

二、社区照顾的目标

社区照顾就是要改善社会服务的质量，给予需要照顾的人士留在社区内生活的机会，并提供必要的服务，保证其正常生活的进行。在英国颁布的社区照顾政策中提到，社区照顾的目标是尽量维持需要照顾人士在社区或者其自然生活环境内的独立生活，直至他们必须接受院舍照顾。建立一个以人为本、相互尊重、相互关怀的社区是实现社区照顾目标的有效途径，可以作为社区照顾的过程目标。社区照顾的任务目标和过程目标都已经明确的，更需要具体的目标来理解社区照顾。

社区照顾的具体目标可以有以下四个方面：

1. 帮助需要照顾的人士正常地融入社区　社区照顾就是为需要照顾的人士正常地融入社区创造条件，使他们可以有自己的生活方式和社交关系。

2. 增强居民的社区意识　社区照顾的实现需要全体社区居民的积极参与，建立社区中互助互爱的关系，可以通过促进社区居民积极参与社区相关事务，积极地贡献自己的精力和才智来强化社区意识，使社区成为一个以人为本、相互尊重、相互关怀的社区，是社区照顾的又一个具体目标。

3. 培养需要照顾人士的参与意识　社区照顾应该重视培养需要照顾人士的参与意识，并鼓励他们表达出自己的建议和意见，这是解决他们所面临问题和满足他们需求的前提条件。

4. 政府与社区建立伙伴关系　社区照顾是“社区内照顾”“由社区照顾”和“与社区共同照顾”的有机结合，因而政府和社区在社区照顾中应该是相辅相成、各有分工的关系。在社区照顾的任务中双方应是合作与互补的伙伴关系，所以社区照顾并不是非正规的照顾取代正规的照顾，而是两种照顾的相互结合，政府应该通过财政和政

策给予社区照顾大力的支持，社区也应该根据自身的特点从事政府不能或不善于从事的具体照顾工作。

三、社区照顾的管理分类

（一）社区照顾管理的模式分类

1. 社区发展协会的管理模式　就是在社区内，社区工作者组织联系各有关的专门服务机构和人员，成立社区照顾小组。整个社区的照顾管理网络都由该小组协调有关方面形成。

它的优点在于不受专业机构的限制，能够利用现有的资源与力量，来管理社区照顾和推动社区照顾服务的进展，普及性高。但是由于社区发展协会是志愿性的团体与组织，所以在资金等方面会有一定的困难，服务效果也会受一定的影响。

2. 专门机构的管理模式　就是在一个专门的服务机构内，由社区工作者组织成立一个社区服务团队，并形成一个社区服务管理网络，可以对特定的服务对象进行服务与照顾。专门机构的管理模式一般由政府相关部门在社区内成立的专门的社区照顾机构，或者是在社区内的服务机构中增加社区照顾的工作项目，为需要照顾的人士提供照顾与服务。

它的优点在于可以聘用专门的社会工作者承担主要的规划管理工作，督导各种网络的顺利运作，因此服务效果较为理想。这种管理模式需要专门的机构，但是在人力、经费、设施、场地等方面的要求较高，专门机构的数量受到了一定限制，所以在社区内无法得到很好的普遍与推广。

从我国目前的情况来看，两种管理模式都可以运用，甚至可以并存。在条件较好的城市社区，可以实行“专门机构的管理模式”的社区照顾。比如，以康复医院为重心，结合政府有关部门，为社区的老年人和残疾人提供照顾服务等。由于我国已经进入老龄化社会，对老年人进行专门性的社区照顾显得非常必要的。在条件不允许的城市和农村社区，就可以实行“社区发展协会的管理模式”的社区照顾，由社区工作者组织联系社区人员，并成立社区照顾小组，合理利用社区资源，发动社区成员之间的互相照顾，以形成覆盖社区的网络。如城市社区委员会可以在社区工作人员和志愿者的帮助下，介绍家政服务工作者，进行老年人的家庭照顾等。在同一个社区，两种管理模式也可以同时运用，这样才能扩大社区照顾的覆盖面积，增强社区照顾的效果。

（二）社区照顾管理的实践分类

1. 英国社区照顾的管理模式　英国是世界上最早实行社会保障制度的国家之一，其社会保障制度发达。在 20 世纪 70 年代，英国的经济开始衰退，英国社区照顾的管理模式迅速发展。经过几十年的不断发展与完善，社区照顾已经成为英国社区工作的主要管理模式，而且社区照顾在社会服务的各个领域都得到了运用，即在各种社会服务中普遍贯彻社区照顾的指导思想，运用社区照顾的工作模式和方法。

（1）社区照顾的指导思想：政府、社区和社会工作者都非常清楚为什么和如何推动社区照顾。尊重需要照顾人士，创造一个适宜他们正常生活的环境，是社会各界达成的共识。社区照顾迅速发展的重要条件就是需要有明确的指导思想。

（2）社区照顾的人力资源管理体系：在英国，社区照顾的人力资源管理体系是由管理人员、照顾人员和关键工作人员组成。其中，管理人员是负责某一社区的社区照顾管理工作，主要包括分配政府的资金、聘用社区照顾人员以及监督社区照顾工作的进行。照顾人员是被政府雇佣，为需要照顾人士提供日常生活服务的人。但是，并不是所有的照顾人员都是全职的。关键工作人员就是由管理人员直接领导，负责对一定区域和一些小型社区内需要照顾人士的照顾工作，其中包括了解需要照顾人士的生活需求、努力解决需要照顾人士的生活困难、为需要照顾人士发放救济金等。政府对社区照顾的各类人员的任职资格和职责都有明文的规定。因此，目前在世界范围内，像英国这样具有比较正规社区照顾人力资源管理体系的国家并不多见。

（3）社区照顾的工作和管理方法：英国社区照顾的工作和管理方法较为多样，主要方法有：

1）将院舍式管理制度运用到社区照顾的管理中，建立社区院舍，对有意愿或者必须进入院舍生活的需要照顾人士提供院舍式照顾。但是与传统院舍式照顾管理不同，社区院舍照顾的管理是开放式的，需要照顾人士能够根据自己的意愿而离开院舍，重新回到社区生活；非院舍的社区工作人员也能进入院舍提供服务。

2）照顾计划的管理：即通过评估不同案例制定相关的照顾计划，定期检讨有关工作的进展等步骤，了解需要照顾人士的自身需要及其社会支持网络，并结合不同专业和机构的服务管理系统为需要照顾人士提供及时、全面服务。一旦发现需要照顾人士新的自身需求以及新的社会支持网络，照顾计划就会及时修改、订正。

3）兴建社区服务设施，需要照顾人士可以根据他们自己的意愿享受社区服务，特别是针对不同需要照顾人士的特点，通过免费接送并组织他们定期聚会的方式，有效地实现了情感沟通。

4）为生活在家中行动不便的需要照顾人士提供必要的家庭服务，如购买生活用品、清理房间等。

（4）社区照顾管理的主导力量：英国社区照顾管理模式的重要特点是官办民助。社区照顾的主要资金来源于政府，其人力资源同样也是来源于政府。从这种角度看，英国的社区照顾基本上都是官办的，社区照顾的主导力量是政府。而英国的社区居民在社区照顾中投入的资金很少，他们是为需要照顾人士提供人性化照顾的社会支持网络。英国的社区照顾模式确实在很大程度上解决了需要照顾人士存在的困难，但是随着财政压力的不断增加，政府很难再为社区照顾提供足够的资金，服务水平也开始受到影响。为此，英国政府开始增加税收，适当放下兴办社区照顾的权利。不过这种方式引起了一些社会人士的不满，并造成一定的社会动荡。英国社区照顾的管理模式需要更加的完善。

2. 中国香港社区照顾的管理模式　在中国香港社区照顾的管理模式下，可提供的服务主要有以下几个方面：

（1）社会保障：为社会上那些无法满足自己日常基本生活需求的人士提供经济援助，来解决他们的生活所需是社会保障的目的。香港提供给有特殊困难或者急需救助的人士和家庭经济援助主要有特别需要津贴计划和公共援助计划，而且这些人都是社区照顾中需要帮助的服务对象。社会保障是为那些没有收入的人士和家庭提供

资金的援助支持，社区照顾是为老人及伤残人士等提供社区服务。

（2）老年人服务：在香港，最早引入社区照顾这个概念的是老年人服务，也是唯一在程序规划上明确社区照顾作为服务原则的一项服务。目前，香港给予老年人的社区照顾服务有以下方式：

1）医疗照顾：在主要医院内设立老年人疾病治疗的专科病室，并且有老年人门诊优先的服务。而且建立老年人日间医院，为无须住院的老年患者提供日间的康复治疗，以减轻医院床位的负担。还有针对老年人以及弱能人士出院后的医疗护理，可定期到患者家进行药物或物理治疗。

2）住房服务：在香港，大部分老年人很难解决昂贵的住房资金。所以，政府及志愿机构都会提供不同的服务去帮助老年人解决住屋问题。这些服务主要包括有：兴建养老院、老年人宿舍或护理安老院等场所，为需要住房服务的老年人提供住院照顾。养老院及老年人宿舍可以收纳一些可以自行照顾的健康老年人；而护理安老院适于那些缺乏自理能力而又需要长期接受医护人员照顾的老年人。

香港的房屋署有老年人优先配屋的政策，可以为有困难的单身老年人提供住房服务。同时也有家有老年人优先配屋的计划，对于与老年人同住的家庭，给予提早配屋的机会。此外，伸手助人会及社会福利署等机构也为可以自行照顾的老年人提供住房设施。

3）社区志愿服务：主要目的是为留在社区里生活的老年人提供辅助服务。主要的服务有：兴建老年人社交中心和综合性社区服务中心，并且定期举办兴趣小组、学习班以及文娱活动，促进老年人与社会的紧密接触，也提供多样化的辅助服务比如送饭、浴室、洗衣等来帮助有困难的老年人。在交通及公共娱乐方面提供优待，比如老年人享有乘车优惠、廉价租用巴士举办活动、半价购买市政局举办的文娱活动门券等。还开设了老年人日间护理中心，为在日间缺乏家人照料的老年人提供护理服务。

（3）儿童及青少年教育：儿童及青少年照顾工作的重点就是通过辅助服务，照顾和保护那些极需保护或处于不利环境的儿童，主要包括儿童保护、日间照顾、健康照顾、感化辅导等服务。

（4）弱能人士康复服务：香港的康复服务针对的弱能人士主要有盲人及弱视者、聋人及弱听者、智障者及学习迟缓者、身体弱能者、精神病患者。而康复服务的目的就是为这些弱能人士提供必要的综合性服务，使他们能够根据自身情况，充分发挥个人的才能，努力贡献社会。目前，香港针对弱能人士提供的康复服务主要有：预防及早期诊断评估、教育及训练、医疗康复服务、社会康复服务、职业康复服务。

（三）中国内地社区照顾的管理模式

我国的社区照顾是“社区内的照顾”（care in the community）和“由社区来照顾”（care by the community）两方面的结合，包括由政府、社区、企业等各种非营利和营利的社会服务机构提供的专业服务，也包括由社区内的居民提供的非正式服务。“社区内的照顾”是由外来的专业人士提供的正规照顾，而“由社区来照顾”则是由家人、朋友、邻居及社区内志愿者提供的非正规照顾。目前，我国理想的“社区照顾”能够同时融合“社区内的照顾”及“由社区来照顾”。受助者仍居住在他生活的社区，动用社区力量，开展服务，让受助者在社区内，维持最大程度的独立生活。

随着社区卫生服务机构环境的改善，社区卫生服务能力提高，服务功能得到完善，服务质量大幅提升。辖区居民普遍与全科医生团队建立稳定的服务关系，居民首诊在社区的比例、社区卫生服务利用率、社区门急诊人次占比均有明显提高。居民通过社区卫生服务机构能够获得安全、有效、经济、方便、综合、连续的公共卫生和基本医疗服务。

四、社区照顾的策略管理

（一）社区照顾策略的概念

社区照顾的策略就是指应该运用何种方式使服务的使用者和服务者之间相互理解、沟通，建立起彼此信任的关系，用何种方法建立起社区照顾的服务网络，来实现社区照顾的目标，完成社区照顾的任务。

（二）社区照顾策略管理的具体办法

1. 明确社区照顾的服务对象群及其所住区域　明确社区照顾的服务对象并与之建立相互信任理解的关系；开发他们自身的资源与潜能，帮助他们建立起自信心。

提供地区化服务是社区照顾的先决因素。因此，有效地开展社区照顾，首先需要了解该地区服务对象群所居住的区域以及服务对象的具体需要。社会工作者在与服务对象进行互动了解的过程中，要建立起彼此之间的信任关系，而且还要注意探索他们自身的才能和可以运用的资源，以及那些可以发掘出来的潜能与资源。社会工作者在这个过程中尤为重要，他们不仅需要帮助服务对象改变以往态度，还要帮助他们学习某些新的技能和方法，使他们建立起自信心。

2. 建立社区照顾管理网络和自助组织　社区照顾管理网络和服务对象的自助组织工作，是由社会工作者在确定服务对象的具体需求后，了解社区的志愿者可以提供的服务以及服务对象潜在的服务资源与这些服务需求者的需要之间的对应关系。在社区层面服务的照顾管理网络能够根据服务对象的需求在以下三个层面建立起自助组织，以满足社区内不同服务对象的需要。

（1）同种类型服务对象的互助组织服务系统：就是社区内同类型服务对象可以组成互助小组，如：孤寡老人小组、癌症患者小组等。互助小组内的服务对象之间可以相互分享他们各自的感受与经验，增强他们的互助意识。

（2）直接服务的自助组织服务系统：主要由被照顾者最近距离的人，如家人、亲戚、朋友、邻居和社区内的志愿者等构成，可以为被照顾者提供代购生活用品、清扫房间、饮食服务等工作。而且社区内的医务志愿者还能够为被照顾者提供专业的医疗服务。

（3）社区危机处理的自助组织服务系统：是在社区中遇到各种突发事件时，最为快捷有效的求助支持系统。社区可以组织动员具有不同专业技能和专业知识的退休老人与热心的社区居民，组成不同类型的危机处理小组，对不同类型的危机事件给予帮助，如：老年人突然病危、青少年离家出走、家庭纠纷等问题。社区危机处理的服务可以为居民提供及时的帮助与服务。

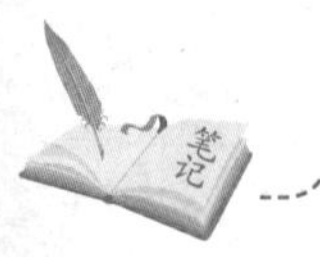

要使志愿者提供服务的非正式社区照顾管理网络长期发展下去，需要考虑对志愿者服务依赖比重的适宜程度。由于为服务对象所提供的服务是长期的，单单靠非

正式服务管理系统就可能会导致需要的服务不能有效地持续。因此，社区照顾的正式服务管理系统要依赖于政府的支持。

第五节 社区诊断

一、概念

社区诊断（community diagnosis）名词最早出现于1950年，由于它将疾病的诊断从个体扩展到群体，因此具有革命性的意义。社区诊断也称为社区卫生需求评价（community health needs assessment），是社区卫生工作者运用社会学、人类学和流行病学的研究方法，收集社区卫生状况、社区居民健康状况、社区卫生资源、社区居民需求以及卫生服务提供与利用情况，发现存在的主要健康问题，确定需要优先解决的社区主要卫生问题的过程，为进一步制订基层卫生服务干预计划提供科学依据。

二、社区诊断的目的及意义

医生为患者个体提供医疗服务时，在医生开具处方、制订诊疗干预计划之前，必须充分了解病情，做出诊断。与个体医疗服务类似，全科医生在为全社区提供医疗服务时，在做出社区干预计划之前，也需要充分了解全社区的健康状况、社区需求及可利用资源，做出需求评价，即社区诊断。

社区诊断的目的包括以下几方面：

1. 分析社区存在的主要卫生问题，并在掌握社区的家庭结构，生活周期及功能，社区居民对保健的知、信、行等方面信息的基础上，分析问题的原因及其影响因素。

2. 在分析出社区主要卫生问题的基础上，进一步明确社区居民的卫生服务需求与需要。

3. 结合分析社区可利用卫生资源及其他资源，综合考虑经济投入与卫生效益的性价比，确定社区需解决问题的优先权。

4. 为将要实施的社区卫生干预计划提供必要的具体信息资料。

三、社区诊断的基本内容

（一）社会学诊断

1. 社区特点　①社区类型：居民社区、企业社区、城市社区、农村社区、生活社区、功能社区；②地形、地貌、地理位置；③自然资源；④风俗习惯；⑤宗教状况及其影响程度。

2. 社区自然环境状况　如自来水普及率，周围环境的污染情况，家庭或工作地点的卫生状况，居住条件等。

3. 社区人文社会环境状态　如教育水平、家庭结构分布、宗教信仰、传统社会风俗习惯、社会文化生活基本状况等。

4. 社会经济状况　①人均收入和消费支出构成；②医疗费用支付方式和比例；③社区的社会、经济发展状况等。

5. 可利用社区资源　包括公共设施，医疗机构（医院、卫生院、诊所），防保机构

(防疫站、保健院),疗养院,福利机构,社区组织,人力资源(医生、护士、药剂师、营养师、社区志愿者、积极分子),社区意识,社区行动能力等。

6. 卫生服务需求与群众满意度 居民对卫生服务的需求与利用情况,如门诊与住院的需求及利用,就诊主要问题的构成与顺位等卫生服务的及时性、可及性和群众的满意度。

(二)流行病学诊断

1. 社区人口学特征 包括人口数量、性别比、年龄组成、人口自然增长率等。

2. 传染病、慢性非传染性疾病、各类伤害的发病率,死亡率(新生儿死亡率、婴儿死亡率、孕产妇死亡率、年龄别死亡率),死因构成和死因顺位等。

3. 居民疾病现患情况 人群慢性病现患率及其顺位;居民两周患病情况分析;年龄、性别、不同病因住院率与平均住院天数;年龄、性别不同病因就诊率与日门诊量排序。

(三)行为诊断

1. 社区居民关于慢性病的知识、态度、行为现状。

2. 社区居民的健康影响因素 包括社区居民的不良行为,如吸烟、饮酒的生活方式,不合理膳食结构,不参加体育锻炼;高危人群的主要危险因素,如超重、高血压、高血脂、生活与工作的紧张、性格特征及健康信念、就医习惯等。

四、社区诊断的方法与步骤

(一)社区诊断的准备

1. 成立工作小组 社区诊断工作是需要团队合作的工作。在准备做社区诊断前,需要先成立一个工作小组,指定主要负责人,同时明确小组成员及个人的分工。

2. 提出工作方案 工作小组在开展社区诊断工作之前,应该集中讨论,首先明确此次社区诊断的目的、目标人群、内容、方法,提出一个切实可行的工作方案,并做好培训和相关准备工作。

(二)社区诊断的实施

1. 收集资料 与个体医疗通过问诊、体格检查、辅助检查等手段收集资料一样,社区诊断的第一步也是收集各种有用的资料,根据社区诊断的不同目的主要包括以下几个方面的信息:

(1)社区健康状况资料:包括患病率、发病率、疾病别发病率、死亡率、死亡原因、死亡顺位、平均期望寿命等。

(2)卫生资源情况资料:包括卫生服务的覆盖率、公平性、可及性(医疗卫生机构的数量与分布、卫生技术人员的数量与结构)等。

(3)基层卫生服务利用情况:包括就诊人数、住院人数、住院率、平均住院日及影响门诊和住院利用的因素等。

(4)居民行为、生活方式资料:包括就医习惯、不良行为、生活方式、药物滥用、健康危险因素、健康意识、健康信念等。

(5)有关社区人口学信息:包括人口数、性别、年龄结构、职业分布、文化程度、重点人群和高危人群的特征等。

(6) 社会和经济指标信息：包括经济收入、就业、生活环境与条件、业余文化生活等。

(7) 社区背景信息：包括地理位置、自然资源、交通、风俗习惯、政府机构分布等。

收集资料的来源与方法：对于人口学统计资料、某些社区健康状况资料（死亡率、死亡原因、死亡顺位等）、社区经济指标、社区背景信息、卫生资源情况等，可利用公安部门、居委会、医疗机构现有的统计资料，或是参考定期普查资料、其他某些社区健康状况资料（患病率、发病率、疾病别发病率），可利用现有的社区健康档案进行统计，如果全科医生现有完备的电子健康档案系统，且社区 COPC 已发展到第 4 级“为每一个居民都建立了健康档案”的程度，这部分资料较易获取；对于基层卫生服务利用情况，可充分利用日常就诊记录获取相关资料；对于有关居民行为、生活方式的资料，可采用专项调查的方法获得，研究方法可包括参与性观察、深入访谈、专题小组讨论、选题小组讨论等，也可采用问卷调查法。

2. 分析社区主要健康问题，提出初步的卫生服务需求　在充分收集有关资料的基础上，分析本社区存在哪些健康问题，及其各自的重要程度。在此基础上，确定本社区的卫生服务需求是什么。

3. 确定社区需解决健康问题的优先权　结合社区存在健康问题的急迫性，现有可利用资源的可及性，健康干预的投入与产出相比的效益性，确定本社区最优先需解决的健康问题。

4. 提出社区健康干预方案　经过团队讨论，在充分考虑到可行性的基础上，制订出一个社区健康干预方案。

5. 写出社区诊断报告　将收集的资料结果、对健康问题的分析、确定下来需优先解决健康问题的结果，以及讨论决定的社区健康干预方案撰写下来，即形成社区诊断报告。

第六节　双向转诊

双向转诊涉及两个方面：一方面，基层医疗卫生机构的全科医生需要对无法确诊及危重的患者转移到上级医疗卫生机构进行治疗；另一方面，上级医疗卫生机构对诊断明确、经过治疗病情稳定转入恢复期的患者，需要将其转回所在辖区基层医疗卫生机构进行继续治疗和康复。其目标是促进“基层首诊、双向转诊、急慢分治、上下联动”的合理就医制度建立。

一、概述

（一）定义

双向转诊是指不同层级医疗卫生机构之间根据患者病情需要互相转诊。基层医疗卫生机构对诊断、治疗有困难的患者转至上级医疗卫生机构，上级医疗卫生机构对病情相对稳定和进行康复治疗的患者转至基层医疗卫生机构。双向转诊实质上是由政府牵头对医疗资源进行优化整合的医改措施之一。

（二）双向转诊的重要性

双向转诊能够合理配置医疗资源，充分利用国家的医疗卫生资源，解决基层医疗卫生机构面临的实际问题。

1. 有效引导患者，通过实施全科医生首诊负责制发挥基层医疗卫生服务机构的作用，方便患者就医，节省医疗费用。

2. 促进卫生资源合理利用，形成层次结构分明、功能定位准确、相互密切合作的医疗卫生服务框架，充分发挥基层医疗卫生机构基本医疗网底作用。

3. 为患者提供连续性、可及性服务。

4. 提升全科医生的诊断、治疗水平及全科临床服务能力。

（三）双向转诊原则

1. 分级诊疗原则　为合理利用医疗卫生资源，按照区域卫生行政规划及医疗卫生保险定点机构管理规定，结合患者需求，基层医疗卫生服务机构与上级医疗卫生机构、专科医院建立双向转诊协作关系，在此基础上建立区域内双向转诊网络。常见病、多发病、慢性病的治疗和康复主要由基层医疗卫生服务机构完成，疑难危重疾病转诊至上级综合或专科医院；经上级医疗卫生机构诊断明确、病情稳定、符合下转指征的病例，则转回基层医疗卫生服务机构进行康复、护理与管理。

2. 就近转诊原则　根据医疗卫生机构区域布局，除有特殊约定的转诊关系外，应按方便、及时、快捷的原则就近转诊。

3. 自主选择原则　坚持以人为本的宗旨，全科医生应尊重患者的知情权，认真介绍可转往的医院及其专科情况，最终由患者自主选择是否转诊及转往的医院。

（四）双向转诊条件

1. 合理的顶层设计　各级政府和卫生行政部门要有合理的区域整体卫生规划和卫生机构设置规划，构建结构适宜的医疗卫生服务体系。

2. 准确定位医疗卫生机构的功能　根据《医疗机构管理条例》有关规定划分不同医疗机构的功能和任务，一级医疗卫生机构承担社区预防保健和常见病、多发病的诊疗工作；而三级医疗卫生机构承担省内及跨省的疑难危重患者的诊治任务，同时还承担医学院校的教学及科研任务。

3. 完善双向转诊的标准和流程　建立双向转诊制度，明确各级医疗卫生机构职能，制定出各级各类医疗机构的诊治范围、诊疗程序、转诊标准及双向转诊路径等，形成完善的分级医疗卫生服务体系。

4. 发挥全科医生及其团队作用　全科医生及其团队是患者和上级医疗卫生机构之间的桥梁，保证患者得到连续、高效和可及的医疗卫生服务。

二、双向转诊指征

（一）向上级医疗机构转诊参考指征

目前《国家基本公共卫生服务规范（第三版）》中已制定孕产妇、高血压患者、2 糖尿病患者、严重精神障碍患者的转诊指征，其他疾病尚未制定统一的标准，指征可参考如下：

1. 急重症及疑难、复杂病例。

2. 法定甲、乙类传染病患者。

3. 因技术、设备条件限制不能诊断、治疗的患者。

4. 由上级医疗机构与社区卫生服务机构共同商定的其他转诊患者。

（二）向基层医疗卫生服务机构转回参考指征

目前尚未制定统一的转回基层医疗卫生服务机构的标准，结合基层医疗卫生服务机构的特点，指征可参考如下：

1. 急性期治疗后病情稳定，具有出院指征，需继续康复治疗的患者。

2. 诊断明确，需要长期治疗的慢性病患者。

3. 其他常见病、多发病患者。

4. 各种恶性肿瘤的晚期、非手术治疗或临终关怀、长期护理的患者。

5. 由上级医疗机构与社区卫生服务机构共同商定的其他转诊患者。

三、双向转诊方法

（一）基层医疗卫生服务机构

1. 基层医疗卫生服务机构和上级医疗卫生机构要把双向转诊工作具体落实，由专人负责，严格按照双向转诊的原则和指征，开辟绿色通道。

2. 全科医生对需要转诊的患者，上转时填写《社区卫生服务双向转诊上转单》，注明初步诊断，由经治医生签字并加盖公章，同时电话通知上级医疗卫生机构分管的工作人员，经认可后转诊。危急重症患者转诊时，需派专人护送，并向接诊医生说明患者病情，同时提供相关的检查、治疗资料。

3. 双向转诊单分存根栏与转诊栏，患者上转时需持“双向转诊转出单”就诊，存根栏由转出基层医疗卫生服务机构留存。

4. 基层医疗卫生服务机构对转回患者及时建立或完善健康档案，结合上级医疗卫生机构的意见制订管理和治疗方案，保证其医疗服务的连续性和有效性。

（二）上级医疗卫生机构

1. 上级医疗卫生机构设立专职机构或指定部门，统一协调管理双向转诊工作，制订具体实施方案，保证双向转诊的畅通。

2. 上级医疗卫生机构接诊后，应认真填写双向转诊单，并及时安排转诊患者至相应病区或门诊。

3. 上级医疗卫生机构对基层医疗卫生机构转诊的患者进行相应的诊断、治疗期间，专科医生有义务接受全科医生的咨询，并将患者的治疗情况及时反馈给全科医生。

4. 当患者诊断明确、病情稳定进入康复期时，专科医生应填写“双向转诊回转单”，说明诊疗过程、继续治疗的建议和注意事项，及时将患者转回基层医疗卫生服务机构，并根据需要指导治疗和康复，必要时再次接受转诊。

5. 实行临床检验及其他大型医疗设备检验自愿共享，共建医联体内检验及各种检查结果可以共享。

注：鉴于现代网络信息的发展，转诊双方均可采用无纸化办公，利用电子化手段提高双向转诊效率。

（三）双向转诊流程图（图 4-1）

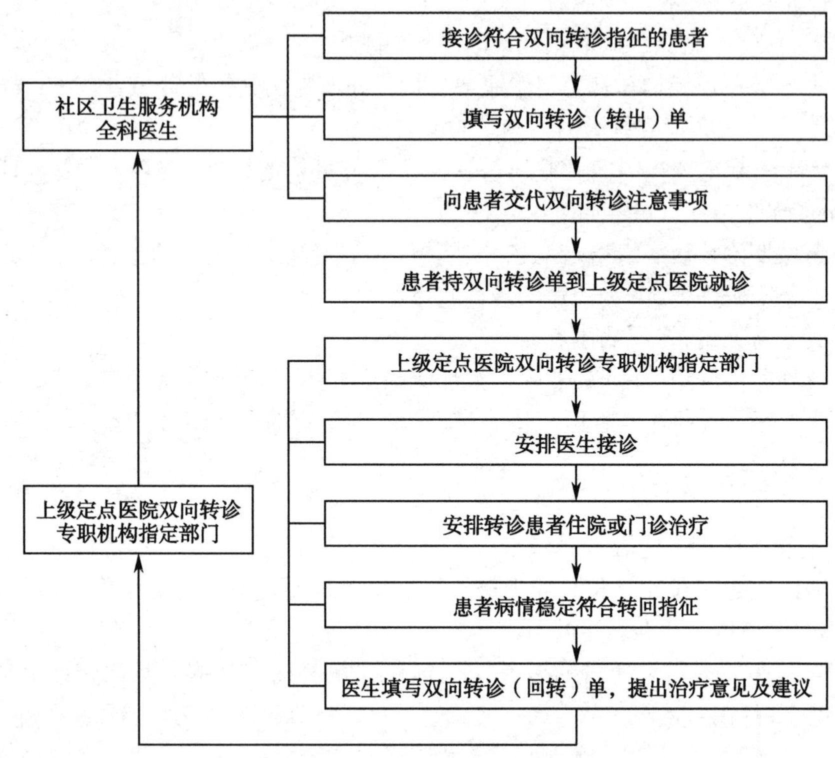

图 4-1 双向转诊流程图

第七节 家庭医生签约服务

一、签约服务提供主体

2018 年，国家卫生健康委员会、国家中医药管理局联合发布《关于规范家庭医生签约服务管理的指导意见》，明确签约服务提供的主体为开展家庭医生签约服务的机构和家庭医生、家庭医生团队。

（一）开展家庭医生签约服务的机构

家庭医生签约服务主要由各类基层医疗卫生机构提供，鼓励社会办基层医疗机构结合实际开展适宜的签约服务。承担签约服务的医疗机构应当依法取得《医疗机构执业许可证》，并配置与签约服务相适应的人员及设施设备。

（二）家庭医生

现阶段家庭医生主要包括基层医疗卫生机构注册全科医生（含助理全科医生和中医类别全科医生），具备能力的乡镇卫生院医师、乡村医生和中医类别医师；执业注册为全科医学专业或经全科医生相关培训合格、选择基层医疗卫生机构开展多点执业的在岗临床医师；经全科医生相关培训合格的中级以上职称退休临床医师。原则上每名家庭医生签约人数不超过 2 000 人。

（三）家庭医生团队

原则上以团队服务形式开展家庭医生签约服务。每个团队至少配备1名家庭医生、1名护理人员，原则上由家庭医生担任团队负责人。家庭医生团队可根据居民健康需求和签约服务内容选配成员，包括但不限于：公共卫生医师（含助理公共卫生医师）、专科医师、药师、健康管理师、中医保健调理师、心理治疗师或心理咨询师、康复治疗师、团队助理、计生专干、社工、义工等。开展家庭医生签约服务的机构要建立健全家庭医生团队管理制度，明确团队工作流程、岗位职责、考核办法、绩效分配办法等。团队负责人负责本团队成员的任务分配、管理和考核。

二、签约服务对象及协议

（一）服务对象范围

家庭医生签约服务对象主要为家庭医生团队所在基层医疗卫生机构服务区域内的常住人口，也可跨区域签约，建立有序竞争机制。现阶段，家庭医生签约服务重点人群包括：老年人、孕产妇、儿童、残疾人、贫困人口、计划生育特殊家庭成员以及高血压、糖尿病、结核病和严重精神障碍患者等。

（二）签约居民的责任与义务

签约居民可自愿选择家庭医生团队签约，并对协议签订时提供的证件、资料的合法性和真实性负责。签约居民须履行签约服务协议中约定的各项义务，并按照约定支付相应的签约服务费。

（三）服务协议

原则上每位居民在签约周期内自愿选择1个家庭医生团队签约。协议签订前，家庭医生应当充分告知签约居民约定的服务内容、方式、标准、期限和权利义务等信息；协议有效期原则上为1年；协议内容应当包括居民基本信息，家庭医生服务团队和所在机构基本信息、服务内容、方式、期限、费用，双方的责任、权利、义务以及协议的解约和续约情况等。签约团队需在签约期满前向签约居民告知续约事宜。服务期满后需续约、解约或更换家庭医生团队的，应当重新办理相应手续。基层医疗卫生机构对持有《母子健康手册》的孕产妇及儿童，在充分告知的基础上，视同与其签订家庭医生服务协议。

三、签约服务内容

家庭医生团队在医疗机构执业登记和工作职责范围内应当根据签约居民的健康需求，依法依约为其提供基础性和个性化签约服务。基础性签约服务包括基本医疗服务和基本公共卫生服务。个性化签约服务是在基础性签约服务的内容之外，根据居民差异化的健康需求制定针对性的服务内容。家庭医生团队应当结合自身服务能力及医疗卫生资源配置情况，为签约居民提供以下服务：

（一）基本医疗服务

涵盖常见病和多发病的中西医诊治、合理用药、就医指导等。

（二）公共卫生服务

涵盖国家基本公共卫生服务项目和规定的其他公共卫生服务。

（三）健康管理服务

对签约居民开展健康状况评估，在评估的基础上制定健康管理计划，包括健康管理周期、健康指导内容、健康管理计划成效评估等，并在管理周期内依照计划开展健康指导服务等。

（四）健康教育与咨询服务

根据签约居民的健康需求、季节特点、疾病流行情况等，通过门诊服务、出诊服务、网络互动平台等途径，采取面对面、社交软件、电话等方式提供个性化健康教育和健康咨询等。

（五）优先预约服务

通过互联网信息平台预约、现场预约、社交软件预约等方式，家庭医生团队优先为签约居民提供本机构的专科科室预约、定期家庭医生门诊预约、预防接种以及其他健康服务的预约服务等。

（六）优先转诊服务

家庭医生团队要对接二级及以上医疗机构相关转诊负责人员，为签约居民开通绿色转诊通道，提供预留号源、床位等资源，优先为签约居民提供转诊服务。

（七）出诊服务

在有条件的地区，针对行动不便、符合条件且有需求的签约居民，家庭医生团队可在服务对象居住场所按规范提供可及的治疗、康复、护理、安宁疗护、健康指导及家庭病床等服务。

（八）药品配送与用药指导服务

有条件的地区，可为有实际需求的签约居民配送医嘱内药品，并给予用药指导服务。

（九）长期处方服务

家庭医生在保证用药安全的前提下，可为病情稳定、依从性较好的签约慢性病患者酌情增加单次配药量，延长配药周期，原则上可开具4～8周长期处方，但应当注明理由，并告知患者关于药品储存、用药指导、病情监测、不适随诊等用药安全信息。

（十）中医药“治未病”服务

根据签约居民的健康需求，在中医医师的指导下，提供中医健康教育、健康评估、健康干预等服务。

（十一）各地因地制宜开展的其他服务。

四、落实签约服务费

（一）签约服务费的内涵

签约服务费是家庭医生团队与居民建立契约服务关系、在签约周期内履行相应的健康服务责任的费用，体现医务人员作为“健康守门人”和“费用守门人”的劳务价值。家庭医生在为签约居民提供基本医疗和基本公共卫生服务之外，按照签约服务全方位全过程健康服务的要求，签订协议、提供健康咨询，了解签约居民健康状况并实施健康干预、评估、管理，协调转诊、康复指导等服务所需劳务成本，由签约服务费予以补偿。

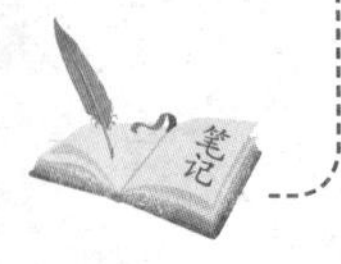

（二）签约服务费的来源及分配

签约服务费可由医保基金、基本公共卫生服务经费和签约居民付费等分担。要积极争取财政、扶贫、残联等部门支持，拓宽签约服务费筹资渠道。依据各地实际情况，合理核算家庭医生签约服务费收费标准。签约服务费作为家庭医生团队所在基层医疗卫生机构收入组成部分，按照“两个允许”的要求用于人员薪酬分配，体现多劳多得。原则上应当将不低于 70% 的签约服务费用于家庭医生团队，并根据服务数量、服务质量、居民满意度等考核结果进行合理分配。

五、优化签约服务技术支撑

（一）推动优质医疗资源向基层流动

鼓励医联体内二级及以上医疗机构卫生技术人员依法到基层医疗卫生机构执业，参与家庭医生签约服务。鼓励各级中医医疗机构选派中医类别医师为家庭医生团队提供技术支持和业务指导，推广中医药服务。通过科室共建、全专科联合门诊、带教示范等形式，加强对家庭医生团队的业务培训和技术指导。通过远程会诊、远程心电诊断、远程影像诊断等服务，促进医联体内机构间检查检验结果实时查阅、互认共享。将医联体内二级及以上医疗机构支持基层医疗卫生机构开展签约服务纳入对医联体的考核评价体系。

（二）推动区域医疗卫生资源共建共享

鼓励通过购买服务等形式，将二级及以上医疗机构的检查检验、医学影像、消毒供应等资源向基层医疗卫生机构开放，有条件的地区可建立区域医学影像中心、检查检验中心、消毒供应中心、后勤服务中心等，提升基层医疗服务能力和效率。

六、完善双向转诊机制

（一）畅通上转渠道

二级及以上医疗机构要为基层医疗卫生机构开设绿色通道，指定专人负责与家庭医生对接，对需转诊的患者及时予以转诊。要赋予家庭医生一定比例的医院专家号、住院床位等资源，对经家庭医生团队转诊的患者提供优先接诊、优先检查、优先住院等服务。

（二）精准对接下转患者

经上级医院治疗后的急性病恢复期患者、术后恢复期患者及危重症稳定期患者，应当及时下转至基层医疗卫生机构，由家庭医生团队指导或协调继续治疗与康复。

（三）提高转诊的保障能力

根据下转签约患者的实际用药需求，适当放宽基层医疗卫生机构用药目录，与上级医院有效衔接，依据病情可延用上级医院医嘱处方药品。利用信息化手段完善医联体内沟通交流机制，保障转诊签约患者在上下级医疗机构诊疗信息的连续性。

七、推进“互联网+”家庭医生签约服务

（一）加快区域智能化信息平台建设与应用

加强二级及以上医疗机构对基层医疗卫生机构的信息技术支撑，促进医联体内

不同层级、不同类别医疗机构间的信息整合，逐步实现医联体内签约居民健康数据共建共享。探索利用智能化信息平台对签约服务数量、履约情况、居民满意率等进行管理、考核与评价，提高签约服务工作的管理效率。

（二）搭建家庭医生与签约居民交流互动平台

鼓励家庭医生利用网站、手机应用程序等媒介，为签约居民在线提供健康咨询、预约转诊、慢性病随访、健康管理、延伸处方等服务，借助微博、微信等方式，建立签约居民"病友俱乐部""健康粉丝群"等互动交流平台，改善签约居民服务感受。

（三）开展网上签约

鼓励有条件的地区开展网上签约服务，建立签约服务网站、手机客户端等网上签约平台，居民可通过网上签约平台向家庭医生提出签约申请，在阅读且同意签约协议、提交身份认证信息进行审核后，视为签订服务协议。

八、强化签约服务的管理与考核

（一）加强行政部门对签约服务的考核

省级、市级卫生健康行政部门和中医药主管部门加强与相关部门的沟通，健全签约服务考核评价机制，组织开展考核评价工作。县区级卫生健康行政部门对辖区内基层医疗卫生机构签约服务工作实施考核，可根据实际情况与其他考核统筹安排。以签约对象数量与构成、服务质量、健康管理效果、签约居民基层就诊比例、居民满意度等为核心考核指标。考核结果与基层医疗卫生机构绩效工资总量和主要负责人薪酬挂钩。

（二）健全机构内部管理机制

基层医疗卫生机构应当完善家庭医生签约服务管理考核工作机制。以家庭医生团队组成、服务对象的数量、履约率、续约率、服务数量、服务质量、签约居民满意度和团队成员满意度等为核心考核指标，考核结果同家庭医生团队和个人绩效分配挂钩。

（三）建立居民反馈机制

基层医疗卫生机构建立畅通、便捷的服务反馈渠道，及时处理签约居民的投诉与建议，并将其作为家庭医生团队绩效考核的重要依据。

（四）严格依法执业

家庭医生团队在开展诊疗活动过程中应当遵守国家法律法规及政策的相关要求。超出执业范围、使用非卫生技术人员从事诊疗工作、使用未经批准使用的药品、消毒药剂和医疗器械的，由有关部门依法依规处理。

九、加强签约服务的宣传与培训

（一）广泛开展宣传

各地要充分发挥公共媒体作用，加强对现阶段我国家庭医生签约服务内涵和特点的宣传，合理引导居民预期。要积极挖掘树立服务质量好、百姓认可度高的优秀家庭医生典型，发挥正面示范作用，增强家庭医生职业荣誉感，提高社会认可度，为家庭医生签约服务营造良好的社会氛围。

（二）做好相关培训

各地要开展对基层医疗卫生机构管理人员的政策培训，进一步统一思想、形成共识。加强对家庭医生团队常见病、多发病诊疗服务能力的技能培训，提升高血压、糖尿病、结核病、严重精神障碍等管理能力和儿科、口腔、康复、中医药、心理卫生、避孕节育咨询指导等服务能力。

第八节　家庭病床

一、定义

家庭病床是指与居民签约的家庭医生对需要上门连续接受治疗和护理服务者，由基层医疗卫生机构派出家庭医生团队、以患者家庭为基本单位设立签约家庭病床。家庭医生团队制订治疗护理方案，定期查房，按医嘱上门护理、治疗、记录健康档案。这样一种全程可及的服务形式即为家庭病床。

家庭病床应遵循方便、经济和高效的原则，以全科医学、老年医学、康复医学、心理行为医学、保健医学和营养学为理论指导，为患者提供集医疗、保健、康复、健康教育及预防为一体的综合、连续的家庭医生签约服务。

二、家庭病床的服务目的

1. 在患者及家庭方面　提供持续性医疗照护，使患者出院后仍能获得较为完整的照顾，降低出院患者的再住院率及急诊的求诊频率；节省医疗费用，减少患者家属往返医院次数，减少家庭负担，促进家属学习照顾患者的知识与技能，提高自我照顾能力。

2. 在医疗机构方面　可以缩短患者住院日数，增加病床利用率；扩展医疗领域，促进全科医学、家庭医学及医养融合的发展。

三、家庭病床的服务对象

家庭病床的服务对象包括：老、弱、幼、残、行动不便及季节性发病者；无须住院治疗的慢性病患者；经前阶段住院治疗，病情已基本稳定，可以出院继续治疗或康复恢复者；诊断基本明确，需住院治疗但医院无床位的待入院者；限于病情和各方面条件在家进行对症治疗者。

四、家庭病床的类型

家庭病床可分为医疗型、康复型、临终关怀型和综合型。

1. 医疗型　收治老年慢性病为主的卧床患者。

2. 康复型　心脑血管疾病的康复期，可能或已经遗留功能障碍、残疾，需进行社区康复的患者。

3. 临终关怀型　以肿瘤晚期人文关怀为特点的临终关怀照顾也是家庭病床的一种形式。

4. 综合型 以诊断明确、治疗方案单一、长期卧床、适宜家庭治疗的慢性病患者为对象。根据病情制订治疗计划，培训家属掌握必要的照顾知识，做好家庭护理，预防和减少并发症的发生。

五、家庭病床的管理

1. 家庭病床的建立 通常由患者家庭提出申请，家庭医生上门进行家庭医生签约服务，确认并开始建立家庭病床病历，制订诊断、治疗和护理方案，确定上门服务周期，约定上门日期，完成建立家庭病床程序。家庭病床的数量应根据社区居民的需要与基层医疗机构工作能力设置。专职家庭病床医护人员数量由家庭病床的数量而定，一般两者的比率为1∶(15～20)，兼职家庭病床医生的数量与家庭病床数量的比率一般为1∶8。

2. 家庭病床的服务项目 除定期上门服务、观察病情和进行治疗外，根据患者病情需要，可提供采集血及尿化验标本、外科换药、心电图检查、治疗性灌肠、喷雾吸入治疗、心理咨询和健康咨询等。

家庭病床的服务是家庭医生与家庭面对面交往的过程，家庭医生可以了解家庭动力学过程，评价家庭功能状况，鉴定家庭问题的性质和原因，帮助家庭制订干预计划，并实施计划。家庭治疗的过程归结为会谈、观察、家庭评估、干预和效果评价五个基本方面。

3. 建立分级查床制度，提高家庭病床质量 家庭病床查床应和医院住院患者一样，实行分级查床制度，每位患者由固定的一名家庭医生负责日常查床工作并完成病程记录。据各地经验，为确保查床质量，每日查床数不要超过8位患者，以使每个患者都有足够的查床时间。主治医生在新患者建床一周后完成第二级查床，主要审定治疗方案和修改病历。第三级查床应由高级医生(副主任医师或以上)进一步完善治疗方案。

六、家庭病床的评价

1. 评价的内容

(1) 对家庭成员方面的评价：其一是患者和家属日常生活质量提高的程度，包括患者或残疾人及其家庭成员能够逐渐“适应”疾病，并从中寻找新的生活乐趣，未因照顾患者造成自身健康状况下降；其二是患者和家属对家庭健康问题的理解程度；其三是患者和家属情绪稳定程度，能否理智地参与解决家庭的健康问题。

(2) 促进家庭成员相互作用方面的评价：其一是家庭成员之间的亲密程度和相互合作的信心，相互理解和交流，相互考虑并理解对方的需求；其二是家庭成员由于家庭健康问题发生改变时，其原有的角色是否及时调整并参与相应角色工作的分担；其三是家庭成员是否能以家庭成员为主体判断和应对问题，并为此收集相关资料，在家庭内部商讨解决办法。

(3) 促进家庭和社会关系方面的评价：为解决家庭健康问题是否积极有效地利用相应的社会资源，家庭的需求是否与全科医生的计划相一致并努力；同时家庭成员是否积极地调整家庭环境，向有利于家庭健康的方向努力；是否能够得到近邻的帮助。

2. 评价的结果

（1）修改治疗干预计划：当新问题出现或实施方法不符合实际情况时，全科医生应和家属一起修改计划并付诸实施。

（2）终止治疗计划：问题得到解决并达到预期目标时，全科医生可终止对该家庭的服务。

（罗　斌　魏晓娜）

复习思考题

1. 基层卫生服务内容的基本概念与特点是什么？
2. 基层卫生服务的主要工作内容有哪些？
3. 社区照顾的概念和目标是什么？
4. 双向转诊指征主要有哪些？

PPT 课件

第五章

基本公共卫生服务

培训目标

1. 掌握各项基本公共卫生服务的服务内容。
2. 熟悉各项基本公共卫生服务的服务人群和服务流程。
3. 了解各项基本公共卫生服务的相关表单。

为了促进基本公共卫生服务逐步均等化，自 2009 年开始在全国范围内开展国家基本公共卫生服务。基本公共卫生服务内容包括：居民健康档案管理服务、健康教育服务、预防接种服务、0～6 岁儿童健康管理服务、孕产妇健康管理服务、老年人健康管理服务、慢性病患者健康管理服务（包括高血压患者健康管理和 2 型糖尿病患者健康管理）、严重精神障碍患者管理服务、肺结核患者健康管理服务、中医药健康管理服务、传染病及突发公共卫生事件报告和处理服务、卫生计生监督协管服务等。各项基本公共卫生服务内容包括有服务人群、服务内容、服务流程、服务记录相关表单等。

第一节　居民健康档案管理服务

一、服务人群

基层医疗卫生服务机构管辖内的常住居民（辖区内居住半年以上的居民）。

二、服务内容

服务内容包括居民健康档案的内容、建立、使用、终止和保存。

（一）居民健康档案的内容

包括个人基本信息、健康体检、重点人群健康管理记录和其他医疗卫生服务记录。

（二）居民健康档案的建立

基层医疗卫生服务机构的医务人员通过门诊、义诊、疾病筛查等多种途径给管辖区域内的常住居民建立居民电子健康档案，填写并发放居民健康档案信息卡。

（三）居民健康档案的使用

1. 为已建档居民提供基本医疗或国家基本公共卫生服务时，在提供服务完成后，调取其电子健康档案，及时更新、补充电子健康档案相应记录内容。

2. 对于需要转诊或会诊的居民，接诊医生填写转诊、会诊记录，并将记录内容填写在居民电子健康档案的转诊、会诊记录相关表单中。

（四）居民健康档案的终止和保存

1. 因居民死亡、失访时，其电子健康档案即为终止并在个人信息表空白处记录死亡或失访日期；对于迁出辖区的居民，终止其电子健康档案并记录迁出日期，同时记录其迁往地点的基本情况、档案交接记录等。

2. 健康档案管理要注意防盗、防晒、防高温、防火、防潮、防尘、防鼠和防虫等。电子健康档案应有专（兼）职人员维护。健康档案保存时间参照病历的保存年限、方式负责保存。

三、服务流程

（一）确定建档对象流程（图 5-1）

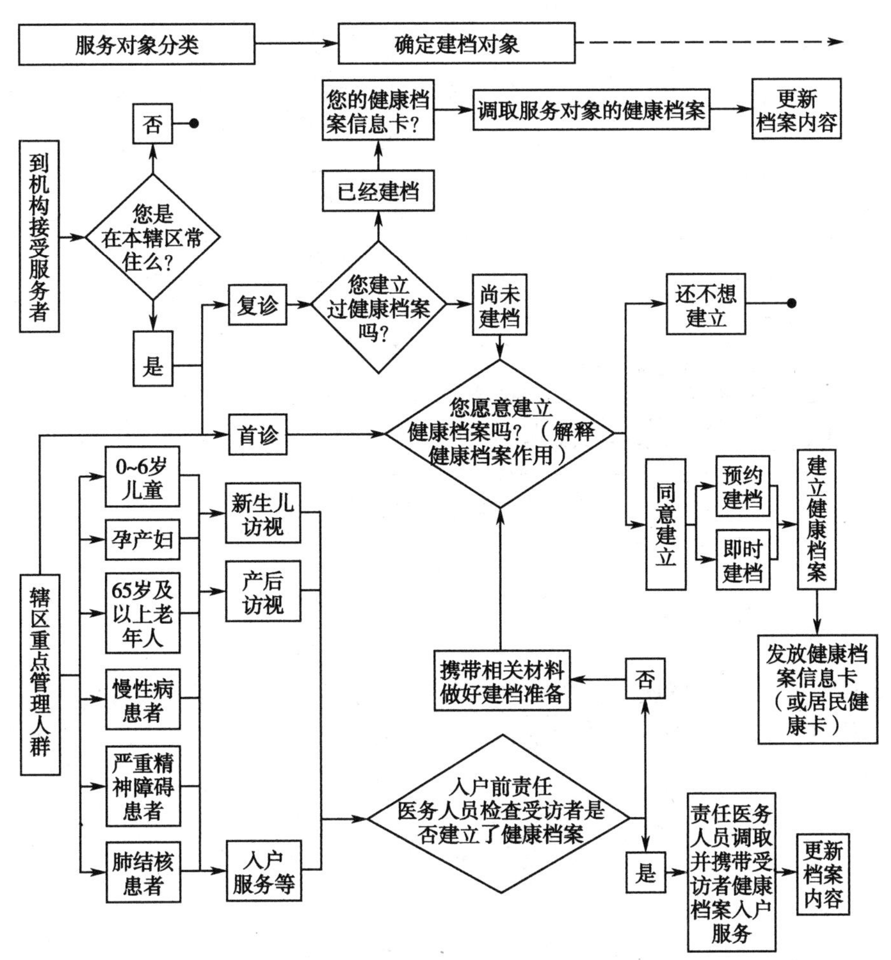

图 5-1 居民健康档案建档流程图

注：参考《国家基本公共卫生服务规范（第三版）》。

（二）居民健康档案管理流程（图 5-2）

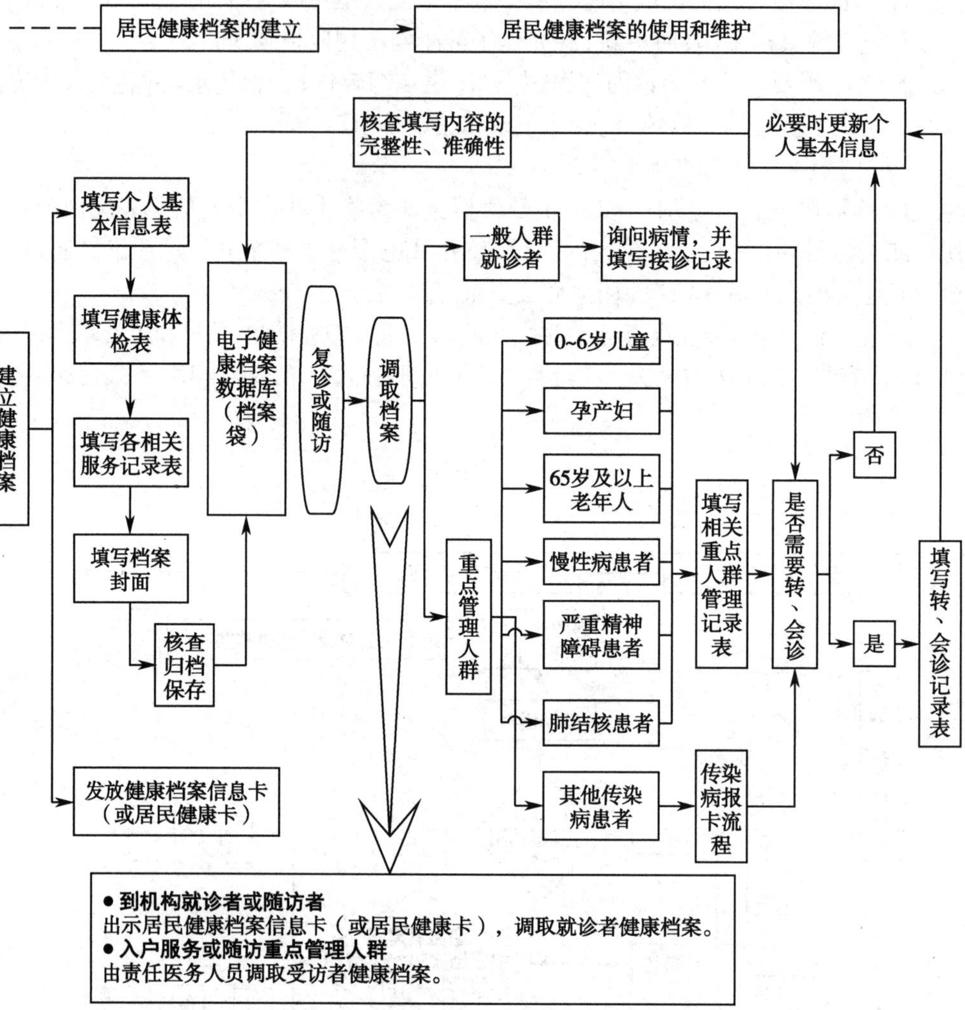

居民健康档案的建立

居民健康档案的使用和维护

建立健康档案

填写个人基本信息表

填写健康体检表

填写各相关服务记录表

填写档案封面

核查归档保存

发放健康档案信息卡（或居民健康卡）

电子健康档案数据库（档案袋）

核查填写内容的完整性、准确性

复诊或随访

调取档案

一般人群就诊者

询问病情，并填写接诊记录

重点管理人群

0~6岁儿童

孕产妇

65岁及以上老年人

慢性病患者

严重精神障碍患者

肺结核患者

其他传染病患者

填写相关重点人群管理记录表

传染病报卡流程

是否需要转、会诊

否

是

必要时更新个人基本信息

填写转、会诊记录表

- **到机构就诊者或随访者**
出示居民健康档案信息卡（或居民健康卡），调取就诊者健康档案。
- **入户服务或随访重点管理人群**
由责任医务人员调取受访者健康档案。

图 5-2 居民健康档案管理流程图

注：参考《国家基本公共卫生服务规范（第三版）》。

四、相关表单

居民健康档案管理服务的相关表单包括居民健康档案封面、个人基本信息表、健康体检表、接诊记录表、会诊记录表、双向转诊单、居民健康档案信息卡（表 5-1～表 5-7）。

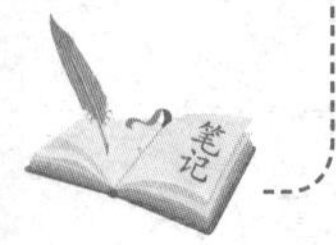

表 5-1　居民健康档案封面

编号□□□□□□-□□□-□□□-□□□□□

居民健康档案

姓　　名：________________

现 住 址：________________

户籍地址：________________

联系电话：________________

乡镇(街道)名称：________________

村(居)委会名称：________________

建档单位：________________

建 档 人：________________

责任医生：________________

建档日期：______年____月____日

注：参考《国家基本公共卫生服务规范(第三版)》。

表 5-2　个人基本信息表

姓名：　　　　　　　　　　　　　　　　　　　　　　　编号□□□-□□□□□

<table>
<tr><td colspan="2">性别</td><td colspan="3">1 男 2 女 9 未说明的性别 0 未知的性别　□</td><td>出生日期</td><td>□□□□ □□ □□</td></tr>
<tr><td colspan="2">身份证号</td><td colspan="2"></td><td>工作单位</td><td colspan="2"></td></tr>
<tr><td colspan="2">本人电话</td><td></td><td>联系人姓名</td><td></td><td>联系人电话</td><td></td></tr>
<tr><td colspan="2">常住类型</td><td colspan="2">1 户籍　2 非户籍　□</td><td>民族</td><td colspan="2">01 汉族 99 少数民族______　□</td></tr>
<tr><td colspan="2">血型</td><td colspan="5">1 A 型　2 B 型　3 O 型　4 AB 型　5 不详 / RH：1 阴性 2 阳性 3 不详　□/□</td></tr>
<tr><td colspan="2">文化程度</td><td colspan="5">1 研究生　2 大学本科　3 大学专科和专科学校　4 中等专业学校　5 技工学校　6 高中　7 初中　8 小学　9 文盲或半文盲　10 不详　□</td></tr>
<tr><td colspan="2">职业</td><td colspan="5">1 国家机关、党群组织、企业、事业单位负责人　2 专业技术人员　3 办事人员和有关人员　4 商业、服务业人员　5 农、林、牧、渔、水利业生产人员　6 生产、运输设备操作人员及有关人员　7 军人　8 不便分类的其他从业人员　9 无职业　□</td></tr>
<tr><td colspan="2">婚姻状况</td><td colspan="5">1 未婚　2 已婚　3 丧偶　4 离婚　5 未说明的婚姻状况　□</td></tr>
<tr><td colspan="2">医疗费用支付方式</td><td colspan="5">1 城镇职工基本医疗保险　2 城镇居民基本医疗保险　3 新型农村合作医疗　4 贫困救助　5 商业医疗保险　6 全公费　7 全自费　□/□/□
8 其他____</td></tr>
<tr><td colspan="2">药物过敏史</td><td colspan="5">1 无　2 青霉素　3 磺胺　4 链霉素　5 其他________　□/□/□/□</td></tr>
<tr><td colspan="2">暴 露 史</td><td colspan="5">1 无　2 化学品　3 毒物　4 射线　□/□/□</td></tr>
<tr><td rowspan="4">既往史</td><td>疾病</td><td colspan="5">1 无　2 高血压　3 糖尿病　4 冠心病　5 慢性阻塞性肺疾病　6 恶性肿瘤______　7 脑卒中　8 严重精神障碍　9 结核病　10 肝炎　11 其他法定传染病　12 职业病____13 其他______
□ 确诊时间　年　月 / □ 确诊时间　年　月 / □ 确诊时间　年　月
□ 确诊时间　年　月 / □ 确诊时间　年　月 / □ 确诊时间　年　月</td></tr>
<tr><td>手术</td><td colspan="5">1 无　2 有：名称①______时间______ / 名称②________ 时间________　□</td></tr>
<tr><td>外伤</td><td colspan="5">1 无　2 有：名称①______时间______ / 名称②________ 时间________　□</td></tr>
<tr><td>输血</td><td colspan="5">1 无　2 有：原因①______时间______ / 原因②________ 时间________　□</td></tr>
</table>

续表

家族史	父亲	□/□/□/□/□/□____	母亲	□/□/□/□/□/□____
	兄弟姐妹	□/□/□/□/□/□____	子女	□/□/□/□/□/□____
	1无 2高血压 3糖尿病 4冠心病 5慢性阻塞性肺疾病 6恶性肿瘤 7脑卒中 8严重精神障碍 9结核病 10肝炎 11先天畸形 12其他______			
遗传病史	1无 2有：疾病名称 ______			□
残疾情况	1无残疾 2视力残疾 3听力残疾 4言语残疾 5肢体残疾 6智力残疾 7精神残疾 8其他残疾______			□/□/□/□/□/□
生活环境*	厨房排风设施	1无 2油烟机 3换气扇 4烟囱		□
	燃料类型	1液化气 2煤 3天然气 4沼气 5柴火 6其他______		□
	饮水	1自来水 2经净化过滤的水 3井水 4河湖水 5塘水 6其他______		□
	厕所	1卫生厕所 2一格或二格粪池式 3马桶 4露天粪坑 5简易棚厕		□
	禽畜栏	1无 2单设 3室内 4室外		□

注：参考《国家基本公共卫生服务规范（第三版）》。

表5-3 健康体检表

姓名：　　　　　　　　　　　　　　　　　　　　　　编号□□□-□□□□□

体检日期	年 月 日		责任医生		
内容	检查项目				
症状	1无症状 2头痛 3头晕 4心悸 5胸闷 6胸痛 7慢性咳嗽 8咳痰 9呼吸困难 10多饮 11多尿 12体重下降 13乏力 14关节肿痛 15视力模糊 16手脚麻木 17尿急 18尿痛 19便秘 20腹泻 21恶心呕吐 22眼花 23耳鸣 24乳房胀痛 25其他 ______ □/□/□/□/□/□/□/□/□/□				
一般状况	体温	℃	脉率		次/min
	呼吸频率	次/min	血压	左侧	/ mmHg
				右侧	/ mmHg
	身高	cm	体重		kg
	腰围	cm	体重指数（BMI）		kg/m^2
	老年人健康状态自我评估*	1满意 2基本满意 3说不清楚 4不太满意 5不满意			□
	老年人生活自理能力自我评估*	1可自理（0～3分） 2轻度依赖（4～8分） 3中度依赖（9～18分） 4不能自理（≥19分）			□
	老年人认知功能*	1粗筛阴性 2粗筛阳性，简易智力状态检查，总分________			□
	老年人情感状态*	1粗筛阴性 2粗筛阳性，老年人抑郁评分检查，总分________			□

续表

生活方式	体育锻炼	锻炼频率	1 每天　2 每周一次以上　3 偶尔　4 不锻炼	□
		每次锻炼时间	分钟　坚持锻炼时间　年	
		锻炼方式		
	饮食习惯		1 荤素均衡　2 荤食为主　3 素食为主　4 嗜盐　5 嗜油　6 嗜糖	□/□/□
	吸烟情况	吸烟状况	1 从不吸烟　2 已戒烟　3 吸烟	□
		日吸烟量	平均________支	
		开始吸烟年龄	______岁　戒烟年龄　________岁	
	饮酒情况	饮酒频率	1 从不　2 偶尔　3 经常　4 每天	□
		日饮酒量	平均________两	
		是否戒酒	1 未戒酒　2 已戒酒，戒酒年龄：____岁	□
		开始饮酒年龄	岁　近一年内是否曾醉酒　1 是　2 否	□
		饮酒种类	1 白酒　2 啤酒　3 红酒　4 黄酒　5 其他____	□/□/□/□
	职业病危害因素接触史		1 无　2 有（工种______从业时间____年）	□
			毒物种类　粉尘______________防护措施 1 无 2 有____	□
			放射物质____________防护措施 1 无 2 有____	□
			物理因素____________防护措施 1 无 2 有____	□
			化学物质____________防护措施 1 无 2 有____	□
			其他______________防护措施 1 无 2 有____	□
脏器功能	口腔		口唇　1 红润　2 苍白　3 发绀　4 皲裂　5 疱疹	□
			齿列　1 正常　2 缺齿─┼─　3 龋齿─┼─　4 义齿（假牙）─┼─	□/□/□
			咽部　1 无充血　2 充血　3 淋巴滤泡增生	□
	视力		左眼 ______右眼 ______（矫正视力：左眼 ______右眼 ______）	
	听力		1 听见　2 听不清或无法听见	□
	运动功能		1 可顺利完成　2 无法独立完成任何一个动作	□
查体	眼底 *		1 正常　2 异常______________	□
	皮肤		1 正常　2 潮红　3 苍白　4 发绀　5 黄染　6 色素沉着　7 其他____	□
	巩膜		1 正常　2 黄染　3 充血　4 其他______	□
	淋巴结		1 未触及　2 锁骨上　3 腋窝　4 其他______	□
	肺		桶状胸：1 否　2 是	□
			呼吸音：1 正常　2 异常_______	□
			啰　音：1 无　2 干啰音　3 湿啰音　4 其他______	□
	心脏		心率：________ 次 /min　心律：1 齐　2 不齐　3 绝对不齐	□
			杂音：1 无　2 有________	□
	腹部		压痛：1 无　2 有_______	□
			包块：1 无　2 有_______	□
			肝大：1 无　2 有_______	□
			脾大：1 无　2 有_______	□
			移动性浊音：1 无　2 有______	□

续表

查体	下肢水肿		1 无　2 单侧　3 双侧不对称　4 双侧对称	□
	足背动脉搏动 *		1 未触及　2 触及双侧对称　3 触及左侧弱或消失　4 触及右侧弱或消失	□
	肛门指诊 *		1 未及异常　2 触痛　3 包块　4 前列腺异常　5 其他_____	□
	乳腺 *		1 未见异常　2 乳房切除　3 异常泌乳　4 乳腺包块　5 其他______	□/□/□/□
	妇科 *	外阴	1 未见异常　2 异常______________________________	□
		阴道	1 未见异常　2 异常______________________________	□
		宫颈	1 未见异常　2 异常______________________________	□
		宫体	1 未见异常　2 异常______________________________	□
		附件	1 未见异常　2 异常______________________________	□
	其他 *			
辅助检查	血常规 *		血红蛋白________g/L 白细胞________$\times10^9$/L 血小板______$\times10^9$/L 其他____________________________________	
	尿常规 *		尿蛋白________尿糖________尿酮体________尿潜血________ 其他____________________________________	
	空腹血糖 *		________mmol/L 或________mg/dL	
	心电图 *		1 正常　2 异常_______________________________________	□
辅助检查	尿微量白蛋白 *		________mg/dL	
	大便潜血 *		1 阴性　2 阳性	□
	糖化血红蛋白 *		________%	
	乙型肝炎表面抗原 *		1 阴性　2 阳性	□
	肝功能 *		血清谷丙转氨酶________U/L　血清谷草转氨酶______U/L 白蛋白________________g/L　总胆红素____________μmol/L 结合胆红素__________μmol/L	
	肾功能 *		血清肌酐________μmol/L　血尿素________mmol/L 血钾浓度________mmol/L　血钠浓度________mmol/L	
	血脂 *		总胆固醇______mmol/L　甘油三酯______mmol/L 血清低密度脂蛋白胆固醇__________mmol/L 血清高密度脂蛋白胆固醇__________mmol/L	
	胸部 X 线片 *		1 正常　2 异常________________	□
	B 超 *		腹部 B 超　1 正常　2 异常________________	□
			其他　1 正常　2 异常________________	□
	宫颈涂片 *		1 正常　2 异常________________	□
	其他 *			

续表

<table>
<tr><td rowspan="11">现存主要健康问题</td><td rowspan="2">脑血管疾病</td><td colspan="4">1 未发现　2 缺血性卒中　3 脑出血　4 蛛网膜下腔出血　5 短暂性脑缺血发作</td></tr>
<tr><td colspan="4">6 其他________　□/□/□/□/□</td></tr>
<tr><td rowspan="2">肾脏疾病</td><td colspan="4">1 未发现　2 糖尿病肾病　3 肾功能衰竭　4 急性肾炎　5 慢性肾炎</td></tr>
<tr><td colspan="4">6 其他________　□/□/□/□/□</td></tr>
<tr><td rowspan="2">心脏疾病</td><td colspan="4">1 未发现　2 心肌梗死　3 心绞痛　4 冠状动脉血运重建　5 充血性心力衰竭</td></tr>
<tr><td colspan="4">6 心前区疼痛　7 其他________　□/□/□/□/□/□</td></tr>
<tr><td>血管疾病</td><td colspan="4">1 未发现 2 夹层动脉瘤 3 动脉闭塞性疾病
4 其他______　□/□/□</td></tr>
<tr><td rowspan="2">眼部疾病</td><td colspan="4">1 未发现 2 视网膜出血或渗出 3 视乳头水肿 4 白内障</td></tr>
<tr><td colspan="4">5 其他________　□/□/□/□</td></tr>
<tr><td>神经系统疾病</td><td colspan="4">1 未发现 2 有 ________　□</td></tr>
<tr><td>其他系统疾病</td><td colspan="4">1 未发现 2 有 ________　□</td></tr>
<tr><td rowspan="6">住院治疗情况</td><td rowspan="3">住院史</td><td>入/出院日期</td><td>原 因</td><td>医疗机构名称</td><td>病案号</td></tr>
<tr><td>/</td><td></td><td></td><td></td></tr>
<tr><td>/</td><td></td><td></td><td></td></tr>
<tr><td rowspan="3">家庭病床史</td><td>建/撤床日期</td><td>原 因</td><td>医疗机构名称</td><td>病案号</td></tr>
<tr><td>/</td><td></td><td></td><td></td></tr>
<tr><td>/</td><td></td><td></td><td></td></tr>
</table>

<table>
<tr><td rowspan="7">主要用药情况</td><td>药物名称</td><td>用法</td><td>用量</td><td>用药时间</td><td>服药依从性
1 规律　2 间断　3 不服药</td></tr>
<tr><td>1</td><td></td><td></td><td></td><td></td></tr>
<tr><td>2</td><td></td><td></td><td></td><td></td></tr>
<tr><td>3</td><td></td><td></td><td></td><td></td></tr>
<tr><td>4</td><td></td><td></td><td></td><td></td></tr>
<tr><td>5</td><td></td><td></td><td></td><td></td></tr>
<tr><td>6</td><td></td><td></td><td></td><td></td></tr>
<tr><td rowspan="4">非免疫规划预防接种史</td><td>名称</td><td>接种日期</td><td colspan="3">接种机构</td></tr>
<tr><td>1</td><td></td><td colspan="3"></td></tr>
<tr><td>2</td><td></td><td colspan="3"></td></tr>
<tr><td>3</td><td></td><td colspan="3"></td></tr>
<tr><td>健康评价</td><td colspan="5">1 体检无异常　□
2 有异常
异常 1 ________
异常 2 ________
异常 3 ________
异常 4 ________</td></tr>
<tr><td>健康指导</td><td colspan="2">1 纳入慢性病患者健康管理
2 建议复查
3 建议转诊
□/□/□</td><td colspan="3">危险因素控制：□/□/□/□/□/□/□
1 戒烟　2 健康饮酒　3 饮食　4 锻炼
5 减体重（目标 ______kg）
6 建议接种疫苗________
7 其他________</td></tr>
</table>

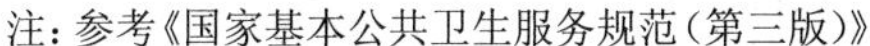

注：参考《国家基本公共卫生服务规范（第三版）》。

表 5-4 接诊记录表

姓名： 编号□□□-□□□□□

<table>
<tr><td>就诊者的主观资料：

就诊者的客观资料：

评估：

处置计划：

医生签字：
接诊日期：_____年____月____日</td></tr>
</table>

注：参考《国家基本公共卫生服务规范（第三版）》。

填表说明：

1. 本表供居民由于急性或短期健康问题接受咨询或医疗卫生服务时使用，以能够如实反映居民接受服务的全过程为目的、根据居民接受服务的具体情况填写。

2. 就诊者的主观资料 包括主诉、咨询问题和卫生服务要求等。

3. 就诊者的客观资料 包括查体、实验室检查、影像检查等结果。

4. 评估 根据就诊者的主、客观资料做出的初步印象、疾病诊断或健康问题评估。

5. 处置计划 指在评估基础上制定的处置计划，包括诊断计划、治疗计划、患者指导计划等。

表 5-5　会诊记录表

姓名：　　　　　　　　　　　　　　　　　　　　　　　　　　编号□□□-□□□□□

会诊原因：

会诊意见：

会诊医生及其所在医疗卫生机构：

医疗卫生机构名称	会诊医生签字		
______	______	______	______
______	______	______	______
______	______	______	______
______	______	______	______
______	______	______	______

责任医生：__________

会诊日期：______年____月____日

注：参考《国家基本公共卫生服务规范（第三版）》。

表 5-6 双向转诊单

存根

患者姓名__________性别__________年龄______档案编号______________

家庭住址__________________________________ 联系电话______________

于______年____月____日因病情需要，转入_____________________单位

________________________________ 科室___________________接诊医生。

转诊医生（签字）：

年 月 日

双向转诊（转出）单

______________________（机构名称）：

现有患者_____________性别_______年龄_________因病情需要，需转入贵单位，请予以接诊。

初步印象：

主要现病史（转出原因）：

主要既往史：

治疗经过：

转诊医生（签字）：

联系电话：

_____________________（机构名称）

年 月 日

存根

患者姓名__________性别__________年龄______病案号________________

家庭住址____________________________________ 联系电话______________

于______年____月____日因病情需要，转回__________________单位

______________________接诊医生。

转诊医生（签字）：

年 月 日

双向转诊（回转）单

______________________（机构名称）：

现有患者______________ 因病情需要，现转回贵单位，请予以接诊。

诊断结果____________________ 住院病案号_______________________________

主要检查结果：

治疗经过、下一步治疗方案及康复建议：

转诊医生（签字）：

联系电话：

_____________________（机构名称）

年 月 日

注：参考《国家基本公共卫生服务规范（第三版）》。

表 5-7　居民健康档案信息卡

（正面）

姓名		性别		出生日期	年　月　日
健康档案编号				□□□-□□□□□	
ABO 血型	□A □B □O □AB			Rh 血型	□Rh 阴性 □Rh 阳性 □不详
慢性病患病情况： □无　□高血压　□糖尿病　□脑卒中　□冠心病　□哮喘 □职业病　□其他疾病________					
过敏史：					

（反面）

家庭住址		家庭电话	
紧急情况联系人		联系人电话	
建档机构名称		联系电话	
责任医生或护士		联系电话	
其他说明：			

注：参考《国家基本公共卫生服务规范（第三版）》。

填表说明：

1. 居民健康档案信息卡为正反两面，根据居民信息如实填写，应与健康档案对应项目的填写内容一致。

2. 过敏史　过敏主要指青霉素、磺胺、链霉素过敏，如有其他药物或食物等其他物质（如花粉、酒精、油漆等）过敏，请写明过敏物质名称。

第二节　健康教育服务

一、服务对象

基层医疗卫生服务机构管辖内的常住居民。

二、服务内容

（一）为居民提供健康教育的内容

为居民提供健康教育的内容包括宣传、普及《中国公民健康素养》，进行重点人群的健康教育，开展健康生活方式和可干预危险因素的健康教育，开展重点慢性非传染性疾病和重点传染性疾病的健康教育，开展食公共卫生问题的健康教育、开展突发公共卫生事件应急处置、防灾减灾、家庭急救等健康教育，宣传普及医疗卫生法律法规及相关政策。

（二）为居民提供健康教育的途径及要求

1. 为居民提供健康教育资料的途径

（1）发放印刷版的健康教育资料：这种资料的内容至少包括健康教育折页、健康教育处方和健康手册等。要求每个基层医疗卫生服务机构每年提供不少于 12 种内容的印刷版资料，每种健康教育内容不相同。

（2）在基层医疗卫生服务机构的候诊厅、输液室、健康教育室为居民播放健康教

育相关内容的音像资料，要求乡镇卫生院、社区卫生服务中心每个机构每年播放健康教育相关内容音像资料不少于6种，每种健康教育内容不相同。

2. 设置健康教育宣传栏 在基层医疗卫生服务机构的户外比较醒目的位置设置健康教育相关内容的宣传栏。宣传栏要符合《国家基本公共卫生服务规范（第三版）》中健康教育服务规范的相关要求。

3. 为居民开展健康咨询活动 针对管辖区域内常见健康问题，开展健康咨询活动并发放宣传资料。要求每个乡镇卫生院、社区卫生服务中心每年至少开展9次公众健康咨询活动。

4. 举办健康知识讲座 基层医疗卫生服务机构为居民举办健康教育相关内容的知识讲座，讲座要符合健康教育服务规范的要求。

5. 开展个体化健康教育 医务人员在提供医疗服务和基本公共卫生服务时，要对居民开展个性化健康教育。

三、服务流程

健康教育服务流程见图5-3。

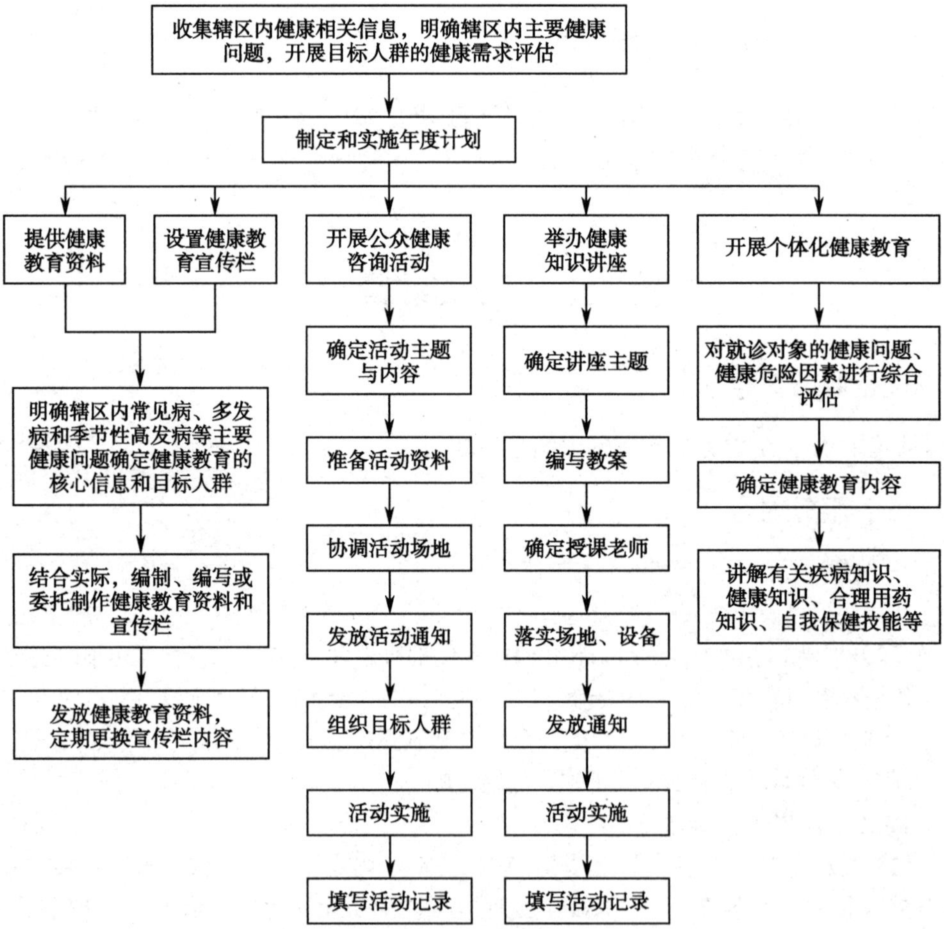

收集辖区内健康相关信息，明确辖区内主要健康问题，开展目标人群的健康需求评估
→ 制定和实施年度计划
→ 提供健康教育资料 / 设置健康教育宣传栏 / 开展公众健康咨询活动 / 举办健康知识讲座 / 开展个体化健康教育

提供健康教育资料、设置健康教育宣传栏 → 明确辖区内常见病、多发病和季节性高发病等主要健康问题确定健康教育的核心信息和目标人群 → 结合实际，编制、编写或委托制作健康教育资料和宣传栏 → 发放健康教育资料，定期更换宣传栏内容

开展公众健康咨询活动 → 确定活动主题与内容 → 准备活动资料 → 协调活动场地 → 发放活动通知 → 组织目标人群 → 活动实施 → 填写活动记录

举办健康知识讲座 → 确定讲座主题 → 编写教案 → 确定授课老师 → 落实场地、设备 → 发放通知 → 活动实施 → 填写活动记录

开展个体化健康教育 → 对就诊对象的健康问题、健康危险因素进行综合评估 → 确定健康教育内容 → 讲解有关疾病知识、健康知识、合理用药知识、自我保健技能等

图5-3 健康教育服务流程图

注：参考《国家基本公共卫生服务规范（第三版）》。

四、相关表单

健康教育服务的相关表单主要是指健康教育活动记录表（表 5-8）。

表 5-8　健康教育活动记录表

活动时间：	活动地点：
活动形式：	
活动主题：	
组织者：	
主讲人：	
接受健康教育人员类别：	接受健康教育人数：
健康教育资料发放种类及数量：	
活动内容：	
活动总结评价：	
存档材料请附后 □书面材料　□图片材料　□印刷材料　□影音材料　□签到表 □其他材料	

填表人（签字）：　　　　负责人（签字）：

填表时间：　年　月　日

注：参考《国家基本公共卫生服务规范（第三版）》。

第三节　预防接种服务

一、服务对象

基层医疗卫生服务机构管辖区域内 0～6 岁儿童和其他重点人群。

二、服务内容

（一）预防接种管理工作

1．基层医疗卫生服务机构及时为管辖区域内所有居住满 3 个月的 0～6 岁儿童建立预防接种证和预防接种卡（簿）等。

2. 基层医疗卫生服务机构医务人员要及时通知0～6岁儿童监护人，告知其0～6岁儿童接种疫苗的种类、时间、地点和相关要求。

3. 基层医疗卫生服务机构每半年对管辖区内儿童的预防接种卡进行1次核查和整理，查缺补漏，并及时进行补种。

（二）预防接种工作

根据国家免疫规划疫苗免疫程序，对适龄儿童进行常规接种。

1. 接种前的工作　核对工作：包括受种者姓名、性别、出生日期、接种疫苗的品种及接种记录；询问受种者的健康状况以及是否有接种禁忌等；告知工作：告知受种者或者其监护人所接种疫苗的品种、作用、禁忌、不良反应以及注意事项。

2. 接种时的工作　再次查验并核对受种者姓名、预防接种证、接种凭证和本次接种的疫苗品种，核对无误后严格按照《预防接种工作规范》规定的接种月（年）龄、接种部位、接种途径、安全注射等要求予以接种。接种工作人员在接种操作时再次进行"三查七对"，无误后予以预防接种。

3. 接种后的工作　告知受种者或儿童监护人，接种后应在留观室观察30分钟。接种后及时在预防接种证上记录接种疫苗品种、接种时间、接种操作者，与受种者或儿童监护人预约下次接种疫苗的种类、时间和地点。

（三）疑似预防接种异常反应处理

如发现疑似预防接种异常反应，接种人员应按照《全国疑似预防接种异常反应监测方案》的要求进行处理和报告。

三、服务流程

预防接种服务流程见图5-4。

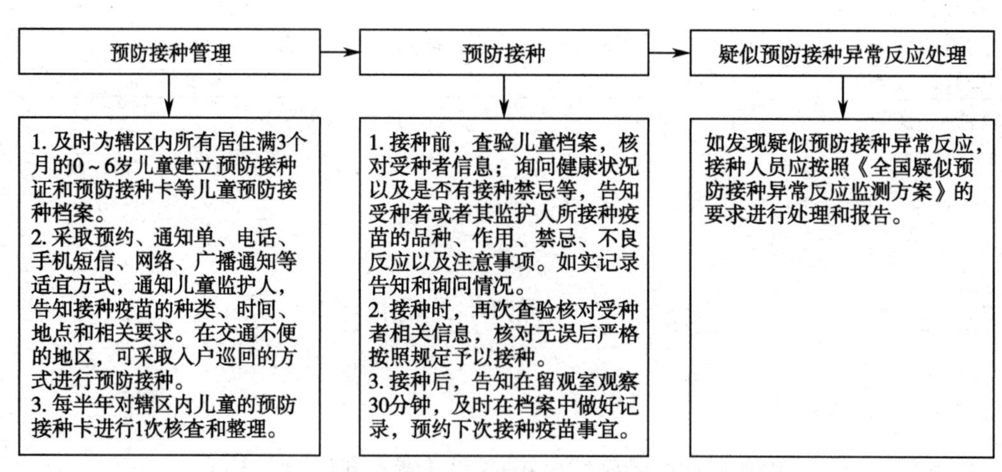

图5-4　预防接种服务流程图

注：参考《国家基本公共卫生服务规范（第三版）》。

四、相关表单

预防接种服务的相关表单主要是指国家免疫规划疫苗儿童免疫程序表（表5-9）。

表 5-9　国家免疫规划疫苗儿童免疫程序表

疫苗种类		接种年(月)龄														
名称	缩写	出生时	1月	2月	3月	4月	5月	6月	8月	9月	18月	2岁	3岁	4岁	5岁	6岁
乙肝疫苗	HepB	1	2					3								
卡介苗	BCG	1														
脊灰灭活疫苗	IPV			1												
脊灰减毒活疫苗	OPV				1	2								3		
百白破疫苗	DTaP				1	2	3				4					
白破疫苗	DT															1
麻-风疫苗	MR								1							
麻腮风疫苗	MMR										1					
乙脑减毒活疫苗	JE-L								1			2				
或乙脑灭活疫苗1	JE-I								1、2			3				4
A群流脑多糖疫苗	MPSV-A							1		2						
A群C群流脑多糖疫苗	MPSV-AC												1			2
甲肝减毒活疫苗	HepA-L										1					
或甲肝灭活疫苗[2]	HepA-I										1	2				

注：参考《国家基本公共卫生服务规范（第三版）》。

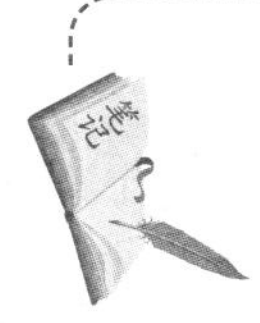

第四节 0～6岁儿童健康管理服务

一、服务对象

在基层医疗卫生服务机构管辖区域内常住的0～6岁儿童。

二、服务内容

（一）产后新生儿访视

在新生儿出院后1周内，基层医疗卫生服务机构医务人员要到新生儿家中进行产后访视。访视内容有新生儿父母信息、新生儿听力和疾病筛查、新生儿体检、发育评估、健康指导等。

（二）满月后新生儿健康管理

在新生儿出生后的28～30天，结合接种乙肝疫苗第二针，新生儿监护人带新生儿到基层医疗卫生服务机构中进行随访。访视内容有满月、3月龄、6月龄、8月龄儿童的身高、体重、头围、体格检查情况、发育评估、健康指导等。

（三）婴幼儿健康管理

婴幼儿随访服务均应在基层医疗卫生服务机构进行，时间分别在3、6、8、12、18、24、30、36月龄时，共8次。访视内容有以上月龄儿童的身高、体重、头围、体格检查情况、发育评估、健康指导等。在婴幼儿6～8、18、30月龄时分别进行1次免费血常规（或血红蛋白）检测。在6、12、24、36月龄时使用行为测听法分别进行1次听力筛查。

（四）学龄前儿童健康管理

为4～6岁儿童每年提供一次健康管理服务。散居儿童的健康管理服务应在乡镇卫生院、社区卫生服务中心进行，集居儿童可在托幼机构进行。每次服务的内容包括学龄前儿童的身高、体重、头围、体格检查情况、发育评估、健康指导等。

（五）健康问题处理

对健康管理中发现有营养不良、贫血、单纯性肥胖等情况的儿童应当分析其原因，给出指导或转诊的建议。对心理行为发育偏异、口腔发育异常（唇腭裂、诞生牙）、龋齿、视力低常或听力异常儿童等情况应及时转诊并追踪、随访转诊后结果。

三、服务流程

0～6岁儿童健康管理服务流程见图5-5。

四、相关表单

0～6岁儿童健康管理服务相关表单包括新生儿家庭访视记录表、1～8月龄儿童健康检查记录表、12～30月龄儿童健康检查记录表、3～6岁儿童健康检查记录表（表5-10～表5-13）。

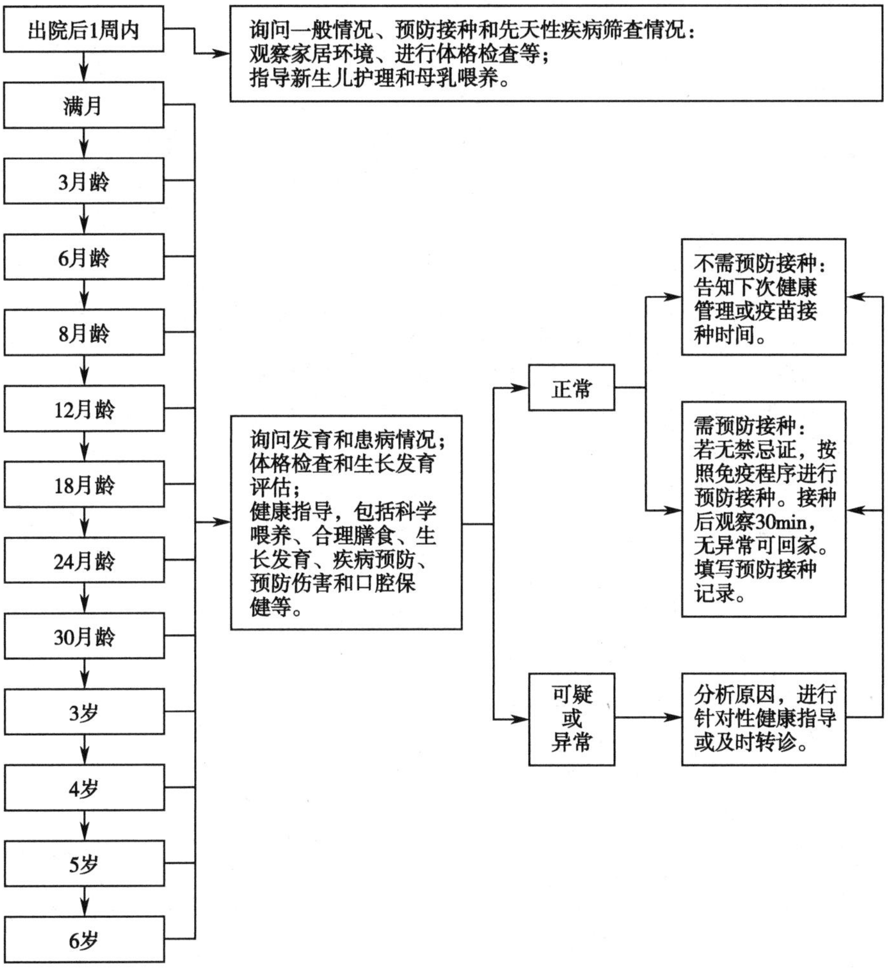

出院后1周内 → 询问一般情况、预防接种和先天性疾病筛查情况；观察家居环境、进行体格检查等；指导新生儿护理和母乳喂养。

满月

3月龄

6月龄

8月龄

12月龄

18月龄

24月龄

30月龄

3岁

4岁

5岁

6岁

→ 询问发育和患病情况；体格检查和生长发育评估；健康指导，包括科学喂养、合理膳食、生长发育、疾病预防、预防伤害和口腔保健等。

→ 正常 → 不需预防接种：告知下次健康管理或疫苗接种时间。

→ 正常 → 需预防接种：若无禁忌证，按照免疫程序进行预防接种。接种后观察30min，无异常可回家。填写预防接种记录。

→ 可疑或异常 → 分析原因，进行针对性健康指导或及时转诊。

图 5-5　0～6 岁儿童健康管理服务流程图

注：参考《国家基本公共卫生服务规范（第三版）》。

表 5-10　新生儿家庭访视记录表

姓名：　　　　　　　　　　　　　　　　　　编号□□□-□□□□□

<table>
<tr><td>性别</td><td colspan="2">1 男　2 女　9 未说明的性别
0 未知的性别　□</td><td>出生日期</td><td colspan="2">□□□□ □□ □□</td></tr>
<tr><td>身份证号</td><td colspan="2"></td><td>家庭住址</td><td colspan="2"></td></tr>
<tr><td>父亲</td><td>姓名</td><td>职业</td><td colspan="2">联系电话</td><td>出生日期</td></tr>
<tr><td>母亲</td><td>姓名</td><td>职业</td><td colspan="2">联系电话</td><td>出生日期</td></tr>
<tr><td colspan="2">出生孕周　　　周</td><td colspan="4">母亲妊娠期患病情况　1 无 2 糖尿病 3 妊娠期高血压 4 其他</td></tr>
<tr><td colspan="3">助产机构名称：</td><td colspan="3">出生情况　1 顺产　2 胎头吸引　3 产钳　4 剖宫
5 双多胎　6 臀位　7 其他________　□/□</td></tr>
<tr><td colspan="3">新生儿窒息　1 无　2 有
（Apgar 评分：1min　5min　不详）　□</td><td colspan="3">畸型　1 无　2 有______________　□</td></tr>
<tr><td colspan="6">新生儿听力筛查：1 通过　2 未通过　3 未筛查　4 不详　□</td></tr>
</table>

续表

<table>
<tr><td colspan="4">新生儿疾病筛查：1 未进行 2 检查均阴性 3 甲低 4 苯丙酮尿症 5 其他遗传代谢病 □/□</td></tr>
<tr><td>新生儿出生体重 kg</td><td colspan="2">目前体重 kg</td><td>出生身长 cm</td></tr>
<tr><td>喂养方式 1 纯母乳 2 混合 3 人工 □</td><td colspan="2">吃奶量 ml/ 次</td><td>吃奶次数 次 /d</td></tr>
<tr><td>呕吐 1 无 2 有 □</td><td colspan="2">大便 1 糊状 2 稀 3 其他 □</td><td>大便次数 次 /d</td></tr>
<tr><td>体温 ℃</td><td colspan="2">心率 次 /min</td><td>呼吸频率 次 /min</td></tr>
<tr><td colspan="2">面色 1 红润 2 黄染 3 其他__________ □</td><td colspan="2">黄疸部位 1 无 2 面部 3 躯干 4 四肢 5 手足 □/□/□/□</td></tr>
<tr><td colspan="4">前囟 __cm× __cm 1 正常 2 膨隆 3 凹陷 4 其他________________ □</td></tr>
<tr><td colspan="2">眼睛 1 未见异常 2 异常 □</td><td colspan="2">四肢活动度 1 未见异常 2 异常 □</td></tr>
<tr><td colspan="2">耳外观 1 未见异常 2 异常 □</td><td colspan="2">颈部包块 1 无 2 有 □</td></tr>
<tr><td colspan="2">鼻 1 未见异常 2 异常 □</td><td colspan="2">皮肤 1 未见异常 2 湿疹 3 糜烂 4 其他 □</td></tr>
<tr><td colspan="2">口腔 1 未见异常 2 异常 □</td><td colspan="2">肛门 1 未见异常 2 异常 □</td></tr>
<tr><td colspan="2">心肺听诊 1 未见异常 2 异常 □</td><td colspan="2">胸部 1 未见异常 2 异常 □</td></tr>
<tr><td colspan="2">腹部触诊 1 未见异常 2 异常 □</td><td colspan="2">脊柱 1 未见异常 2 异常 □</td></tr>
<tr><td colspan="2">外生殖器 1 未见异常 2 异常 □</td><td colspan="2"></td></tr>
<tr><td colspan="4">脐带 1 未脱 2 脱落 3 脐部有渗出 4 其他______________ □</td></tr>
<tr><td colspan="4">转诊建议 1 无 2 有 原因：____________________________
机构及科室：____ □</td></tr>
<tr><td colspan="4">指导 1 喂养指导 2 发育指导 3 防病指导 4 预防伤害指导 5 口腔保健指导
6. 其他________________________________ □/□/□/□/□</td></tr>
<tr><td colspan="2">本次访视日期 年 月 日</td><td colspan="2">下次随访地点</td></tr>
<tr><td colspan="2">下次随访日期 年 月 日</td><td colspan="2">随访医生签名</td></tr>
</table>

注：参考《国家基本公共卫生服务规范（第三版）》。

表 5-11 1～8 月龄儿童健康检查记录表

姓名： 编号□□□-□□□□□

月龄		满月	3 月龄	6 月龄	8 月龄
随访日期					
体重 /kg		______上 中 下	______上 中 下	______上 中 下	______上 中 下
身长 /cm		______上 中 下	______上 中 下	______上 中 下	______上 中 下
头围 /cm					
体格检查	面色	1 红润 2 黄染 3 其他	1 红润 2 黄染 3 其他	1 红润 2 其他	1 红润 2 其他
	皮肤	1 未见异常 2 异常	1 未见异常 2 异常	1 未见异常 2 异常	1 未见异常 2 异常
	前囟	1 闭合 2 未闭 ____cm×____cm	1 闭合 2 未闭 ____cm×____cm	1 闭合 2 未闭 ____cm×____cm	1 闭合 2 未闭 ____cm×____cm
	颈部包块	1 有 2 无	1 有 2 无	1 有 2 无	——
	眼睛	1 未见异常 2 异常	1 未见异常 2 异常	1 未见异常 2 异常	1 未见异常 2 异常

续表

体格检查	耳	1 未见异常 2 异常	1 未见异常 2 异常	1 未见异常 2 异常	1 未见异常 2 异常
	听力	——	——	1 通过 2 未通过	——
	口腔	1 未见异常 2 异常	1 未见异常 2 异常	出牙数____（颗）	出牙数____（颗）
	胸部	1 未见异常 2 异常	1 未见异常 2 异常	1 未见异常 2 异常	1 未见异常 2 异常
	腹部	1 未见异常 2 异常	1 未见异常 2 异常	1 未见异常 2 异常	1 未见异常 2 异常
	脐部	1 未脱 2 脱落 3 脐部有渗出 4 其他	1 未见异常 2 异常	——	——
	四肢	1 未见异常 2 异常	1 未见异常 2 异常	1 未见异常 2 异常	1 未见异常 2 异常
	可疑佝偻病症状	——	1 无 2 夜惊 3 多汗 4 烦躁	1 无 2 夜惊 3 多汗 4 烦躁	1 无 2 夜惊 3 多汗 4 烦躁
	可疑佝偻病体征	——	1 无 2 颅骨软化	1 无 2 肋串珠 3 肋软骨沟 4 鸡胸 5 手足镯 6 颅骨软化 7 方颅	1 无 2 肋串珠 3 肋软骨沟 4 鸡胸 5 手足镯 6 颅骨软化 7 方颅
	肛门 / 外生殖器	1 未见异常 2 异常	1 未见异常 2 异常	1 未见异常 2 异常	1 未见异常 2 异常
	血红蛋白值	——	——	__________g/L	__________g/L
户外活动		____小时 /d	______小时 /d	____小时 /d	______小时 /d
服用维生素 D		________IU/d	________IU/d	________IU/d	________IU/d
发育评估		——————	1. 对很大声音没有反应 2. 逗引时不发音或不会微笑 3. 不注视人脸，不追视移动人或物品 4. 俯卧时不会抬头	1. 发音少，不会笑出声 2. 不会伸手抓物 3. 紧握拳松不开 4. 不能扶坐	1. 听到声音无应答 2. 不会区分生人和熟人 3. 双手间不会传递玩具 4. 不会独坐
两次随访间患病情况		1 无 2 肺炎______次 3 腹泻______次 4 外伤______次 5 其他__________	1 无 2 肺炎______次 3 腹泻______次 4 外伤______次 5 其他__________	1 无 2 肺炎______次 3 腹泻______次 4 外伤______次 5 其他__________	1 无 2 肺炎______次 3 腹泻______次 4 外伤______次 5 其他__________
转诊建议		1 无 2 有 原因：_____ 机构及科室：_____	1 无 2 有 原因：_____ 机构及科室：_____	1 无 2 有 原因：_____ 机构及科室：_____	1 无 2 有 原因：_____ 机构及科室：_____

续表

指导	1 科学喂养 2 生长发育 3 疾病预防 4 预防伤害 5 口腔保健 6 其他＿＿＿＿	1 科学喂养 2 生长发育 3 疾病预防 4 预防伤害 5 口腔保健 6 其他＿＿＿＿	1 科学喂养 2 生长发育 3 疾病预防 4 预防伤害 5 口腔保健 6 其他＿＿＿＿	1 科学喂养 2 生长发育 3 疾病预防 4 预防伤害 5 口腔保健 6 其他＿＿＿＿
下次随访日期				
随访医生签名				

注：参考《国家基本公共卫生服务规范（第三版）》。

表 5-12 12～30 月龄儿童健康检查记录表

姓名： 编号□□□-□□□□□

月(年)龄		12 月龄	18 月龄	24 月龄	30 月龄
随访日期					
体重 /kg		＿＿＿上 中 下	＿＿＿上 中 下	＿＿＿上 中 下	＿＿＿上 中 下
身长(高)/cm		＿＿＿上 中 下	＿＿＿上 中 下	＿＿＿上 中 下	＿＿＿上 中 下
体格检查	面色	1 红润 2 其他	1 红润 2 其他	1 红润 2 其他	1 红润 2 其他
	皮肤	1 未见异常 2 异常	1 未见异常 2 异常	1 未见异常 2 异常	1 未见异常 2 异常
	前囟	1 闭合 2 未闭 ＿cm×＿cm	1 闭合 2 未闭 ＿cm×＿cm	1 闭合 2 未闭 ＿cm×＿cm	——
	眼睛	1 未见异常 2 异常	1 未见异常 2 异常	1 未见异常 2 异常	1 未见异常 2 异常
	耳外观	1 未见异常 2 异常	1 未见异常 2 异常	1 未见异常 2 异常	1 未见异常 2 异常
	听力	1 通过 2 未通过	——	1 通过 2 未通过	——
	出牙 / 龋齿数(颗)	/	/	/	/
	胸部	1 未见异常 2 异常	1 未见异常 2 异常	1 未见异常 2 异常	1 未见异常 2 异常
	腹部	1 未见异常 2 异常	1 未见异常 2 异常	1 未见异常 2 异常	1 未见异常 2 异常
	四肢	1 未见异常 2 异常	1 未见异常 2 异常	1 未见异常 2 异常	1 未见异常 2 异常
	步态	——	1 未见异常 2 异常	1 未见异常 2 异常	1 未见异常 2 异常
	可疑佝偻病体征	1 无 2 肋串珠 3 肋软骨沟 4 鸡胸 5 手足镯 6“O”型腿 7“X”型腿	1 无 2 肋串珠 3 肋软骨沟 4 鸡胸 5 手足镯 6“O”型腿 7“X”型腿	1 无 2 肋串珠 3 肋软骨沟 4 鸡胸 5 手足镯 6“O”型腿 7“X”型腿	——
	血红蛋白值	——	＿＿＿＿g/L	——	＿＿＿＿g/L

续表

户外活动	____小时 /d	____小时 /d	____小时 /d	____小时 /d
服用维生素 D	____IU/d	____IU/d	____IU/d	——
发育评估	1. 呼唤名字无反应 2. 不会模仿“再见”或“欢迎”动作 3. 不会用拇食指对捏小物品 4. 不会扶物站立	1. 不会有意识叫“爸爸”或“妈妈” 2. 不会按要求指人或物 3. 与人无目光交流 4. 不会独走	1. 不会说 3 个物品的名称 2. 不会按吩咐做简单事情 3. 不会用勺吃饭 4. 不会扶栏上楼梯 / 台阶	1. 不会说 2～3 个字的短语 2. 兴趣单一、刻板 3. 不会示意大小便 4. 不会跑
两次随访间患病情况	1 无 2 肺炎______次 3 腹泻______次 4 外伤______次 5 其他________	1 无 2 肺炎______次 3 腹泻______次 4 外伤______次 5 其他________	1 无 2 肺炎______次 3 腹泻______次 4 外伤______次 5 其他________	1 无 2 肺炎______次 3 腹泻______次 4 外伤______次 5 其他________
转诊建议	1 无 2 有 原因：_______ 机构及科室：___	1 无 2 有 原因：_______ 机构及科室：___	1 无 2 有 原因：_______ 机构及科室：___	1 无 2 有 原因：_______ 机构及科室：___
指导	1 科学喂养 2 生长发育 3 疾病预防 4 预防伤害 5 口腔保健 6 其他________	1 科学喂养 2 生长发育 3 疾病预防 4 预防伤害 5 口腔保健 6 其他________	1 合理膳食 2 生长发育 3 疾病预防 4 预防伤害 5 口腔保健 6 其他________	1 合理膳食 2 生长发育 3 疾病预防 4 预防伤害 5 口腔保健 6 其他________
下次随访日期				
随访医生签名				

注：参考《国家基本公共卫生服务规范（第三版）》。

表 5-13 3～6 岁儿童健康检查记录表

姓名： 编号□□□-□□□□□

月龄	3 岁	4 岁	5 岁	6 岁
随访日期				
体重 /kg	______上 中 下	______上 中 下	______上 中 下	______上 中 下
身高 /cm	______上 中 下	______上 中 下	______上 中 下	______上 中 下
体重 / 身高	______上 中 下	______上 中 下	______上 中 下	______上 中 下
体格发育评价	1 正常 2 低体重 3 消瘦 4 生长迟缓 5 超重	1 正常 2 低体重 3 消瘦 4 生长迟缓 5 超重	1 正常 2 低体重 3 消瘦 4 生长迟缓 5 超重	1 正常 2 低体重 3 消瘦 4 生长迟缓 5 超重

续表

体格检查	视力	——			
	听力	1通过 2未过	——	——	——
	牙数(颗)/龋齿数	/	/	/	/
	胸部	1未见异常 2异常	1未见异常 2异常	1未见异常 2异常	1未见异常 2异常
	腹部	1未见异常 2异常	1未见异常 2异常	1未见异常 2异常	1未见异常 2异常
	血红蛋白值*	______g/L	______g/L	______g/L	______g/L
	其他				
发育评估		1. 不会说自己的名字 2. 不会玩"拿棍当马骑"等假想游戏 3. 不会模仿画圆 4. 不会双脚跳	1. 不会说带形容词的句子 2. 不能按要求等待或轮流 3. 不会独立穿衣 4. 不会单脚站立	1. 不能简单叙说事情经过 2. 不知道自己的性别 3. 不会用筷子吃饭 4. 不会单脚跳	1. 不会表达自己的感受或想法 2. 不会玩角色扮演的集体游戏 3. 不会画方形 4. 不会奔跑
两次随访间患病情况		1无 2肺炎____次 3腹泻____次 4外伤____次 5其他____	1无 2肺炎____次 3腹泻____次 4外伤____次 5其他____	1无 2肺炎____次 3腹泻____次 4外伤____次 5其他____	1无 2肺炎____次 3腹泻____次 4外伤____次 5其他____
转诊建议		1无2有 原因:____ 机构及科室:__	1无2有 原因:____ 机构及科室:__	1无2有 原因:____ 机构及科室:__	1无2有 原因:____ 机构及科室:__
指导		1合理膳食 2生长发育 3疾病预防 4预防伤害 5口腔保健 6其他____	1合理膳食 2生长发育 3疾病预防 4预防伤害 5口腔保健 6其他____	1合理膳食 2生长发育 3疾病预防 4预防伤害 5口腔保健 6其他____	1合理膳食 2生长发育 3疾病预防 4预防伤害 5口腔保健 6其他____
下次随访日期					
随访医生签名					

注：参考《国家基本公共卫生服务规范(第三版)》。

第五节 孕产妇健康管理服务

一、服务对象

基层医疗卫生服务机构管辖区域内常住的孕产妇。

二、服务内容

(一) 孕早期健康管理服务

在孕 13 周前基层医疗卫生服务机构工作人员应为孕妇建立《母子健康手册》，并进行第 1 次产前检查，相关服务内容包括孕妇基本信息、病史、妇科检查、辅助检查、评估、健康指导等。

(二) 孕中期健康管理服务

基层医疗卫生服务机构对孕中期（孕 16～20 周、21～24 周各 1 次）的孕妇进行健康教育和指导。孕中期健康管理服务内容包括孕妇基本信息、病史、妇科检查、辅助检查、评估、健康指导等。

(三) 孕晚期健康管理

基层医疗卫生服务机构对孕晚期（孕 28～36 周、37～40 周各 1 次）的孕妇进行健康教育和指导。孕晚期健康管理服务内容包括孕妇基本信息、病史、妇科检查、辅助检查、评估、健康指导等。

(四) 产后访视

基层医疗卫生服务机构在收到分娩医院转来的产妇分娩信息后应于产妇出院后 1 周内到产妇家中进行产后访视，进行产褥期健康管理，加强母乳喂养和新生儿护理指导，同时进行新生儿访视。产后访视内容有孕妇基本信息、病史、妇科检查、辅助检查、分类、健康指导等。

(五) 产后 42 天健康检查

乡镇卫生院、社区卫生服务中心为正常产妇做产后健康检查，异常产妇到原分娩医疗卫生机构检查。产后 42 天健康检查内容包括孕妇基本信息、病史、妇科检查、辅助检查、分类、健康指导等。

三、服务流程

孕产妇健康管理服务流程见图 5-6。

四、相关表单

孕产妇健康管理服务的相关表单包括第 1 次产前检查服务记录表、第 2～5 次产前随访服务记录表、产后访视记录表、产后 42 天健康检查记录表（表 5-14～表 5-17）。

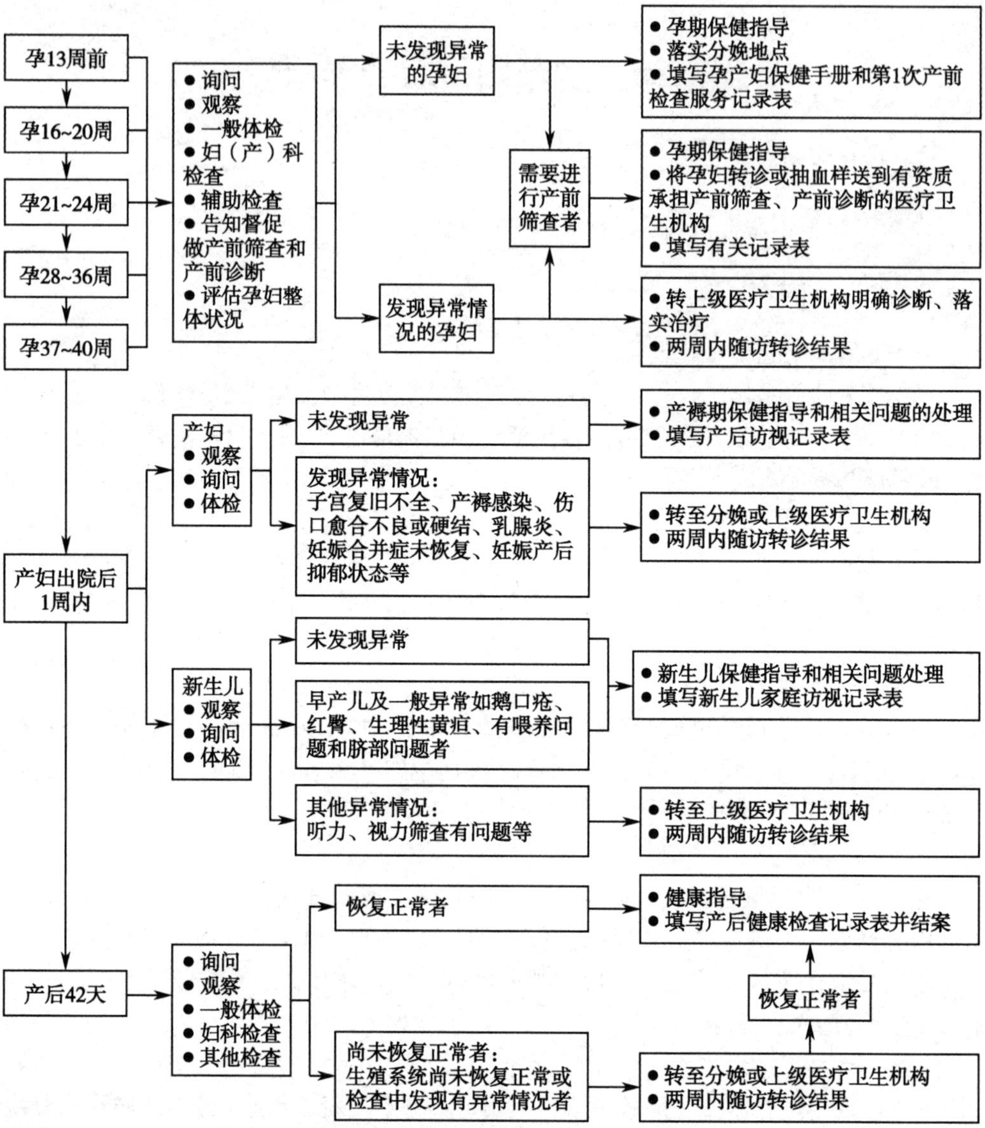

孕13周前
孕16~20周
孕21~24周
孕28~36周
孕37~40周

- 询问
- 观察
- 一般体检
- 妇（产）科检查
- 辅助检查
- 告知督促做产前筛查和产前诊断
- 评估孕妇整体状况

未发现异常的孕妇
- 孕期保健指导
- 落实分娩地点
- 填写孕产妇保健手册和第1次产前检查服务记录表

需要进行产前筛查者
- 孕期保健指导
- 将孕妇转诊或抽血样送到有资质承担产前筛查、产前诊断的医疗卫生机构
- 填写有关记录表

发现异常情况的孕妇
- 转上级医疗卫生机构明确诊断、落实治疗
- 两周内随访转诊结果

产妇出院后1周内

产妇
- 观察
- 询问
- 体检

未发现异常
- 产褥期保健指导和相关问题的处理
- 填写产后访视记录表

发现异常情况：子宫复旧不全、产褥感染、伤口愈合不良或硬结、乳腺炎、妊娠合并症未恢复、妊娠产后抑郁状态等
- 转至分娩或上级医疗卫生机构
- 两周内随访转诊结果

新生儿
- 观察
- 询问
- 体检

未发现异常

早产儿及一般异常如鹅口疮、红臀、生理性黄疸、有喂养问题和脐部问题者
- 新生儿保健指导和相关问题处理
- 填写新生儿家庭访视记录表

其他异常情况：听力、视力筛查有问题等
- 转至上级医疗卫生机构
- 两周内随访转诊结果

产后42天
- 询问
- 观察
- 一般体检
- 妇科检查
- 其他检查

恢复正常者
- 健康指导
- 填写产后健康检查记录表并结案

尚未恢复正常者：生殖系统尚未恢复正常或检查中发现有异常情况者
- 转至分娩或上级医疗卫生机构
- 两周内随访转诊结果

恢复正常者

图 5-6 孕产妇健康管理服务流程图

注：参考《国家基本公共卫生服务规范（第三版）》。

表 5-14 第 1 次产前检查服务记录表

姓名：　　　　　　　　　　　　　　　　　　　　编号□□□-□□□□□

填表日期	年 月 日		孕周	周	
孕妇年龄					
丈夫姓名		丈夫年龄		丈夫电话	
孕次		产次	阴道分娩______次 剖宫产______次		
末次月经	年 月 日或不详	预产期	年 月 日		
既往史	1 无 2 心脏病 3 肾脏疾病 4 肝脏疾病 5 高血压 6 贫血 7 糖尿病 8 其他______ □/□/□/□/□/□/□				

续表

<table>
<tr><td>家族史</td><td colspan="5">1无2遗传性疾病史　3精神疾病史4其他________　□/□/□</td></tr>
<tr><td>个人史</td><td colspan="5">1无特殊　2吸烟　3饮酒　4服用药物　5接触有毒有害物质　6接触放射线　7其他__________　□/□/□/□/□/□</td></tr>
<tr><td>妇产科手术史</td><td colspan="5">1无　2有__________　□</td></tr>
<tr><td>孕产史</td><td colspan="5">1自然流产____　2人工流产____　3死胎____　4死产____　5新生儿死亡____
6出生缺陷儿______</td></tr>
<tr><td>身高</td><td colspan="3">cm</td><td>体重</td><td>kg</td></tr>
<tr><td>体重指数（BMI）</td><td colspan="3">kg/m^2</td><td>血压</td><td>/　mmHg</td></tr>
<tr><td>听诊</td><td colspan="3">心脏：1未见异常2异常______　□</td><td colspan="2">肺部：1未见异常2异常________　□</td></tr>
<tr><td rowspan="3">妇科检查</td><td colspan="3">外阴：1未见异常2异常______　□</td><td colspan="2">阴道：1未见异常2异常________　□</td></tr>
<tr><td colspan="3">宫颈：1未见异常2异常______　□</td><td colspan="2">子宫：1未见异常2异常________　□</td></tr>
<tr><td colspan="5">附件：1未见异常2异常________　□</td></tr>
<tr><td rowspan="14">辅助检查</td><td colspan="2">血常规</td><td colspan="3">血红蛋白值________g/L　白细胞计数值________/L
血小板计数值________/L　其他________</td></tr>
<tr><td colspan="2">尿常规</td><td colspan="3">尿蛋白____尿糖____尿酮体____尿潜血____其他____</td></tr>
<tr><td rowspan="2">血型</td><td>ABO</td><td colspan="3" rowspan="2"></td></tr>
<tr><td>Rh*</td></tr>
<tr><td colspan="2">血糖*</td><td colspan="3">______mmol/L</td></tr>
<tr><td colspan="2">肝功能</td><td colspan="3">血清谷丙转氨酶____U/L 血清谷草转氨酶　__U/L
白蛋白____g/L 总胆红素　____μmol/L 结合胆红素__μmol/L</td></tr>
<tr><td colspan="2">肾功能</td><td colspan="3">血清肌酐______μmol/L　血尿素______mmol/L</td></tr>
<tr><td colspan="2" rowspan="2">阴道分泌物*</td><td colspan="3">1未见异常2滴虫3假丝酵母菌4其他__________□/□/□</td></tr>
<tr><td colspan="3">阴道清洁度：1Ⅰ度2Ⅱ度3Ⅲ度4Ⅳ度　□</td></tr>
<tr><td colspan="2">乙型肝炎</td><td colspan="3">乙型肝炎表面抗原________　乙型肝炎表面抗体*________
乙型肝炎e抗原*________　乙型肝炎e抗体*________
乙型肝炎核心抗体*______</td></tr>
<tr><td colspan="2">梅毒血清学试验*</td><td colspan="3">1阴性　2阳性　□</td></tr>
<tr><td colspan="2">HIV抗体检测*</td><td colspan="3">1阴性　2阳性　□</td></tr>
<tr><td colspan="2">B超*</td><td colspan="3"></td></tr>
<tr><td colspan="2">其他*</td><td colspan="3"></td></tr>
<tr><td>总体评估</td><td colspan="5">1未见异常2异常______________________　□</td></tr>
<tr><td>保健指导</td><td colspan="5">1生活方式　2心理　3营养　4避免致畸因素和疾病对胚胎的不良影响
5产前筛查宣传告知　6其他______________　□/□/□/□/□</td></tr>
<tr><td colspan="6">转诊　1无　2有　□
原因：________________机构及科室：____________________</td></tr>
<tr><td>下次随访日期</td><td colspan="3">年　月　日</td><td>随访医生签名</td><td></td></tr>
</table>

注：参考《国家基本公共卫生服务规范（第三版）》。

表 5-15 第 2～5 次产前随访服务记录表

姓名： 编号□□□-□□□□□

项目		第 2 次	第 3 次	第 4 次	第 5 次
（随访 / 督促）日期					
孕周					
主诉					
体重（kg）					
产科检查	宫底高度（cm）				
	腹围（cm）				
	胎位				
	胎心率（次 /min）				
血压（mmHg）		/	/	/	/
血红蛋白（g/L）					
尿蛋白					
其他辅助检查 *					
分类		1 未见异常 □ 2 异常________	1 未见异常 □ 2 异常________	1 未见异常 □ 2 异常________	1 未见异常 □ 2 异常______
指导		1 生活方式 2 营养 3 心理 4 运动 5 其他_____	1 生活方式 2 营养 3 心理 4 运动 5 自我监护 6 母乳喂养 7 其他________	1 生活方式 2 营养 3 心理 4 运动 5 自我监测 6 分娩准备 7 母乳喂养 8 其他________	1 生活方式 2 营养 3 心理 4 运动 5 自我监测 6 分娩准备 7 母乳喂养 8 其他________
转诊		1 无 2 有 □ 原因：________ 机构及科室： ______________	1 无 2 有 □ 原因：________ 机构及科室： ______________	1 无 2 有 □ 原因：________ 机构及科室： ______________	1 无 2 有 □ 原因：________ 机构及科室： ______________
下次随访日期					
随访医生签名					

注：参考《国家基本公共卫生服务规范（第三版）》。

表 5-16 产后访视记录表

姓名： 编号□□□-□□□□□

随访日期	年 月 日		
分娩日期	年 月 日	出院日期	年 月 日
体 温（℃）			
一般健康情况			

续表

一般心理状况	
血压(mmHg)	
乳房	1 未见异常　2 异常________ □
恶露	1 未见异常　2 异常________ □
子宫	1 未见异常　2 异常________ □
伤口	1 未见异常　2 异常________ □
其他	
分类	1 未见异常　2 异常________ □
指导	1 个人卫生 2 心理 3 营养 4 母乳喂养 5 新生儿护理与喂养 6 其他________ □/□/□/□/□
转诊	1 无　2 有 □ 原因:________ 机构及科室:________
下次随访日期	
随访医生签名	

注:参考《国家基本公共卫生服务规范(第三版)》。

表 5-17　产后 42 天健康检查记录表

姓名:　　　　编号□□□-□□□□□

随访日期	年　月　日		
分娩日期	年　月　日	出院日期	年　月　日
一般健康情况			
一般心理状况			
血压(mmHg)			
乳房	1 未见异常　2 异常________ □		
恶露	1 未见异常　2 异常________ □		
子宫	1 未见异常　2 异常________ □		
伤口	1 未见异常　2 异常________ □		
其他			
分类	1 已恢复　2 未恢复________ □		

续表

指导	1 心理保健 2 性保健与避孕 3 婴儿喂养 4 产妇营养 5 其他 ______________	□/□/□/□/□
处理	1 结案 2 转诊 原因：______________ 机构及科室：______________	□
随访医生签名		

注：参考《国家基本公共卫生服务规范（第三版）》。

第六节 老年人健康管理服务

一、服务对象

基层医疗卫生服务机构管辖区域内65岁及以上常住居民（以下简称老年人）。

二、服务内容

基层医疗卫生服务机构每年为管辖区域内的老年人免费提供1次健康管理服务，服务内容包括：

（一）生活方式和健康状况评估

通过询问老年人及老年人健康状态自评了解其基本健康状况、体育锻炼、饮食、吸烟、饮酒、慢性疾病常见症状、既往所患疾病、治疗及目前用药和生活自理能力等情况。

（二）体格检查

包括体温、脉搏、呼吸、血压、身高、体重、腰围、皮肤、浅表淋巴结、肺部、心脏、腹部等常规体格检查，并对口腔、视力、听力和运动功能等进行粗测判断。

（三）辅助检查

包括血常规、尿常规、肝功能（血清谷草转氨酶、血清谷丙转氨酶和总胆红素）、肾功能（血清肌酐和血尿素）、空腹血糖、血脂（总胆固醇、甘油三酯、低密度脂蛋白胆固醇、高密度脂蛋白胆固醇）、心电图和腹部B超（肝、胆、胰、脾）检查。

（四）健康指导

告知老年人评价结果并进行相应健康指导。

1. 在健康管理服务中发现已确诊有原发性高血压或2型糖尿病等的老年人，应将其同时纳入相应的慢性病患者健康管理。

2. 对患有其他疾病的（非高血压或糖尿病）老年人，应及时治疗或转诊。

3. 在健康管理服务中发现有异常的老年人，建议其定期本机构复查或向上级医疗机构转诊。

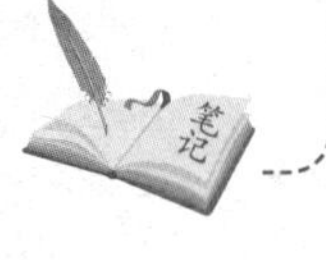

4．在健康管理服务中要对老年人进行健康生活方式以及疫苗接种、骨质疏松预防、防跌倒措施、意外伤害预防和自救、认知和情感等健康指导。

5．告知或预约老年人下一次健康管理服务的时间。

三、服务流程

老年人健康管理服务流程见图 5-7。

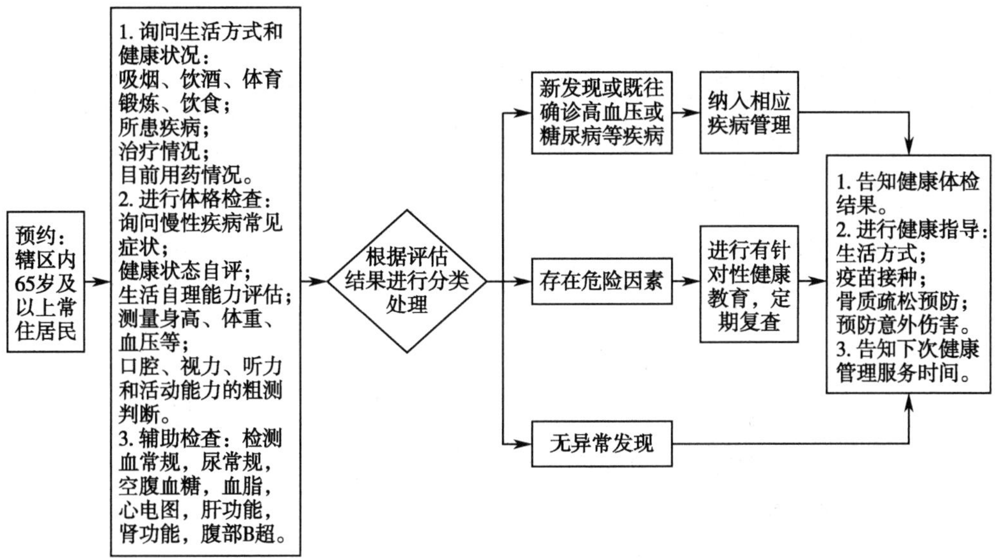

图 5-7　老年人健康管理服务流程

注：参考《国家基本公共卫生服务规范（第三版）》。

四、相关表单

老年人健康管理服务可填写老年人生活自理能力评估表（表 5-18）。该表为自评表，根据表中 5 个方面进行评估，将各方面判断评分汇总后，0～3 分者为可自理；4～8 分者为轻度依赖；9～18 分者为中度依赖；≥19 分者为不能自理。

表 5-18　老年人生活自理能力评估表

评估事项、内容与评分	程度等级				判断评分
	可自理	轻度依赖	中度依赖	不能自理	
进餐：使用餐具将饭菜送入口、咀嚼、吞咽等活动	独立完成	—	需要协助，如切碎、搅拌食物等	完全需要帮助	
评分	0	0	3	5	
梳洗：梳头、洗脸、刷牙、剃须、洗澡等活动	独立完成	能独立地洗头、梳头、洗脸、刷牙、剃须等；洗澡需要协助	在协助下和适当的时间内，能完成部分梳洗活动	完全需要帮助	
评分	0	1	3	7	

续表

评估事项、内容与评分	程度等级				
	可自理	轻度依赖	中度依赖	不能自理	判断评分
穿衣：穿衣裤、袜子、鞋子等活动	独立完成	—	需要协助，在适当的时间内完成部分穿衣	完全需要帮助	
评分	0	0	3	5	
如厕：小便、大便等活动及自控	不需协助，可自控	偶尔失禁，但基本上能如厕或使用便具	经常失禁，在很多提示和协助下尚能如厕或使用便具	完全失禁，完全需要帮助	
评分	0	1	5	10	
活动：站立、室内行走、上下楼梯、户外活动	独立完成所有活动	借助较小的外力或辅助装置能完成站立、行走、上下楼梯等	借助较大的外力才能完成站立、行走，不能上下楼梯	卧床不起，活动完全需要帮助	
评分	0	1	5	10	
总得分					

注：参考《国家基本公共卫生服务规范（第三版）》。

第七节 严重精神障碍患者健康管理服务

一、服务对象

基层医疗卫生服务机构管辖区域内常住居民中诊断明确、在家居住的严重精神障碍患者，主要包括精神分裂症、分裂情感性障碍、偏执性精神病、双相情感障碍、癫痫所致精神障碍、精神发育迟滞伴发精神障碍的患者。

二、服务内容

（一）患者信息管理

基层医疗卫生服务机构通过多种渠道获取严重精神障碍患者的疾病诊疗相关信息，医务人员对患者的信息全面分析和全面评估，同时为其建立居民健康档案，并按照要求填写严重精神障碍患者个人信息补充表。

（二）随访评估

基层医疗卫生服务机构对纳入管理的严重精神障碍患者每年至少随访 4 次，随访内容主要包括患者精神状况（感觉、知觉、思维、情感和意志行为）、自知力、躯体疾病患病情况、社会功能情况、用药情况及各项实验室检查结果等。严重精神障碍患者的危险性评估分为以下 6 级：

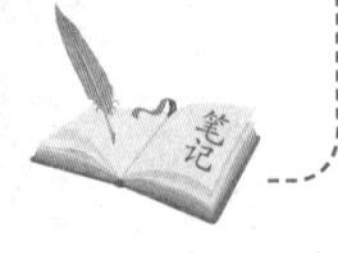

0 级：不具备以下 1～5 级中的任何行为。

1 级：有喊叫或口头威胁，但没有打砸行为。

2 级：有针对财物进行打砸行为，局限在家里而且能被劝说制止。

3 级：有针对财物进行明显打砸行为，不分场合且不能接受劝说而停止。

4 级：有针对财物或人进行持续的打砸行为，不分场合且不能接受劝说而停止（包括自伤、自杀）。

5 级：不分场合地持械针对任何人进行暴力行为，或者纵火、爆炸等行为。

（三）分类干预

基层医疗卫生服务机构应根据患者的危险性评估分级、社会功能状况、精神症状评估、自知力判断，以及患者是否存在药物不良反应或躯体疾病情况等对患者进行分类干预。

1. 病情不稳定患者　危险性评估分级为 3～5 级或精神症状明显、自知力缺乏、有严重药物不良反应或严重躯体疾病的患者，这类患者属于病情不稳定患者。对症处理后立即转诊到上级医院，2 周内随访。不同意转诊的患者，应及时联系精神专科医师进行相应处置，并在居委会人员、民警的共同协助下，2 周内随访。

2. 病情基本稳定患者　危险性评估分级为 1～2 级或精神症状、自知力、社会功能状况至少有一方面较差，这类患者属于病情基本稳定患者。若是病情波动或药物疗效不佳者，调整现用药物剂量；若是伴有药物不良反应或躯体症状恶化者，查找原因进行对症治疗，2 周时随访。2 周随访时病情趋于稳定者，维持目前治疗方案，3 个月时随访；不稳定者，请精神专科医师进行技术指导，1 个月时随访。

3. 病情稳定患者　危险性评估分级为 0 级，且精神症状基本消失，自知力基本恢复，社会功能处于一般或良好，无严重药物不良反应，躯体疾病稳定，无其他异常者属于病情稳定患者。继续执行上级医院制定的治疗方案，3 个月时随访。

4. 随访　每次随访根据患者病情的控制情况，对患者及其家属进行有针对性的健康教育和生活技能训练等方面的康复指导，对家属提供心理支持和帮助。

（四）健康体检

在患者病情许可的情况下，征得监护人和 / 或患者本人同意后，每年进行 1 次健康检查，可与随访相结合。内容包括一般体格检查、血压、体重、血常规（含白细胞分类）、转氨酶、血糖、心电图。

三、服务流程

严重精神障碍患者健康管理服务流程见图 5-8。

四、相关表单

严重精神障碍患者健康管理服务的相关表单包括严重精神障碍患者个人信息补充表、严重精神障碍患者随访服务记录表（表 5-19、表 5-20）。

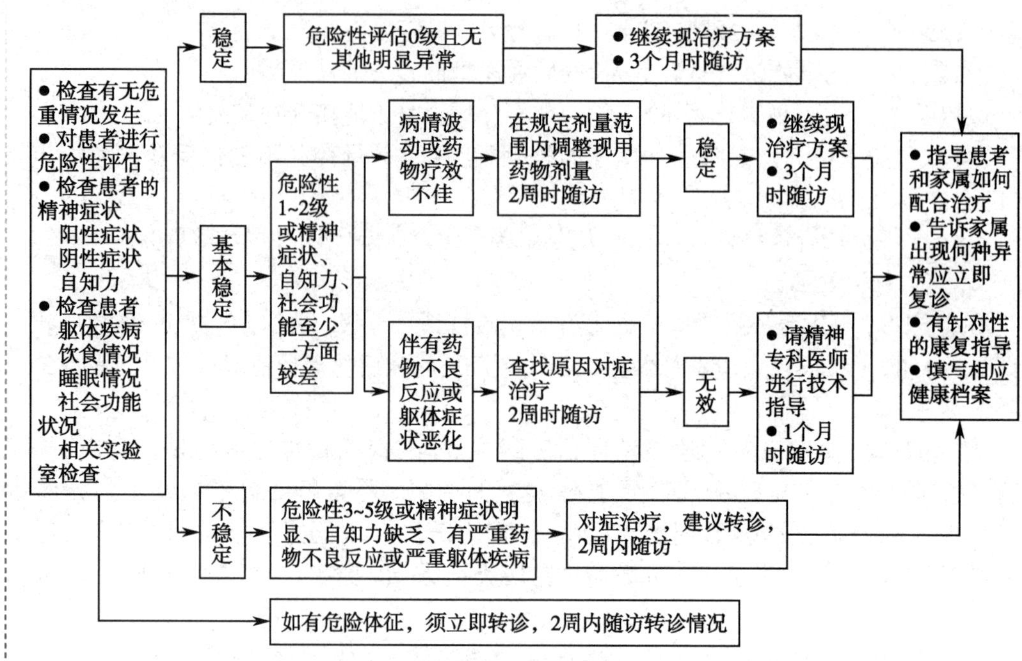

图 5-8 严重精神障碍患者健康管理服务流程图

注：参考《国家基本公共卫生服务规范（第三版）》。

表 5-19 严重精神障碍患者个人信息补充表

姓名： 编号□□□-□□□□□

监护人姓名		与患者关系	
监护人住址		监护人电话	
辖区村(居)委会联系人、电话			
户别	1 城镇 2 农村 □		
就业情况	1 在岗工人 2 在岗管理者 3 农民 4 下岗或无业 5 在校学生 6 退休 7 专业技术人员 8 其他 9 不详 □		
知情同意	1 同意参加管理 0 不同意参加管理 签字：________ 签字时间______年_____月_____日 □		
初次发病时间	______年_____月_____日		
既往主要症状	1 幻觉 2 交流困难 3 猜疑 4 喜怒无常 5 行为怪异 6 兴奋话多 7 伤人毁物 8 悲观厌世 9 无故外走 10 自语自笑 11 孤僻懒散 12 其他_____ □/□/□/□/□/□/□/□/□/□/□/□		
既往关锁情况	1 无关锁 2 关锁 3 关锁已解除 □		
既往治疗情况 门诊	1 未治 2 间断门诊治疗 3 连续门诊治疗 □ 首次抗精神病药治疗时间______年____月____日		
既往治疗情况 住院	曾住精神专科医院/综合医院精神专科_____次		
目前诊断情况	诊断________确诊医院________确诊日期________		
最近一次治疗效果	1 临床痊愈 2 好转 3 无变化 4 加重 □		

续表

危险行为	1 轻度滋事____次 2 肇事________次 3 肇祸________次 4 其他危害行为____次 5 自伤________次 6 自杀未遂________次 7 无	□/□/□/□/□/□/□
经济状况	1 贫困，在当地贫困线标准以下 2 非贫困	□
专科医生的意见（如果有请记录）		
填表日期	年 月 日	医生签字

注：参考《国家基本公共卫生服务规范（第三版）》。

表 5-20 严重精神障碍患者随访服务记录表

姓名： 编号□□□-□□□□□

随访日期	年 月 日		
本次随访形式	1 门诊 2 家庭访视 3 电话		□
若失访，原因	1 外出打工 2 迁居他处 3 走失 4 连续 3 次未到访 5 其他		□
如死亡，日期和原因	死亡日期	年 月 日	
	死亡原因	1 躯体疾病 ①传染病和寄生虫病 ②肿瘤 ③心脏病 ④脑血管病 ⑤呼吸系统疾病 ⑥消化系统疾病 ⑦其他疾病 ⑧不详 2 自杀 3 他杀 4 意外 5 精神疾病相关并发症 6 其他	□ □
危险性评估	0（0 级） 1（1 级） 2（2 级） 3（3 级） 4（4 级） 5（5 级）		□
目前症状	1 幻觉 2 交流困难 3 猜疑 4 喜怒无常 5 行为怪异 6 兴奋话多 7 伤人毁物 8 悲观厌世 9 无故外走 10 自语自笑 11 孤僻懒散 12 其他__________		□/□/□/□/□/□/□/□/□/□/□/□
自知力	1 自知力完全 2 自知力不全 3 自知力缺失		□
睡眠情况	1 良好 2 一般 3 较差		□
饮食情况	1 良好 2 一般 3 较差		□
社会功能情况	个人生活料理	1 良好 2 一般 3 较差	□
	家务劳动	1 良好 2 一般 3 较差	□
	生产劳动及工作	1 良好 2 一般 3 较差 9 此项不适用	□
	学习能力	1 良好 2 一般 3 较差	□
	社会人际交往	1 良好 2 一般 3 较差	□
危险行为	1 轻度滋事________次 2 肇事________次 3 肇祸________次 4 其他危害行为____次 5 自伤________次 6 自杀未遂____次 7 无		□
两次随访期间关锁情况	1 无关锁 2 关锁 3 关锁已解除		□
两次随访期间住院情况	0 未住院 1 目前正在住院 2 曾住院，现未住院 末次出院时间________年____月____日		□
实验室检查	1 无 2 有______________		□
用药依从性	1 按医嘱规律用药 2 间断用药 3 不用药 4 医嘱勿需用药		□

续表

药物不良反应	1无 2有________________9此项不适用 □		
治疗效果	1痊愈 2好转 3无变化 4加重 9此项不适用 □		
是否转诊	1否 2是 转诊原因:____________________________ 转诊至机构及科室:______________________ □		
用药情况	药物1:	用法:每日(月) 次	每次剂量 mg
	药物2:	用法:每日(月) 次	每次剂量 mg
	药物3:	用法:每日(月) 次	每次剂量 mg
用药指导	药物1:	用法:每日(月) 次	每次剂量 mg
	药物2:	用法:每日(月) 次	每次剂量 mg
	药物3:	用法:每日(月) 次	每次剂量 mg
康复措施	1生活劳动能力 2职业训练 3学习能力 4社会交往 5其他__________ □/□/□/□		
本次随访分类	1不稳定 2基本稳定 3稳定 □		
下次随访日期	________年____月____日	随访医生签名	

注:参考《国家基本公共卫生服务规范(第三版)》。

第八节 肺结核患者健康管理服务

一、服务对象

基层医疗卫生服务机构管辖区域内确诊的常住肺结核患者。

二、服务内容

(一)筛查及推介转诊

对基层医疗卫生服务机构管辖区域内前来就诊的居民,如发现有肺结核可疑症状者,在鉴别诊断的基础上,填写"双向转诊单"。推荐其到结核病定点医疗机构进行结核病检查,1周内进行电话随访。筛查及推介转诊流程详见图5-9。

(二)第一次入户随访

基层医疗卫生服务机构接到上级专业机构管理肺结核患者的通知单后,要在72小时内访视患者,第一次入户随访流程见图5-10,第一次入户随访记录内容详见表5-21。

(三)督导服药和随访管理(流程详见图5-11)

1. 督导服药　医务人员督导患者服药和家庭成员督导患者服药。

2. 随访评估　由医务人员督导的至少每月记录1次对患者的随访评估结果;家庭成员督导的,基层医疗卫生机构要在患者的强化期或注射期内每10天随访1次,注射期或非注射期内每1个月随访1次。随访内容详见表5-22。

3. 分类干预

(1)能按时服药且无不良反应的,继续督导服药,并预约下一次随访时间。

(2)未按定点医疗机构医嘱服药的,要查明原因。若是不良反应引起的,则转诊;若其他原因,则要对患者强化健康教育。若患者漏服药次数超过1周及以上,要及时

向上级专业机构进行报告。

（3）出现药物不良反应、并发症的，要立即转诊，2 周内随访。

（四）结案评估

患者停止抗结核治疗后，要对其进行结案评估，包括：记录患者停止治疗的时间及原因；对其全程服药管理情况进行评估；收集和上报患者的“肺结核患者治疗记录卡”或“耐多药肺结核患者服药卡”。同时将患者转诊至结核病定点医疗机构进行治疗转归评估，2 周内进行电话随访，了解是否前去就诊及确诊结果。

三、服务流程

肺结核患者筛查与推介转诊流程、肺结核患者第一次入户随访流程、肺结核患者督导服药与随访管理流程见图 5-9～图 5-11。

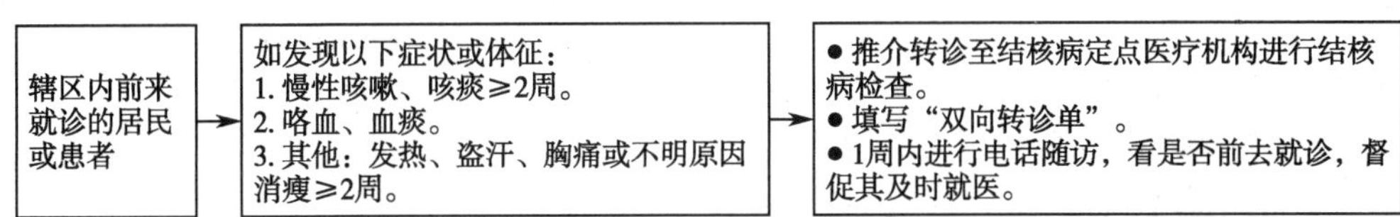

图 5-9　肺结核患者筛查与推介转诊流程图

注：参考《国家基本公共卫生服务规范（第三版）》。

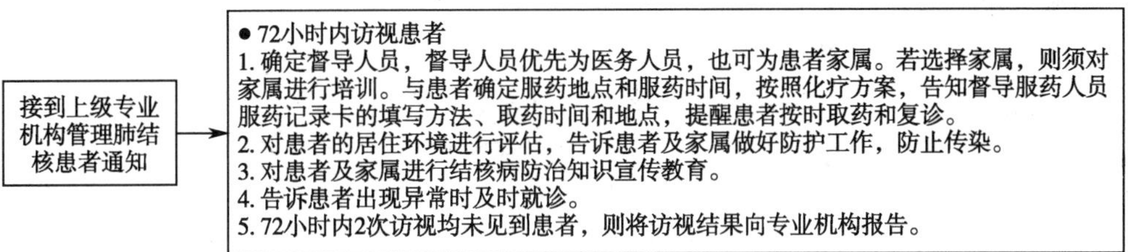

图 5-10　肺结核患者第一次入户随访流程图

注：参考《国家基本公共卫生服务规范（第三版）》。

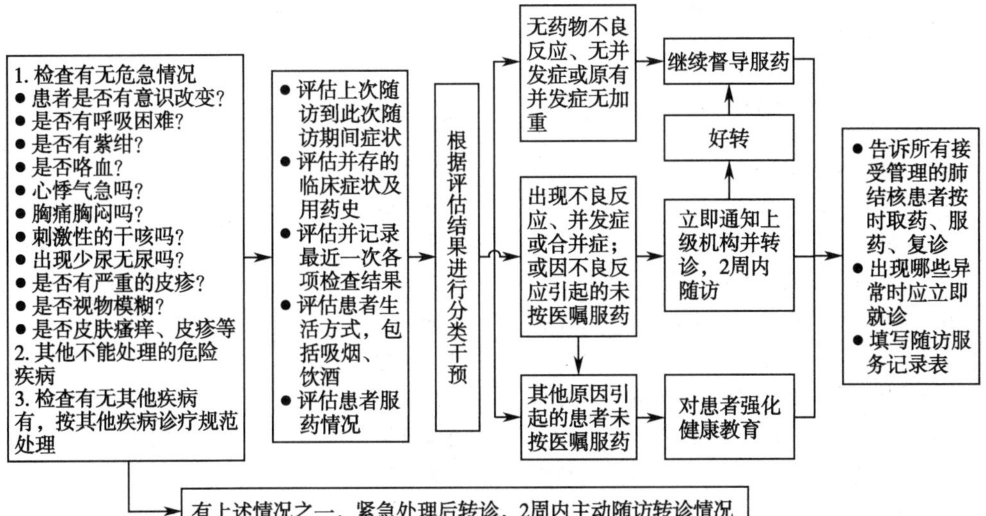

图 5-11　肺结核患者督导服药与随访管理流程图

注：参考《国家基本公共卫生服务规范（第三版）》。

四、相关表单

肺结核患者健康管理服务相关表单包括肺结核患者第一次入户随访记录表(表5-21)和肺结核患者随访服务记录表(表5-22)。

表5-21 肺结核患者第一次入户随访记录表

姓名:　　　　　　　　　　　　　　　　　　　　　　　　编号□□□-□□□□□

随访时间		年　月　日
随访方式		1门诊　2家庭　□
患者类型		1初治　2复治　□
痰菌情况		1阳性　2阴性　3未查痰　□
耐药情况		1耐药　2非耐药　3未检测　□
症状及体征: 0没有症状　1咳嗽咳痰 2低热盗汗　3咯血或血痰 4胸痛消瘦　5恶心纳差 6头痛失眠　7视物模糊 8皮肤瘙痒、皮疹 9耳鸣、听力下降		□/□/□/□/□/□/□ 其他:
用药	化疗方案	
	用法	1每日　2间歇　□
	药品剂型	1固定剂量复合制剂　□　2散装药　□ 3板式组合药　□　4注射剂　□
督导人员选择		1医生　2家属　3自服药　4其他　□
家庭居住环境评估	单独的居室	1有　2无　□
	通风情况	1良好　2一般　3差　□
生活方式评估	吸烟	/　支/天
	饮酒	/　两/天
健康教育及培训	取药地点、时间	地点: 时间:　年　月　日
	服药记录卡的填写	1掌握　2未掌握　□
	服药方法及药品存放	1掌握　2未掌握　□
	肺结核治疗疗程	1掌握　2未掌握　□
	不规律服药危害	1掌握　2未掌握　□
	服药后不良反应及处理	1掌握　2未掌握　□
	治疗期间复诊查痰	1掌握　2未掌握　□
	外出期间如何坚持服药	1掌握　2未掌握　□
	生活习惯及注意事项	1掌握　2未掌握　□
	密切接触者检查	1掌握　2未掌握　□
下次随访时间		年　月　日
评估医生签名		

注:参考《国家基本公共卫生服务规范(第三版)》。

表 5-22 肺结核患者随访服务记录表

姓名： 编号□□□-□□□□□

随访时间		年 月 日	年 月 日	年 月 日	年 月 日
治疗月序		第 月	第 月	第 月	第 月
督导人员		1 医生 2 家属 3 自服药 4 其他 □	1 医生 2 家属 3 自服药 4 其他 □	1 医生 2 家属 3 自服药 4 其他 □	1 医生 2 家属 3 自服药 4 其他 □
随访方式		1 门诊 2 家庭 3 电话 □	1 门诊 2 家庭 3 电话 □	1 门诊 2 家庭 3 电话 □	1 门诊 2 家庭 3 电话 □
症状及体征： 0 没有症状 1 咳嗽咳痰 2 低热盗汗 3 咯血或血痰 4 胸痛消瘦 5 恶心纳差 6 关节疼痛 7 头痛失眠 8 视物模糊 9 皮肤瘙痒、皮疹 10 耳鸣、听力下降		□/□/□/□/□/□/□ 其他	□/□/□/□/□/□/□ 其他	□/□/□/□/□/□/□ 其他	□/□/□/□/□/□/□ 其他
生活方式指导	吸烟	/ 支 / 天	/ 支 / 天	/ 支 / 天	/ 支 / 天
	饮酒	/ 两 / 天	/ 两 / 天	/ 两 / 天	/ 两 / 天
用药	化疗方案				
	用法	1 每日 2 间歇 □	1 每日 2 间歇 □	1 每日 2 间歇 □	1 每日 2 间歇 □
	药品剂型	1 固定剂量复合制剂 □ 2 散装药 □ 3 板式组合药 □ 4 注射剂 □	1 固定剂量复合制剂 □ 2 散装药 □ 3 板式组合药 □ 4 注射剂 □	1 固定剂量复合制剂 □ 2 散装药 □ 3 板式组合药 □ 4 注射剂 □	1 固定剂量复合制剂 □ 2 散装药 □ 3 板式组合药 □ 4 注射剂 □
	漏服药次数	次	次	次	次
药物不良反应		1 无 □ 2 有 ____________	1 无 □ 2 有 ____________	1 无 □ 2 有 ____________	1 无 □ 2 有 ____________
并发症或合并症		1 无 □ 2 有 ____________	1 无 □ 2 有 ____________	1 无 □ 2 有 ____________	1 无 □ 2 有 ____________
转诊	科别				
	原因				
	2 周内随访，随访结果				

续表

处理意见				
下次随访时间				
随访医生签名				
停止治疗及原因	1 出现停止治疗时间 年 月 日 2 停止治疗原因：完成疗程□ 死亡□ 丢失□ 转入耐多药治疗□			
全程管理情况	应访视患者_____次，实际访视____次； 患者在疗程中，应服药____次，实际服药___次，服药率___% 评估医生签名：			

注：参考《国家基本公共卫生服务规范（第三版）》。

第九节 传染病及突发公共卫生事件报告和处理服务

一、服务对象

基层医疗卫生服务机构管辖区域内服务人口。

二、服务内容

（一）传染病疫情和突发公共卫生事件风险管理

基层医疗卫生机构在上级机构指导下，协助开展传染病疫情和突发公共卫生事件风险排查、收集和提供风险信息，参与风险评估和应急预案制（修）订。

（二）传染病和突发公共卫生事件的发现、登记

基层医疗卫生服务机构的首诊医生在诊疗过程中发现传染病病人及疑似病人后，按要求填写《中华人民共和国传染病报告卡》；如发现或怀疑为突发公共卫生事件时，按要求填写《突发公共卫生事件相关信息报告卡》。

（三）传染病和突发公共卫生事件相关信息报告

1. 报告程序与方式　具备网络直报条件的在规定时间内进行网络直报；不具备网络直报条件的通过电话、传真等方式进行报告，同时向辖区县级疾病预防控制机构报送《传染病报告卡》和/或《突发公共卫生事件相关信息报告卡》。

2. 报告时限　发现甲类传染病和乙类传染病中的肺炭疽、传染性非典型肺炎、埃博拉出血热、人感染禽流感、寨卡病毒病、黄热病、拉沙热、裂谷热、西尼罗病毒等新发输入传染病人和疑似病人，或发现其他传染病、不明原因疾病暴发和突发公共卫生事件相关信息时，应按有关要求于2小时内报告。发现其他乙、丙类传染病病人、疑似病人和规定报告的传染病病原携带者，应于24小时内报告。

3. 订正报告和补报　发现报告错误，或报告病例转归或诊断情况发生变化时，应及时对《传染病报告卡》和/或《突发公共卫生事件相关信息报告卡》等进行订正；对漏报的传染病病例和突发公共卫生事件，应及时进行补报。

（四）传染病和突发公共卫生事件的处理

1. 对传染病病人、疑似病人采取医学隔离和观察等措施；对突发公共卫生事件伤者进行急救，做好个人防护和感染控制，严防疫情传播，及时转诊。

2．协助开展传染病密切接触者和健康危害暴露人员的追踪、查找，对集中或居家医学观察者提供必要的基本医疗和预防服务。

3．协助对本辖区病人、疑似病人和突发公共卫生事件开展流行病学调查，收集和提供病人、密切接触者、其他健康危害暴露人员的相关信息。

4．做好医疗机构内现场控制、消毒隔离、个人防护、医疗垃圾和污水的处理工作。协助对被污染的场所进行卫生处理，开展杀虫、灭鼠等工作。

5．协助开展应急接种、预防性服药、应急药品和防护用品分发等工作。

（五）协助上级专业防治机构工作

做好结核病和艾滋病患者的宣传、指导服务以及非住院病人的治疗管理工作，相关技术要求参照有关规定。

三、服务流程

传染病及突发公共卫生事件报告和处理服务流程见图5-12。

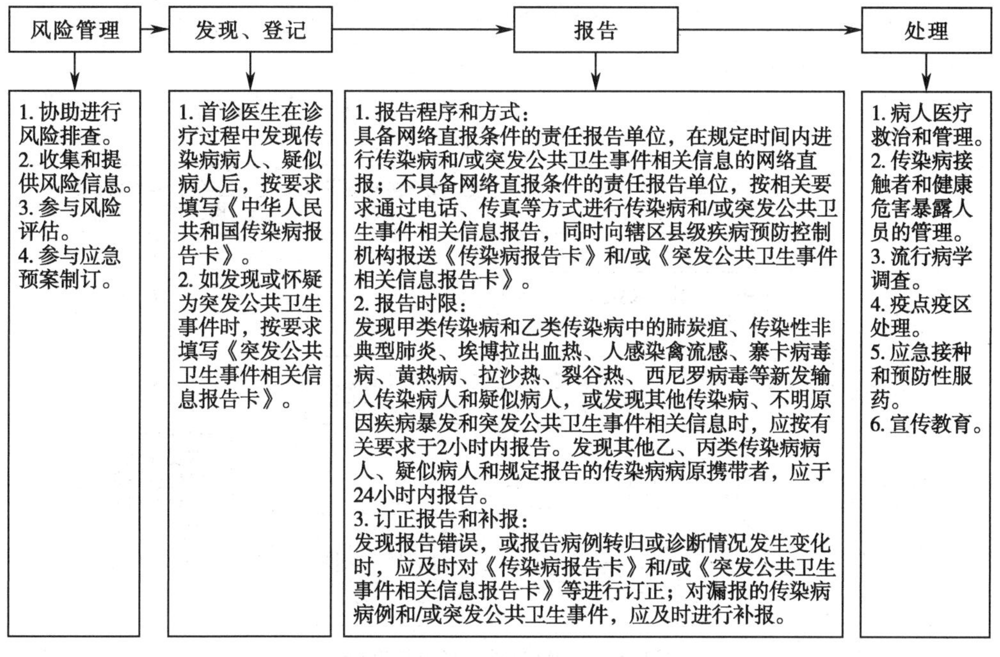

图5-12　传染病及突发公共卫生事件报告和处理服务流程图

注：参考《国家基本公共卫生服务规范（第三版）》。

第十节　卫生监督协管服务

一、服务对象

基层医疗卫生服务机构管辖区域内的常住居民。

二、服务内容

（一）食源性疾病及相关信息报告

发现或怀疑有食源性疾病、食品污染等对人体健康造成危害或可能造成危害的

线索和事件，及时报告。

（二）饮用水卫生安全巡查

协助卫生计生监督执法机构对农村集中式供水、城市二次供水和学校供水进行巡查，协助开展饮用水水质抽检服务。

（三）学校卫生服务

协助卫生计生监督执法机构定期对学校传染病防控开展巡访，发现问题隐患及时报告；指导学校设立卫生宣传栏，协助开展学生健康教育。协助有关专业机构对校医（保健教师）开展业务培训。

（四）非法行医和非法采供血信息报告

协助定期对辖区内非法行医、非法采供血开展巡访，发现相关信息及时向卫生计生监督执法机构报告。

（五）计划生育相关信息报告。

协助卫生计生监督执法机构定期对辖区内计划生育机构计划生育工作进行巡查，协助对辖区内与计划生育相关的活动开展巡访，发现相关信息及时报告。

三、服务流程

卫生监督协管服务流程见图5-13。

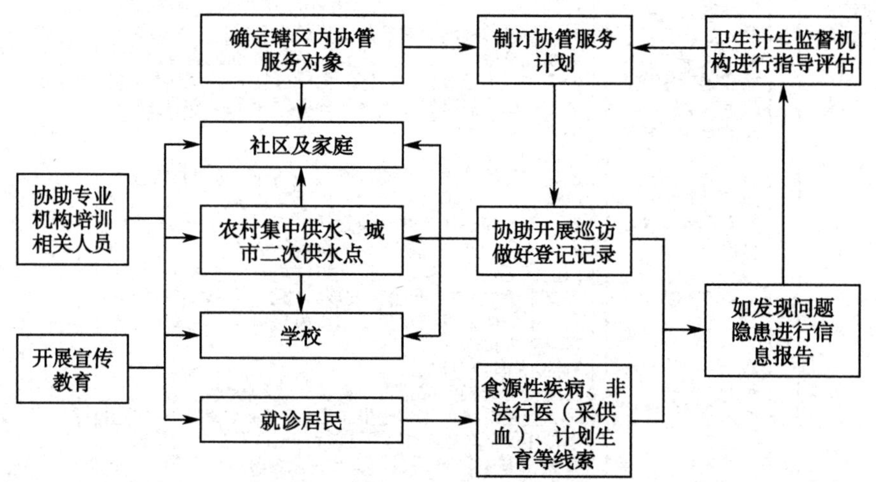

图5-13　卫生监督协管服务流程图

注：参考《国家基本公共卫生服务规范（第三版）》。

四、相关表单

卫生监督协管服务的相关表单包括卫生计生监督协管信息报告登记表、卫生计生监督协管巡查登记表（表5-23、表5-24）。

表5-23　卫生计生监督协管信息报告登记表

机构名称：

序号	发现时间	信息类别	信息内容	报告时间	报告人

续表

序号	发现时间	信息类别	信息内容	报告时间	报告人

注：摘自《国家基本公共卫生服务规范（第三版）》中的“卫生监督协管服务规范”。信息类别：食源性疾病、饮用水卫生、学校卫生、非法行医（采供血）、计划生育；信息内容：注明发现问题（隐患）的地点、内容等有关情况并进行简单描述。

表 5-24　卫生计生监督协管巡查登记表

机构名称：　　　　　　　　　　　　　　　　　　　　　　　　　　________年度

序号	巡查地点与内容	发现的主要问题	巡查日期	巡查人	备注

注：摘自《国家基本公共卫生服务规范（第三版）》中的“卫生监督协管服务规范”。对食源性疾病、饮用水卫生、学校卫生、非法行医（采供血）、计划生育开展巡查，填写本表。备注栏填写发现问题后的处置方式（如报告卫生计生监督执法机构或帮助整改等内容）。

（赖远全　梁永华）

复习思考题

1. 如何做好居民健康档案管理服务？
2. 如何做好老年人健康管理服务？

PPT课件

第六章

健康管理

培训目标

1. 掌握健康管理的概念、基本步骤和常用服务流程，熟悉健康管理的形式。
2. 掌握中医治未病的理论特色，熟悉治未病的应用。
3. 掌握体质的概念、常见体质类型特征，熟悉体质辨识的应用。
4. 掌握中医养生的概念、理论及方法，熟悉养生的实施方法。

第一节 健康管理

全科医生通过对人群进行全面的健康照顾，维护和促进健康，使其达到“躯体上、精神上和社会上的完好状态”。健康管理以维护健康为宗旨，依据健康指标及其相关数据，实现以人的健康为中心的全人、全程、全方位健康服务。通过健康咨询、健康评价、健康教育等方式，促使人们改变不良行为和生活方式，降低危险因素，减少疾病的发生，提高生命质量。

一、健康管理的基本概念

进入21世纪，伴随着医疗技术和人类对健康认识的发展，“4P”(prediction，prevention，personalization，participatory)医学模式成为医学发展的新方向，其核心是预警、预防、个性化治疗以及强调个体和群体参与性有机地结合为一体，全面提高人类的健康水平。健康管理是全科医学的核心任务，有助于全科医生动态地掌握人群的健康问题和健康状态。

(一)健康管理的定义

健康管理(health management)是以现代健康概念为指导(生理、心理和社会适应能力)，适应新的医学模式转变(生理-心理-社会医学模式)，弘扬“治未病”的传统思想，应用医学、管理学等相关学科的理论和方法，通过对个体或群体健康状况及影响健康的危险因素进行全面检测、评估和干预，实现以促进健康为目标的全人、全程、

全方位的医学服务过程。

健康管理三部曲：

(1) 了解和掌握健康状态：开展健康状况检测并收集信息。

(2) 综合评价健康：进行健康风险评估和健康评价。

(3) 改善和促进健康：施行健康危险因素干预和健康促进活动。

（二）目的和意义

健康管理不仅仅是一个概念、一种方法，更是一套完善、周密的服务程序。

1. 健康管理的目的　使患者以及未病者更好地维护健康、恢复健康、促进健康，合理节约医疗费用，有效降低医疗支出。

2. 健康管理的重要意义　通过健康咨询、健康评价、健康教育等方式，促使人们改变不良行为和生活方式，降低危险因素，减少疾病的发生，提高生命质量。

（三）全科医生在健康管理中的作用

全科医学是面向社区居民和家庭，以维护和促进健康为目标的临床医学。全科医生遵循全科医学理论，对个人、家庭和社区提供优质、方便、经济、有效、综合性的基层医疗保健服务，在健康管理中的具有以下作用：

1. 服务对象健康的“守门人”。

2. 服务对象健康的“代理人”。

全科医生通过对人群进行全面的健康照顾，维护和促进人群健康，使其达到“躯体上、精神上和社会上的完好状态”。健康管理作为基本服务方法，帮助全科医生及时了解健康服务的效果，监测服务对象的健康改善情况。

二、健康管理的内容

健康管理是指一种对个人或人群的健康危险因素进行全面评价并进行管理的过程，是建立在个人健康档案基础上的个性化健康事务管理服务。应用现代生物医学和信息化管理技术，从生物、心理、社会的角度，对个体进行全面的健康评价，协助人们有效地维护自身的健康。健康管理是要将科学的健康生活方式传递给健康需求者，变被动的照顾健康为主动的管理健康，更有效地维护和促进人类健康。支撑健康管理的知识主体，来源于医学、公共卫生、生物统计学、运动学、健康行为和教育及健康心理学的研究等。

（一）根据不同因素对健康管理进行分类

1. 按疾病类别划分　可分为糖尿病、冠心病、高血压、血脂异常、肥胖、痛风、代谢综合征、脑卒中等。

2. 按危险因素程度划分　可分为低危险因素、中危险因素、高危险因素、极高危险因素。

3. 按不同职业人群划分　可分为教师、工人、公务员、白领阶层、企业家、IT 人士、产业投资融资者等。

4. 按管理人群划分　可分为个人、家庭、群体等。

5. 按功能属性划分　可分为慢性病管理、体重管理、限酒管理、控烟管理、睡眠管理、压力管理、运动管理等。

6. 按不同生命周期划分　可分为围生期、新生儿期、婴幼儿期、儿童、青少年、青年、中年、老年等。

7. 按健康状态划分　可分为健康、亚健康、亚临床、疾病、特殊生理状态等。

（二）根据不同侧重点对健康管理进行分类

1. 生活方式管理　主要关注个体的生活方式、行为可能带来的健康风险，这些行为和风险将影响个人对医疗保健的需求。生活方式管理是帮助个体选择最佳的健康行为以减少健康风险因素，使用对健康或预防有益的行为塑造方法，促进个体建立健康的生活方式和习惯，以减少健康风险因素。其结果在很大程度上取决于参与者采取什么样的行动。因此，要调动个体对自己健康的责任心。生活方式管理通过采取行动降低健康风险和促进健康行为来预防疾病和伤害。

2. 需求管理　以人群为基础，帮助健康消费者寻求适当的医疗保健方式维护健康，控制健康消费的过度支出和改善对医疗保健服务的利用。使用电话、互联网等远程管理方式指导个体正确利用各种医疗保健服务满足自身的健康需求。

3. 疾病管理　针对不同疾病，为患者提供相关的医疗保健服务。建立一个实施医疗保健干预，维护人群间沟通，强化患者自我保健三方面相协调的系统，以支持良好的医患关系和保键计划的顺利实施。疾病管理强调利用循证医学指导和增强个人能力，预防疾病恶化，以改善患者健康为基本标准，评价所采取行动的临床效果、经济效果和社会效果。

4. 灾难性病伤管理　为患癌症等灾难性病伤的患者及家庭提供各种医疗服务，以专业化的疾病管理，帮助协调医疗活动和管理多维化的治疗方案。灾难性病伤管理可以减少医疗支出，改善结果。综合利用患者和家属的健康教育，患者自我保健的选择和多学科小组的管理，使医疗需求复杂的患者在临床、心理上和经济上都能获得最优化结果。

5. 残疾管理　试图减少工作地点发生残疾事故的频率和费用代价，并从雇主的角度出发，根据伤残程度分别处理以尽量减少因残疾造成的劳动和生活能力下降，防止残疾恶化。

6. 综合的人群健康管理　通过协调不同的健康管理策略对人群提供更为全面的健康和福利管理。

三、健康管理的步骤

健康管理是一种前瞻性的卫生服务模式，能以较少的投入获得较大的健康效果，从而增加医疗服务的效益，提高医疗保险的覆盖面和承受力。一般包括以下三个基本步骤：

第一步：了解个体健康状况，收集服务对象的个人健康信息。

个人健康信息包括：

（1）个人一般情况（性别、年龄、种族、职业等）。

（2）目前健康状况。

（3）疾病家族史。

（4）生活方式（膳食、体力活动、吸烟、饮酒、睡眠、压力等）。

(5) 体格检查(身高、体重、腰围、血压等)。

(6) 血、尿实验室检查(血脂、血糖等)。

(7) 特殊检查信息及心理健康和社会适应等。

第二步：健康及疾病风险评估。

根据所收集的个人健康信息，对个人的健康状况及未来患病或死亡的危险性用数学模型进行量化评估。其主要目的是帮助个体综合认识健康风险，鼓励和帮助人们纠正不健康的行为和习惯，制订个性化的健康干预措施并对其效果进行评估。

第三步：健康咨询与干预。

在前面两个步骤的基础上，以多种形式来帮助个人采取行动，纠正不良的生活方式和习惯，控制健康危险因素，实现个人健康管理计划的目标。健康管理过程中的健康干预是个性化的，是根据个体的健康危险因素，由全科医生提供健康教与指导，设定个体目标，并动态监测效果。如健康体重管理、慢性病管理等，是通过个人健康管理日记、参加专项健康维护课程及追踪随访措施来达到健康改善效果。全科医生对个体的指导包括减轻体重(膳食、运动)和戒烟等内容。

四、健康管理常用服务流程

健康管理是一个长期的、周而复始的过程，在实施健康干预措施的一定时间后，需要评价效果、调整计划和干预措施。健康管理的流程由五个部分组成(图 6-1)。

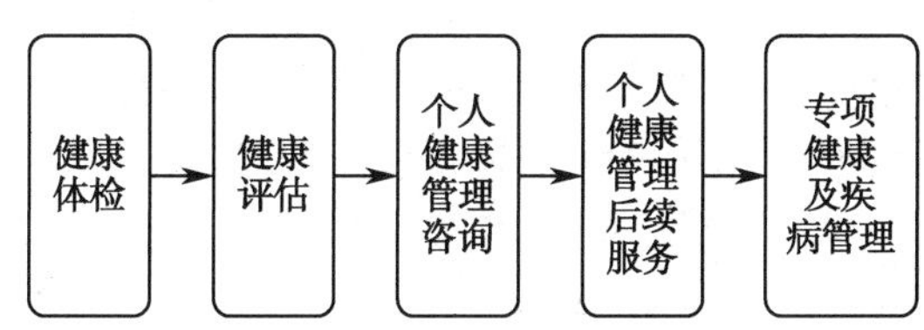

图 6-1 健康管理服务流程

具体如下：

(一) 健康体检

健康体检是以人群的健康需求为基础，按照早发现、早干预的原则，选择针对性和个性化的体格检查项目。检查的结果对后期的健康干预活动具有明确的指导性意义。健康管理体检项目可以根据个人的年龄、性别、职业、身体状况及个人意愿等进行调整。健康体检是健康信息采集的一个重要手段，是进行评估的必要资料。

(二) 健康评估

通过分析个人健康史、家族史、生活方式、精神压力等资料，为服务对象提供一系列的评估报告，其中包括用来反映各项检查指标状况的个人健康体检报告，个人总体健康评估报告，心理评估报告等。

(三) 个人健康管理咨询

完成上述步骤后，全科医生可对个人开展健康咨询服务。服务内容包括：解释个人健康信息及健康评估结果及其对健康的影响，制订个人健康管理计划，提供健康指

导，制订随访追踪计划等。

（四）个人健康管理后续服务

个人健康管理后续服务主要内容取决于被服务者（人群）的情况和资源，可以根据个人及人群的需求提供不同的服务。后续服务的形式可以是通过互联网查询个人健康信息和接受健康指导，定期寄送健康管理资讯，以及提供个性化的改善健康的行动计划。监督随访是后续服务的一个常用手段。随访的主要内容是检查健康管理计划的实现状况，检查或测量主要危险因素的变化情况，并及时调整干预方式。健康教育课堂也是后续服务的重要措施，在改善营养、调整生活方式和控制疾病方面有很好的效果。

（五）专项的健康及疾病管理服务

除了提供常规的健康管理服务外，还可根据具体情况为个体和群体提供专项的健康管理服务。这些服务的设计通常会按患者及健康人来划分。对已患有慢性疾病的个体，可选择针对特定疾病或疾病危险因素的服务，如糖尿病管理、心血管疾病及相关危险因素管理、精神压力缓解、戒烟、减重、运动、营养及膳食咨询等。对没有慢性病的个体，也可选择个人健康教育、生活方式改善咨询、疾病高危人群的教育及维护项目等。

五、健康管理的具体形式

（一）健康教育

1. 健康教育的概念　健康教育（health education）是通过信息传播，帮助个人和群体掌握卫生保健知识，树立健康观念，自愿采纳有利于健康的行为和生活方式的教育活动与过程。其目的和重点是改变不良的行为和生活方式，消除或减轻影响健康的危险因素，从而预防疾病的发生，促进健康和提高生活质量。

2. 健康教育的核心　健康教育的核心是教育人们树立健康知识、养成良好的行为习惯和生活方式，降低或消除影响健康的危险因素。健康教育应提供改变行为所必需的知识、技能与服务，并促使人们合理利用这些服务，如接受预防接种和定期体检等，达到预防疾病、治疗疾病、促进康复的目的。健康教育应着眼于家庭、社区，充分发动公众积极广泛的参与，形成健康促进的良好氛围，促进个体、群体和全社会的行为改变。

3. 健康教育的研究领域

（1）按目标人群或场所划分：职业人群健康教育、社区健康教育、学校健康教育、医院健康教育、公共场所健康教育等。

（2）按教育目的或内容划分：疾病防治的健康教育、人生不同阶段健康教育、营养健康教育、环境保护的健康教育、心理卫生教育、生殖健康教育（包括性病、艾滋病、安全性行为等）、安全教育、控制吸烟、限酒和戒瘾（药品、网络）的教育、死亡教育等。

（3）按业务技术或责任划分：健康教育的设计、健康教育的行为管理、健康教育材料的制作与媒介开发、健康教育的组织实施、健康教育人才培训、健康教育的评价、社区的组织与开发等。

（二）健康促进

1. 健康促进的概念　世界卫生组织关于健康促进定义是："健康促进是促进人们维护和提高他们自身健康的过程，是协调人类与他们环境之间的战略，规定个人与社会对健康各自所负的责任"。

美国健康教育学家劳伦斯•格林（Lawrence W. Green）对健康促进定义为："健康促进是指一切能促使行为和生活条件向有益于健康改变的教育与环境支持的综合体"。其中环境包括社会的、政治的、经济的和自然环境，而支持指政策、财政、立法、组织、社会开发等各个系统。

1995 年，WHO 西太平洋地区办事处发表《健康新地平线》（*New Horizons in Health*）这一重要文献，对健康促进定义为"健康促进是指个人与其家庭、社会和国家一起采取措施，鼓励健康的行为，增强人们改进和处理自身健康问题的能力"。健康促进的基本内涵包含了个人行为改变，政府行为（社会环境）改变两个方面，并重视发挥个人、家庭、社会的健康潜能。

2. 健康促进的领域　1986 年，在首届国际健康促进大会通过的《渥太华宣言》中明确指出，健康促进涉及五个主要活动领域：

（1）制定能促进健康的公共政策：把健康问题提到各个部门、各级政府和组织的决策者的议事日程上。

（2）创造支持的环境：创造安全的、满意的和愉快的生活、工作环境。系统评估快速变化的环境对健康的影响。

（3）加强社区的行动：赋权于社区，并加强社区的健康行动；充分发挥社区力量，积极有效地参与卫生保健计划的制订和执行；挖掘社区资源，帮助他们认识自身的健康问题，并提出解决问题的办法。

（4）发展个人技能：使人们能够更好地控制自己的健康和环境，不断从生活中学习健康知识，有准备地应对人生各个阶段可能出现的健康问题。

（5）调整卫生服务方向：调整社区卫生服务方向，建立一个有助于健康的卫生保健系统。卫生服务的责任由个人、社会团体、卫生专业人员、卫生部门、工商机构和政府共同分担。

3. 21 世纪健康促进的重点　1997 年 7 月，第四届健康促进国际大会在印度尼西亚首都雅加达召开，会议以"新时期的新角色：将健康促进带进 21 世纪"为主题，并发表了《雅加达宣言》。《雅加达宣言》在《渥太华宣言》的基础上，进一步思考有效的健康促进经验，重新审视健康的决定因素，确定了为完成在 21 世纪促进健康这个艰巨任务所需要的策略和指导方向，指出 21 世纪健康促进的重点：①提高社会对健康的责任感；②增加健康发展的投资；③巩固和扩大有利于健康的伙伴关系；④增加社区的能力和给予个人权利；⑤保证健康促进的基础设施；⑥行动起来。

（三）健康信息管理

在健康领域，我们可以将健康信息归为三类：第一类指与人的健康相关的信息，也是健康信息最核心的部分；第二类指能够被卫生行政管理部门利用的信息，这些信息不会具体到某个人，相对而言是一个群体的健康信息。卫生管理部门根据这些信息做出相应的行政决策。第三类是与每一次的健康信息相关的财务信息，财务信息

虽不能很直观地体现健康的数据，但它是一个国家衡量卫生服务水平不可缺少的指标，也是健康信息管理过程中的重要部分。

20 世纪 80 年代，随着计算机的普及，越来越多的医疗卫生机构着手开发健康信息管理系统。在众多健康信息系统中，电子健康档案（electronic health record，HER）一直被公认为是健康信息管理的核心，是健康信息最主要的来源，它不仅仅是纸质健康档案的数字化，更是全程、全方位医疗信息的综合，其发展将是现代卫生发展的必然趋势。

完整的社区居民健康档案包括：①个人健康档案，②家庭健康档案，③社区健康档案。

由于我国目前社区建设以及卫生服务新模式推广还处于起步阶段，医疗保险体系尚不完善，居民习惯自由就医等因素给健康档案的建立和管理带来一定的困难，全科医生应积极稳妥地为社区居民及其家庭建立健康档案。档案建立后，应实现资源共享、合理使用，避免重复登记、重复检查造成资源浪费。

1. 健康档案建立过程中的管理

（1）建立社区居民健康档案的基本方式

1）个别建档：在个别家庭成员来就诊时建档，然后通过临床接触和家访，逐步完善个体健康档案和家庭健康档案。

2）全社区所有家庭普遍建档：由全科医生在一段时间内访问社区中的每一个家庭，一方面做好全科医疗的宣传工作；另一方面对每一个家庭成员及整个家庭作一次全面评价，收集个体及其家庭的基础资料；同时，针对普遍存在的健康危险因素，开展健康教育和健康促进。这种方式可能会耗费较多的人力、物力和时间，但却是全科医生在短期内全面了解社区居民及其家庭健康状况的最佳途径，也是发现和解决潜在的个体及其家庭健康问题的良好机会。

（2）健康档案建立过程中应遵循的原则

1）逐步完善的原则：居民健康档案中的内容，有些是可以通过短期观察和了解就可做出定论，如家庭环境、家庭成员的基本情况。而有些问题则比较复杂，需要通过长期的观察、分析、综合，才能做出全面、正确的判断，如社会适应状态、家庭关系、人格特征等。另外，还有些资料只有到患者或家庭其他成员非说不可或全科医生与其建立了非常亲密的关系时，全科医生才能了解到。建立系统、完整的健康档案是做好健康管理的基础，然而它有一个逐步完善的过程，全科医生应积极主动地发现居民及其家庭的有关健康问题，不断丰富和完善档案的内容。

2）资料收集前瞻性原则：健康档案记录的重点应是过去曾经影响、目前仍在影响、将来还会影响个体及家庭健康的问题及其影响因素。档案资料的重要性，有时并非目前都能认识到的，它随着患者或家庭所面临问题的变化而变化。因此，在描述某一问题时，应遵循前瞻性原则，注意收集与问题密切相关的信息资料，并及时更新和保存，增加健康档案的参考价值。

3）基本项目动态性原则：健康档案所列出的基本项目，尚不能包含影响到个体或家庭健康的全部资料，在应用中必须对一些不切实际或已经发生变迁的资料及时修正、更新、补充。

4）客观性和准确性原则：健康档案资料的客观性和准确性是其长期保存、反复使用的价值所在。在收集资料时，全科医生要以严肃、认真、科学的态度规范操作。全科医生在接受患者或家庭其他成员提供的主观资料的同时，应通过多次的临床接触深入了解患者及其家庭，并通过家访和社区调查获得更多客观、准确的资料。

5）保密性原则：居民健康档案中可能涉及个人的隐私问题，应充分保障当事人的权利和要求，不得以任何形式向无关人员泄露。档案在社区卫生服务使用过程中，应实行分级管理，为不同人员建立不同级别的权限。

（3）健康档案建立过程管理措施：

1）加强全科医生对建立健康档案重要性的认识。

2）制订健康档案管理制度，规范全科医生的建档行为。

3）建立组织机构，加大健康档案建立过程的指导和监督力度。

4）制订健康档案的质量考评标准，定期对健康档案质量进行检查考评，考评结果同时作为衡量全科医生服务技能考核的标准之一。

2. 健康档案归档过程中的管理　健康档案的归档管理一般以家庭为单位，每一个家庭拥有一个档案袋，内装家庭健康档案及其所有成员的个人健康档案，在醒目位置标明家庭档案编号。各社区卫生服务中心（站）应备有专门的档案柜，将所有的家庭档案袋按编号顺序存放于档案柜内，保证安全完好，并指定专人保管。转诊借用必须登记，用完后及时收回，以免丢失。为方便查找，除设计好档案编号外，还可按英文字母顺序或四角号码编写个体健康档案的姓名索引。管理部门应按健康档案书写要求，进行质量检查，及时发现和解决存在的质量问题，促使档案质量不断提高。社区健康档案一般每年更新或增补一次，对卫生服务站点服务范围的布局结构及重要指标，应绘制成图，并张贴于墙上，便于相关指标的动态比较。社区卫生状况每年进行一次全面评价，并总结成报告保存，以考核全科医生的社区工作业绩。

3. 健康档案使用过程中的管理　居民健康档案是全科医疗的工具，在全科医疗服务、教学和科研中，居民健康档案都有其不可忽视的作用。在信息技术高度发达的当代，电子化健康档案，大数据、云技术的充分应用已成趋势。可以保证数据完整，动态更新，检索便捷。在较长一段时间内，纸质健康档案与电子健康档案还将同时并存。

（1）健康档案的存放与查找：一般在建立个人及其家庭健康档案同时，发给居民一张全科医疗就诊卡，上面注明家庭健康档案和个人健康档案的编号。居民就诊时必须携带全科医疗卡，全科医生按卡上提供的编号取出所需的档案袋或电子档案信息，获得关于患者、家庭健康问题的基本印象。每次使用结束后，都应存放于原处。

（2）健康档案的合理使用：全科医疗健康档案在管理上与临床住院病历不同，它可以满足患者对医疗记录知情的期望。通常情况下，患者都希望他们的健康档案由全科医生或相关健康照顾者管理，并放在安全可靠的地方。居民个人健康档案理应属于其私有财产，应对患者本人开放。由于健康档案所记录的内容可能会涉及个人

的隐私，所以居民健康档案应保留在诊所内，未经患者本人许可，一般不准他人阅览或索取，以保证患者的权利。在患者转诊时通常只书写转诊单，提供有关数据资料，只有在必要时，才把原始的健康档案转交给会诊医生。

（3）健康档案在教学和科研中的使用：健康档案记载着丰富而完备的健康问题，在教学和科研中，不仅可作为医学生和医生学习的参考资料，而且也是流行病学和临床医学研究、卫生服务研究及其他相关问题研究的基础资料。居民健康档案资料未经其本人知情同意，不得用于科研发表、专利申请或其他经营活动，也不可片面理解其中的信息，用个别病例特征代替一般规律误导其他患者。

健康信息管理具有以下意义：①整合卫生资源，节约医疗成本。通过各种健康信息管理的手段能够实现个人健康信息在线查阅、在线健康教育和健康相关信息的推广服务，促使人们形成健康的生活行为方式，达到主动、自我管理的个人健康管理目标。此外，通过提供准确的、全面的个人健康信息及就诊记录，有助于医生了解个人病史信息，为临床决策提供有力支持；有效地整合卫生信息资源，减少卫生资源浪费，降低卫生成本。②提高健康服务水平，增加患者满意度。国外研究发现，详细的健康信息能为医疗工作者在诊断疾病过程中提供很多支持，不仅能够优化诊疗程序、规范医疗行为、降低误诊、漏诊，且为医护人员的诊疗提供计划、安排，特别是对于慢性患者的管理。③加速医疗服务模式的转变，发展健康管理服务。随着健康信息管理的手段不断丰富，传统以疾病为中心的医疗模式也逐渐被以健康为中心、以人为中心的健康管理模式所替代，通过数字化信息管理为个人提供个性化的服务，从被动的有病求医到主动的预防保健，开展无缝隙式的卫生保健服务，实现以人的健康为中心，连续不断、周而复始、螺旋上升的全人、全程、全方位健康管理服务。

电子健康档案在使用中尚存在一些问题：①各地区、各企业开发的系统，相互不兼容，到目前为止，全科医疗电子病历还没有统一的标准。②电子病历和传统纸质病历并存，更新不同步。③对全科医生缺乏亲和力：国内社区卫生服务机构所使用的健康档案管理软件偏重于管理功能，即追求建档率、疾病管理率等管理指标的完善和观察。全科医生在一线紧张的工作中，要花大量时间输入相关数据，使管理部门了解相关情况，但对医疗活动少有帮助。面向全科医生，方便应用的服务系统，必将有助于做好健康管理。如基于症状的诊疗提示功能，帮助全科医生快速梳理诊疗思路，提高诊疗效率，更好地解决常见健康问题，节省并减少患者的转诊率。诊疗的自动预约提示，健康档案的居民健康评价，方便居民就诊，提高全科医生的亲和力。④系统安全性问题：全科医生建立的居民健康档案记录居民长期的、甚至是一生的健康信息，其中不乏个人隐私，包括心理、家庭和社会的问题。网络安全尤为重要。

六、健康管理的应用与发展趋势

健康管理最早风行于欧美发达国家，并逐步形成一个独立的行业，且已发展成为较为全面、完整的科学体系。然而，健康管理在我国正处于起步阶段，应用前景非常广阔，显示出巨大的潜力。美国专家预言："21 世纪是健康管理的世纪。"

近年来，随着中国改革开放和经济的快速发展，社会结构、经济结构以及人们的生活方式都发生了一系列的变化。人们的健康意识正在发生巨大的变化，健康管理的应用能帮助医疗机构、企业、健康保险公司以及社区、集体单位采用这种有效的服务手段对个人的健康进行个体化管理，以达到有效预防疾病、节约医疗支出的良好作用。

（一）在健康保险业中的应用

健康保险 / 医疗保险是健康管理在国外应用的一个主要方面。在美国，保险行业首先广泛应用健康管理服务。控制投保人群的健康风险、预测投保人群的健康费用，是健康管理在保险业中的主要“用武之地”。高水平的健康管理服务能够体现健康保险专业化经营的水准，是体现健康保险专业化经营效益和水平的重要标志。

（二）在企业中的应用

企业人群是健康管理的又一重要目标人群。根据国外的实践经验，为了企业生产效率和经济效益的提高以及增强竞争力，健康管理在企业的应用主要包括：

(1) 企业人群健康状况评价。

(2) 企业人群医疗费用分析与控制。

(3) 企业人力资源分析：美国健康与生产效率管理学会（Institute for Health and Productivity Management，IHPM）对此进行了精辟的论述：“健康与生产效率管理整合与员工的健康有关，可影响工作绩效的所有数据和服务，它不仅测量健康干预措施对员工健康的影响，还测量干预措施对企业生产效率的影响。”

当前，越来越多的国内企业认识到员工的健康对企业的重要性，疾病预防而非治疗获得了企业广泛的关注和认同。不少企业已将员工定期体检作为保障员工健康的一项重要举措，部分企业引入员工健康管理风险评估项目。随着健康管理服务模式的不断深入和规范，针对企业自身的特点和需求，开展体检后的健康干预与促进，实施工作场所的健康管理项目将是健康管理在企业应用的主要方向。

（三）在社区卫生服务中的应用

社区卫生服务在我国的医疗卫生体系建设中扮演着重要的角色，是三级医疗卫生体系的网底，也是社区发展建设的重要组成部分。社区卫生服务以全科医生为骨干，合理使用社区资源和适宜技术，以妇女、儿童、老年人和慢性病患者、残疾人等为重点，以解决社区主要问题，满足基本医疗卫生服务需求为目的，融预防、医疗、保健、康复、健康教育、计划生育技术服务为一体，旨在提供有效、经济、方便、综合、连续的基层卫生服务。

结合社区卫生服务的特点和需要，健康管理可在以下三个方面提供帮助：

(1) 识别、控制健康危险因素，实施个体化健康教育。

(2) 指导医疗需求和医疗服务，辅助临床决策。

(3) 实现全程健康信息管理。

健康管理个性化的健康评估体系和完善的信息管理系统，有望成为社区利用健康管理服务的突破点和启动点。

第二节 治未病

一、治未病概述

（一）治未病的含义

“未病”是指机体存在一定的功能紊乱或失调，但尚未出现疾病的状态，它主要包括健康未病态、前病未病态、潜病未病态和传变未病态等四个方面。“治未病”主要强调在“未病”之前采取有效的预防措施，防患于未然，即未病之前，防止疾病的发生，已病之后，防止疾病的传变。治未病是预防疾病发生发展，避免和减轻疾病对人类的危害，提高人们生活质量，减轻国民经济负担的重要措施之一。

（二）治未病理论的历史沿革

中医学“治未病”理论的形成和发展，历经了历史长河的积淀。在人类文明长期发展过程中，随着防病养生实践的不断丰富，逐步形成了一套较完整的治未病理论体系，它与全科医学的“预防”“保健”“健康教育”等理念相得益彰。

早在远古时代，人们为了解决温饱而到处打猎寻觅食物；为了抵挡野兽的袭击而开凿洞穴；为了防寒取暖而发明了火，因为火的发明，人们开始食用熟食，这不但可以增加营养，同时也防止了诸多肠道传染疾病的传染播散，这些均体现了治未病的思想。

“治未病”一词首次记载于《黄帝内经》,《素问·四气调神大论》曰：“是故圣人不治已病治未病，不治已乱治未乱，此之谓也。夫病已成而后药之，乱已成而后治之，譬犹渴而穿井，斗而铸锥，不亦晚乎！”《灵枢·逆顺》说：“上工刺其未生者也。其次，刺其未盛者也……上工治未病，不治已病，此之谓也。”《素问·刺热》曰：“病虽未发，见赤色者刺之，名曰治未病。”这些经典论著体现了古人的智慧。《黄帝内经》中所论述的治未病理论包括未病先防和既病防变两个方面，如《素问·上古天真论》中提出：“恬惔虚无，真气从之，精神内守，病安从来。”《素问·上古天真论》中提到：“虚邪贼风，避之有时。”这些均体现了未病先防的思想。而《素问·阴阳应象大论》说：“故邪风之至，疾如风雨，故善治者治皮毛，其次治肌肤，其次治筋脉，其次治六腑，其次治五脏。治五脏者，半死半生也。”其指出了早期诊断、及时治疗、积极预防疾病传变的重要性，体现了既病防变的思想。

东汉张仲景在《金匮要略·脏腑经络先后病脉证》中云：“若人能养慎，不令邪风干忤经络……更能无犯王法，禽兽灾伤，房室勿令竭乏，服食节其冷、热、苦、酸、辛、甘，不遗形体有衰，病则无由入其腠理。”强调人当提升机体正气，顺应自然，起居有常，饮食有节，才能预防疾病的侵袭。此外，《金匮要略·脏腑经络先后病脉证》指出“夫治未病者，见肝之病，知肝传脾，当先实脾”，“适中经络，未流传脏腑，即医治之。四肢才觉重滞，即导引、吐纳、针灸、膏摩，勿令九窍闭塞”，阐述了既病防变治疗理念。

华佗创五禽戏健身法，晋代葛洪强调气功摄生，陶弘景在《养性延命录》中主张调神养形、“小炷留灯”，唐代孙思邈倡导“上医医未病之病，中医医欲病之病，下医

医已病之病”，清代叶天士重视“务在先安未受邪之地”，都是“治未病”理论的扩充与发展。

二、治未病的理论特色

中医治未病理论强调的是“防重于治”。疾病的发生发展，都要经过从“未病”到“已病”，从未成形到已成形的过程，医生在诊疗疾病时，应树立早识、早防、早治的思想，做到“未病先防，既病防变，病盛防危，新愈防复。”治未病理论特色主要体现在以下几个方面：

（一）未病养生，重在预防

“未病养生，重在预防”的特点主要表现在天人合一、调整阴阳、饮食有节及调畅情志等方面。“天人合一”就是通过人体内部的调节使之与外界自然环境、社会环境的变化相适应，从而达到人体的健康状态。如《黄帝内经》曰：“春夏养阳，秋冬养阴。”阴阳平衡，即是人体的健康状态。各种“疾”的发生、发展，都是阴阳失去平衡的结果。“夫四时阴阳者，万物之根本也……万物之终始也，死生之本也。”“饮食有节”强调的是要有合理的饮食结构和饮食方式。“五谷为养，五果为助，五畜为益，五菜为充，气味合而服之，以补精益气。”若饮食起居无规律，“以酒为浆，以妄为常，醉以入房，以欲竭其精，以耗散其真，不知持满，不时御神，务快其心，逆于生乐，起居无节”，到最后只能是“半百而衰也”。《灵枢·百病始生》指出“百病生于气”。《素问·举痛论》说：“怒则气上，喜则气缓，悲则气消，恐则气下……惊则气乱，劳则气耗，思则气结。”《灵枢·百病始生》云：“喜怒不节，则伤脏。”均强调情绪对健康的影响。《素问·上古天真论》倡导“恬惔虚无，真气从之，精神内守，病安从来”。

（二）欲病救萌，防微杜渐

《素问·八正神明论》曰：“上工救其萌芽。”意指高明的医生在治疗疾病时，对某些先兆，或疾病尚处于萌芽状态时，就采取相应措施，防微杜渐，防止疾病的进一步发展。正如《素问·阴阳应象大论》所云：“故邪风之至，疾如风雨，故善治者治皮毛，其次治肌肤，其次治筋脉，其次治六腑，其次治五脏，治五脏者，半死半生矣。”

（三）已病早治，防其传变

“已病早治，防其传变”强调在治疗过程中，应正确把握机会，防止疾病向严重复杂的方向发展。《金匮要略·脏腑经络先后病脉证》云：“适中经络，未流传脏腑，即医治之。四肢才觉重滞，即导引、吐纳、针灸、膏摩，勿令九窍闭塞。”意指在疾病初期，一般病情较轻，病位较浅，邪气较盛，正气未伤，治疗易直达病所，能够有效阻止疾病传变。正如《医学源流论》所云：“病之始生浅，则易治；久而深入，则难治。”如果不及时治疗或误治，直至病邪较盛、正气亏虚，病位较深，病情较重的程度，治疗就相对困难。也就是“邪气深入，则邪气与正气相乱，欲攻邪则碍正，欲扶正则助邪，即使邪渐去，而正气已不支矣”。在治疗疾病时，必须掌握疾病发展传变的规律，准确预测病邪传变趋向，不仅对已发生病变的部位进行治疗，对可能被影响的部位亦要采取措施，只有这样才能阻止疾病传变，终止其发展。《难经·七十七难》云：“所谓治未病者，见肝之病，则知肝当传之与脾，故先实其脾气，无令得受肝之邪，故曰治未病焉。”

（四）瘥后调摄，防其复发

瘥后调摄是减少和防止复发的重要前提，其基本原则有三个方面，一是调理正气，通过精神调养、饮食和药物调理、针灸、气功等以提高人体正气，增强防卫能力。二是祛除余邪，疾病初愈，病邪已去大半，尤未尽祛。如《素问•热论》云："诸遗者，热甚而强食之，故有所遗也。""病热少愈，食肉则复，多食则遗。"热病虽减，但余热蕴藏仍在，此时如果仅食肥甘厚味之品，生湿化热，可能会助热生长，使疾病反复。三是慎防诱因，导致疾病复发的一个重要因素是诱因引动，如新感病邪，过于劳累，饮食不慎，用药不当，精神因素等，均可助邪而伤正，使正气更虚，余邪复燃，从而引起旧病复发。在《伤寒论》六经病篇之后，设有《辨阴阳易差后劳复病脉证并治》，指出伤寒新愈，若起居作劳，或饮食不节，就会发生劳复、食复之变。提示人们疾病初愈，应慎起居、节饮食、勿作劳，做好疾病的后期治疗与调理，方能巩固疗效，防止疾病复发。

三、治未病的应用

"治未病"是中医学从指导人群和生命全过程的高度而提出的一项治养原则。它贯穿于养生防病、祛病延寿之中。对人群具有普遍指导意义。

（一）养生防病

未病养生，防病于未然，《素问》共计 81 篇中述及养生内容者约 24 篇，接近总篇数的三分之一。养生之道的本质就是与自然界的阴阳四时、生长收藏的变化节律保持一致，即"和于阴阳，调于四时，顺应自然"。日常生活中从饮食劳倦、生活起居、精神情志等方面进行调节，注意"虚邪贼风，避之有时"，"恬惔虚无，精神内守"，以预防疾病的发生。例如患有肾脏疾病者，宜饮食清淡，忌暴饮暴食，尤其是植物蛋白质不可过多摄入，适当饮水，及时排尿，积极防治感冒，防止呼吸道及泌尿系感染，控制体重，适当进行体育锻炼，禁烟酒等。

（二）治其未成

《素问•刺热》中论述了五脏热病在发热之前都会出现一系列的先兆症状，可以通过五色进行辨别，如面部出现"赤色"，也就是热的表现，指出"病虽未发，见赤色者刺之，名曰治未病"。提示各种疾病在发病之前，往往会出现一些细微的变化，但还未达到病盛的阶段，如果我们能早期发现这些征兆，进行干预，就可以阻止发病或延缓疾病进程。"治未病"思想对慢性病预防，同样有积极意义，由于医学知识的普及，很多人都了解，随着年龄的增长，动脉逐渐硬化，可能引起高血压、冠心病、脑血管疾病、缺血性肾脏病等，当早期发现血压开始升高时，可以通过合理饮食、适量运动、调节情绪等方式进行预防，延缓动脉硬化的发展，减少并发疾病的发生。

（三）已病防传

疾病的传变主要由正气的强弱、邪气的盛衰、治法是否得当等因素来决定。当疾病处于初期阶段时，正确判断疾病的传变规律，采取最佳治疗措施，则可阻止疾病的进展，有利于身体恢复。《黄帝内经》"刺其未生""刺其未盛"的论述，表明在疾病的初期阶段，病邪或轻浅、或未盛而正气不衰，所以尽早治疗，避其盛气、邪气，甚至待衰而治，也是"上工治未病"的具体体现。

中医学认为，疾病过程表现为正邪的消长进退，邪盛则进，则传；传者，乘也。疾病的传变规律有：循表里之序传；循经络脏腑之序传；循三阴三阳之序传；循卫气营血之序传；循上、中、下三焦之序传；循五脏所胜之序传等。因此，掌握疾病的传变规律，通过科学合理的治疗措施，防止或阻断疾病的传变，这也是“治未病”的思想。如IgA肾病发作早期主要表现为咳嗽、咽痛、发热等症状，就是外感风热之邪，或邪犯太阳，随着病情的进展，邪入少阳，枢机不利，三焦不通，水湿痰瘀内阻，之后出现太阴肺气虚、太阴脾气弱，脾不统血，或湿热内生，侵入少阴肾经，少阴如果出现热化，则热邪灼伤肾络，出现血尿；如果出现寒化，则阳虚水泛，出现浮肿。故在治疗IgA肾病时，众多医家从咽论治，其目的就是将邪气限制于太阳经，阻止其传变，从而达到控制血尿的目的。

（四）瘥后防复

疾病初愈，要补养正气，注意调摄，促进康复，防止原病复发或复生他病。当疾病刚刚恢复时，可适当应用药物以巩固疗效，同时在饮食方面进行调养，注意劳逸得当，生活作息规律，以提升正气，避免疾病复发。若此时复感病邪，过于劳累，或饮食不慎，均可助邪伤正，使正气虚弱，余邪复盛，从而造成疾病反复。如哮喘患者，在哮喘急性发作时，中医以平喘治疗为主，当处于哮喘缓解期，调理肺脾肾，顾护正气，增强体质，适量进行锻炼，避免接触过敏原，亦尤为重要。对于痛风急性发作的患者，治疗上以通络止痛为主，但在痛风缓解期，应积极做好预防，减少其诱发因素，少吃含尿酸较高食物，如海鲜、啤酒等。

总之，“治未病”是中医学重要的治养原则，具有丰富的内涵和广泛的指导意义，对人们的养生防病具有积极意义。

第三节 体质辨识

一、体质辨识概述

（一）体质的概念

体，指身体、形体、个体；质，指素质、质量、性质。体质的含义是指在人体生命过程中，在先天禀赋和后天获得的基础上所形成的形态结构、生理功能和心理状态诸方面综合的、相对稳定的固有特质。所谓辨识体质，是指运用中医体质学理论，通过辨析个体在形态结构、生理功能和心理状态等方面的特点，结合体质的分类依据，综合分析，以确定其体质类型。中医以望、闻、问、切四种手段来观察和了解人体形态结构、生理功能和心理状态等方面的特点，运用以外测内、见象推质、以常衡变的方法，来推求患者的体质类型，并将观察所得分析归纳，作为辨体的依据。

（二）历史沿革

体质学说最早形成于《黄帝内经》时代，如“形”“质”“素”“态”等就是对体质的体现。《灵枢·阴阳二十五人》提出“五形之人”，《素问·厥论》曰“此人者质壮，以秋冬夺于所用”，《素问·逆调论》说“是人者，素肾气胜”，《灵枢·通天》谓“凡五人者，其态不同，其筋骨气血各不等”等，不但对人体外部形态特征的差别进行了描述，同时也对机

体功能状态的不同进行了论述。

此后，历代医家在《黄帝内经》的基础上，对体质也各有己见，如汉代张仲景在《伤寒论》中将“体质”称之为“家”，如“衄家”“亡血家”“汗家”等。唐代孙思邈的《备急千金要方》以“禀质”言之。宋代著名儿科学专家钱乙，认为小儿体质具有“脾胃虚”的特点，在《小儿药证直诀·虚实腹胀》中指出：“小儿易为虚实，脾虚不受寒温，服寒则生冷，服温则生热，当识此误也。”宋代庞安时认为某些疾病的发生与个体禀赋或遗传体质有着密切关系，在《伤寒总病论·叙论》指出“凡人禀气各有盛衰”，由于人体体质的不同，即使感受同一种病邪，是否发病和发病表现亦各不相同。陈自明在《妇人大全良方》中将其称之为“气质”。明代张介宾最早提出“体质”说，他在《景岳全书·杂证谟·饮食门》中提到：“划体质贵贱尤有不同，凡藜藿壮夫，及新暴之病，自宜消伐。”清代徐灵胎、尤在泾则称“气体”“形质”，并与“体质”混用。但叶天士、华岫云、吴鞠通等所编撰的医书中，又将其称之为“体质”，且多按“质”论治。

北京中医药大学王琦教授将中医体质分为平和质、气虚质、阳虚质、阴虚质、痰湿质、湿热质、血瘀质、气郁质、特禀质等 9 种基本类型，创建了中医体质学，主编出版了第一部中医体质学专著《中医体质学》。王琦教授的中医体质九分法因其具有良好的操作性而被诸多研究者所采用。

二、体质辨识的方法

古代医家对体质进行辨识的方法最早出自《黄帝内经》，主要通过对形、色、体态、神等方面的观察，以“司外揣内”“以表知里”，对人体体质进行分类。《灵枢·阴阳二十五人》曰：“先立五形金、木、水、火、土，别其五色，异其五形之人，而二十五人具矣。”通过运用五行学说，结合肤色、体型、态度以及对自然界变化的适应能力等特征，将体质分为水、木、金、火、土五种类型。后世医家在《黄帝内经》的基础上，结合临床实践，对临床常见体质的病理状态进行了分类。张仲景提出了“强人”“羸人”“盛人”“虚家 ”“素盛今瘦”“阳气重”“其人本虚”等多种体质特征，从不同侧面描述了体质的差异性。目前，体质辨别的方法主要包括以下方面：

（一）辨形态结构特征

人体的形态结构既是其生理功能和心理活动的基础，又是精气盛衰和代谢情况的外在表现。形态特征主要包括体格、体型、姿势和营养状况四个部分，最早在中医学中的望诊部分已体现，主要是通过望形态、体型、体态、头面、五官、躯干、四肢、皮肤、面色、毛发等来辨别体质的差异。在藏象学说中，内在五脏、六腑与形体之间存在表里及归属关系，可以通过观察五脏六腑的精气神的旺盛程度来判断形体的胖瘦及强弱。也可以通过外形肌肉的坚羸来推测内脏的坚脆、气血的盛衰等。例如，骨骼粗大、胸廓宽厚、肌肉充实、皮肤润泽、举止灵活等形态是强壮的征象，多见于强壮体质；骨骼细小、胸廓狭窄、肌肉瘦弱、皮肤枯燥、举止迟钝等形态是衰弱的征象，多见于虚弱体质。

（二）辨生理功能特征

人体的生理功能是内部形态结构完整性、协调性的反映，是脏腑经络及精、气、血津液盛衰的体现，中医学主要通过望精、气、神来判断。通过望目光、神色、体态以

及呼吸、舌苔、脉象等来重点了解个体的精神意识、思维活动及对外界的反应，从而判断各脏腑生理功能的差异。如神志清楚，两目灵活，面色荣润，肌肉不消，动作自如，说明精、气、神旺盛，一般多见于体质较盛者；如精神萎靡，双目无神，面色无华，肌肉松软，倦怠乏力，少气懒言，动作迟缓，说明精、气、神不足，功能减退，多见于体质虚弱者。

（三）辨心理特征

心理是指客观事物在大脑中的反映，是感觉、知觉、情感、记忆、思维、性格、能力等的总称，属于中医学中神的范畴。《素问·阴阳应象大论》曰："人有五脏化五气，以生喜怒悲忧恐。"这就是指中医学中的七情，正常情况下，喜为心志、怒为肝志、思为脾志、悲（忧）为肺志、恐（惊）为肾志，心理特征的变化与五脏密不可分，所以不同个体因脏腑精气不同，容易表现出不同的心理特征，而心理特征的差异，又表现为人格、气质、性格方面的差异。中医辨心理特征，主要通过观察情绪倾向、感情色彩、认知速度、意志强弱、行为表现等，了解人体气质特点和人格倾向。如阴虚质的人多性情急躁、外向、好动，阳虚质的人性格多沉静内向，气郁质的人多内向不稳定、忧郁脆弱、敏感多疑等。

（四）辨体质类型

为进一步明确体质的辨识，中华中医药学会体质分会在王琦教授中医体质九分法的基础上编制了中医体质分类标准，该标准的编制能够在一定程度上对人群及个体的体质进行量化评价，为体质分类研究提供了标准化的工具和方法（表6-1）。

表6-1 中医体质类型特征表

体质类型	形态结构	生理功能	心理特点	发病倾向	适应能力
平和质（A型）	体型匀称健壮	面色红润，目光有神，精力充沛，二便正常，苔薄白红，脉和缓有力，舌色淡	性格随和开朗	平素患病较少	对环境适应能力较强
气虚质（B型）	肌肉松软不实	气短懒言，易乏力、少气，目光少神，面色少华，头晕，健忘，舌淡红，舌体胖大，边有齿痕，脉象虚缓	内向，情绪不稳定，胆小	易患感冒，内脏下垂等	不耐受寒邪、风邪、暑邪
阳虚质（C型）	多形体白胖，肌肉不健壮	畏寒怕冷，手足不温，喜热饮食，精神不振，面色柔白，舌淡胖嫩，边有齿痕，舌苔润，脉象沉迟而弱	性格多沉静、内向	易从寒化，易病痰饮、肿胀、泄泻	不耐寒邪，易感湿邪
阴虚质（D型）	体型瘦长	面色潮红，口燥咽干，手足心热，失眠多梦，舌红少津少苔，脉象细弦或数	性情急躁，外向好动，活泼	易患有阴亏、燥热的病变	不耐热邪、燥邪，耐冬不耐夏

续表

体质类型	形态结构	生理功能	心理特点	发病倾向	适应能力
痰湿质（E型）	体型肥胖、腹部肥满松软	面部皮肤油脂较多，多汗且黏，胸闷，痰多，口黏腻或甜，喜食肥甘甜黏，苔腻，脉滑	性格偏温和、稳重，多善于忍耐	易患消渴、中风、胸痹等病	对梅雨季节及湿重环境适应能力差
湿热质（F型）	形体偏胖或苍瘦	平素面垢油光，易生痤疮，常口苦口干，身重困倦，舌质偏红苔黄腻，脉象多见滑数	性格多急躁易怒	易患疮疖、黄疸、火热等病证	对湿环境或气温偏高较难适应
血瘀质（G型）	瘦人居多	面色常黯，发易脱落，红丝攀睛，肌肤甲错或瘀斑，舌质黯或有瘀点，脉象细涩或结代	易烦，急躁健忘	易患出血癥瘕、中风、胸痹等病	不耐风邪、寒邪
气郁质（H型）	形体瘦者为多	常忧不乐，易惊悸，失眠多梦，食欲不振，善太息，或咽中异物感，或胸胁窜痛，舌淡红，苔薄白，脉象弦细	性格内向不稳定，忧郁脆弱，敏感多疑	易患郁证、脏躁、百合病、不寐、梅核气、惊恐等病证	对精神刺激适应能力较差
特禀质（I型）	无特殊，或有畸形	有先天缺陷或有遗传相关疾病的表现	因体质特异情况而不同	易患过敏症状或先天缺陷所引起的疾病	适应能力差，易引发宿疾

三、体质辨识的应用

对偏颇体质之人，可根据各人具体情况，遵循中医学理论，通过饮食、起居、运动、导引、针灸或中药调理加以改善。

第四节 中医养生

中医养生历史悠久、底蕴深厚、理论独特、内容丰富、方法多样，其以中医理论为基础，融汇了历代养生家及医学家的实践经验而形成，对人们的健康保健具有深刻的指导意义。当前，随着全科医学的发展以及社区卫生服务工作的深入开展，中医养生的价值更为突显。社区养生是社区中医药服务的重要内容之一，社区医护人员要因时、因地、因人地开展社区群众的养生教育和实践，以达到为社区群众“治未病”的目的。

一、养生概念

养生，即保养生命，又称摄生、道生、卫生、保生等；中医养生是指以中医养生理念为指导，以生命发展规律为依据，通过调理饮食、修炼形体、调养精神等方法，以达到改善体质、防治疾病、延年益寿的目的。这种行为活动应始终贯穿于人的一生。

中医养生学历史源远流长，其经历了远古起源期、先秦奠基期、秦汉魏晋丰富期、隋唐五代充实期、宋金元发展期、明清推广期等六个时期，在近现代发扬光大。当今社会，一方面疾病谱已从感染性、传染性疾病向非感染性、非传染性疾病演变，身心性及功能性疾病越来越多，医学模式也转变成“生物 - 心理 - 社会医学模式”，这种模式的主要任务是预防和治疗慢性病，并有效控制和降低慢性病的发病率。另一方面，随着人们生活水平的不断提高，对精神生活的要求越来越高，现代人类更为重视疾病的预防，身心的健康以及内外的和谐。而中医养生学以及“治未病”理念正好与人们的期望不谋而合，中医养生学能有效促进社区人民的健康，缓解社会卫生工作负担，其现实意义十分重大。

二、养生理论

（一）养生的基本特征

1. 整体动态　从整体出发，养生以“天人相应”“形神合一”为其整个学术的核心；从动态出发，养生以“权衡以平”“审因施养”为最根本的养生法则。

2. 和谐有度　一方面强调整体和谐，人与自然、人与人、人与自身之间的和谐共处。另一方面强调有节有度，在起居规律、饮食节制、劳逸结合、七情调和等生活各方面和谐有度，以使人体内阴阳平和、健康长寿。

3. 综合实用　中医养生注重因人、因时、因地制宜，进行综合辨证施养。同时，非常重视各种养生方法的实用性，这种实用性包括实效性和可操作性。

4. 适应广泛　中医养生具有广泛适应性，主要表现在以下三个方面：一是养生与人一生相伴，每个年龄段都有相应的养生内容。二是人在未病前、已病时、病愈后都有养生的必要。三是不同性别、体质、地区的人都有各自适宜的养生方法。

（二）养生的基本观念

1. 生命观　《素问·宝命全形论》曰：“天地合气，命之曰人。”中医养生学认为，生命由自然界天地之气相合而成，精、气、神是构成生命的三大要素。精是生命的物质基础，气是生命的动力，神是生命的主宰，三者共同维持生命“形与神俱”的健康状态。此外，生命是天地之气运动的产物，生命体是不断运动变化着的个体，升降出入运动，是人体气化功能的基本形式。因此，在预防疾病方面，只有保持人体气机升降出入正常，才能抗御邪气侵犯，免生疾病，保持健康状态。

2. 寿夭观　生、长、壮、老、已是生命过程的自然规律，生命有开始就必定有终结。所以，中医养生的宗旨是“却病益寿、尽养天年”，而非“长生不老、返老还童”。这就是中医养生学的寿夭观，认为人体寿命的长短及生命发展的质量主要与先天禀赋及后天因素密切相关。先天禀赋是人体体魄、智力等方面素质的统称，其强弱是人

体寿夭的决定性因素。后天因素是人出生以后的外在环境，包括自然、社会、行为、疾病、意外等因素，是决定人体寿夭的重要方面。

3. 和谐观 中医养生学吸纳了中国传统文化“和”的思想，形成了养生学的和谐观念，主要包括人与自然、人与社会、人与自身的相互协调融洽，养生保健的目的即在于此。人与自然和谐也就是中医学“天人一体”“天人相应”的观念，自然环境包括气候环境、地理环境、生物环境，人只有将自身融入大自然中，与之和谐相处，才能尽终天年。人除了有自然性外，社会性更是其根本属性，人与社会是密不可分的整体。社会对人的影响从人出生时就已存在并发生作用，有时甚至超过自然因素的影响，其中又以家庭对人的影响最为重要，处理好社会环境中人与人之间的关系，使之和谐，才有利健康。人与自身的和谐包括身体与心理的和谐，五脏系统和谐统一、形气神的和谐统一等。

4. 权衡观 相对稳定的动态平衡是世间万物存在的一种理想状态，人体的这种理想状态是通过自身内在调节而实现的，这就是中医学的权衡观，养生就是通过权衡阴阳来保养生命。一方面是因势利导，权衡以保持生命的常态；另一方面是补弊纠偏，权衡以恢复生命的常态。具体包括在自然及社会环境下权衡情志、劳逸、膳食等，以保持人体动态平衡的健康状态。

5. 健康观 健康观是指人们对健康状态以及如何保持健康状态的认识，正确的健康观是进行有效养生活动的前提。中医养生学认为人的健康状态是“形与神俱”，包括形体健康、心理健康、道德健康、社会适应性良好等，这是一种近乎完美的健康状态。形体生理健康的特征如面色红润、耳聪目明、齿固声洪、须发润泽、脉匀息缓、体壮步健、纳馨便调等。精神心理健康的特征如精神愉快、记忆良好、夜寐酣畅、适应较强、心态平和、道德高尚等。总之，中医养生保健学以生命寿夭观为基础，运用权衡的认识论观点，以和谐为标准，从整体观角度来衡量人体健康与否，较为全面深刻。

（三）养生的基本原则

中医养生应该遵循的总原则是：效法自然界寒暑往来的阴阳变化规律，养成良好的生活习惯，恰当运用调摄精神、锻炼身体等一些养生方法。正如《黄帝内经》所说，“法于阴阳，和于术数，食饮有节，起居有常，不妄作劳”，“精神内守”，这样才能健康长寿，即“形与神俱，而尽终其天年”。具体养生原则包括如下四点：

1. 天人相应，形神合一 人类在漫长的进化发展过程中，与自然界之间互相影响所形成的客观规律，是中医养生学对生命现象深入观察、认真研究、反复验证后总结出来的。“天人相应，形神合一”这一养生法则就是强调养生应顺应自然规律，做到“形与神俱”，才能保持生命的健康长寿。人与外界息息相关，通过主动地对神进行调节，维系和协调内外关系，从而达到养生的目的。形在人体即肌肉、血脉、筋骨、脏腑等组织器官，以及精、气、津、液等生命物质；神即情志、意识、思维等心理活动现象，以及生命活动的全部外在表现。形神合一，即是人体形态与功能、精神与物质、本质与现象的协调统一。形体健壮，必然精神饱满，生理功能正常；精神旺盛，又能促进形体健康，两者是相辅相成、密不可分的。

2. 正气为本，审因施养 “正气为本，审因施养”强调在以人体正气为中心进行

养生时，应根据实际情况，制订适合个体的养生方法，因时、因地、因人施养，从而达到强身健体、防病衰老、美容延寿等养生目的。《黄帝内经》云："正气存内，邪不可干。"所谓"正气"，泛指人体一切正常功能活动和抗病康复能力。一般情况下，人体正气旺盛，邪气就不易侵犯，身体就健康强壮。所以养生应该要重视保护人体正气，具体可通过护肾保精、调理脾肺、清静养神、慎避邪气等方法。而审因施养强调从三因制宜着手，认为人可以主动采用适宜的方式方法来顺应天、地、人不同的情况，仔细分辨影响因素如环境、遗传、年龄、性别、体质、心理、学识、职业、修养等，有针对性地施以调节手段，使生命尽量少受不良因素的影响。

3. 动静结合，综合调养　"动静结合，综合调养"就是强调生命需要运动，同时重视相对的静养，根据实际情况综合运用多种养生方法有重点而且全面地进行养生活动。动与静，是对事物动态表现形式的高度概括。"动"包括劳动和运动，所谓"流水不腐，户枢不蠹"，适当的动可使人体精气流通，气血畅达，增强抗邪能力，提高生命活力。"静"是相对"动"而言，包括精神上的清净和形体上的相对安静状态，如少私寡欲、调摄情志、顺应四时、常练静功等。由于人体是一个复杂的有机整体，日常养生必须从整体全局出发，注意到天人、形神、阴阳、气血、经络、脏腑等各个环节，全面考虑，运用内外诸法，进行有侧重地综合调养。

4. 预防为主，知行并重　"预防为主，知行并重"强调在树立正确养生观念的前提下，付诸行动，早发现、早预防、早治疗、早防复，并且做到持之以恒。《黄帝内经》云"圣人不治已病治未病，不治已乱治未乱"，这种预防为主、防微杜渐的思想受到历代医家及养生家的推崇，主要包括未病先防、已病防变和瘥后防复。养生非常强调知行并重，在学习和获得健康信息和健康知识的同时，应该身体力行并持之以恒进行养生实践，根据自身具体情况选择合适的方法进行锻炼。养生应该贯穿于人的一生，落实到日常生活的衣、食、住、行等诸多细节。

三、养生方法

（一）精神养生法

精神养生是在养生学基本观念和法则的指导下，通过主动调摄、保护和增强人的精神健康，力求达到形神高度统一的养生方法。

1. 修德怡神　《礼记·中庸》说："大德必得其寿。"修德怡神作为养生延年的重要方法，历来受到养生家的重视。养生以修德为首务，修德则以修心为中心，善良、宽容、乐观、淡泊，是精神养生的四要素，也是使人健康长寿的秘诀。修德怡神要求做到思想清净、少私寡欲、精神乐观、意志坚强、心态平和。

2. 调摄情志　人有喜、怒、忧、思、悲、恐、惊七种情志，七情太过就会直接伤及五脏而导致疾病发生，历代养生家都非常重视情志与人体健康的关系，主张调摄情志，以祛病延年。《中庸》有云："喜怒哀乐之未发谓之中，发而皆中节谓之和。"人的情志是外界客观刺激在精神上的反映，当没有外界刺激时，人不会产生情绪，当人被刺激后产生情绪，但发泄恰到好处时不会影响健康，若发泄太过或强行压制则会伤身。所以需要通过主动地控制和调节情志，以避免产生不良情绪。调摄情志的方法如以情制情法、移情法、升华超脱法、暗示法、开导法、节制法、疏泄法等。

3. 四时调神　是指人们主动根据四季变化的规律来调摄情志，以达到养生的目的。根据《黄帝内经》中所说，春季要顺应春阳生发舒张的特点，使精神情绪保持在一种积极乐观、豁达大度、恬静舒畅、与人为善、生机盎然的状态。夏季要顺应夏长蕃秀的特点，要使精神像含苞待放的花一样的秀美，切忌发怒，使机体的气机宣畅，通泄自如，情绪外向，呈现出对外界事物的浓厚兴趣。秋季应收敛神气，保持精神上的安宁，不急不躁，使秋天肃杀之气得以和平，不使神志外驰，以适应秋收之特征。冬季养神应注重闭藏，敛阳护阴，积精全神，使神志深藏于内，安静自若，保持情绪安宁、心态平静，及时调整激动、生气、紧张等不良情绪。

（二）饮食养生法

饮食养生是在中医理论指导下，应用食物来保健强身、防治疾病，促进机体健康的一种方法，简称食养。食养应了解食物的“四气五味归经”，遵循如下原则：

1. 全面膳食　《黄帝内经》提出“五谷为养，五果为助，五畜为益，五菜为充，气味合而服之，以补益精气”的膳食原则，与现代所提倡的金字塔膳食结构相一致，都强调饮食要均衡，食物多样，荤素搭配，以此来调养身体，促进健康。《养生录》还提出饮食养生“六宜”，即“食宜早些、食宜暖些、食宜少些、食宜淡些、食宜缓些、食宜软些”。饮食要有节制，宜选择较为固定的时间，并注意卫生。

2. 顺时应地　饮食应顺应四时变化，少食或不食反季节瓜果，并且根据所处地域，入乡随俗，选择饮食。《黄帝内经》有云：“春夏养阳，秋冬养阴。”春季阳气升发，可食用一些辛散之品如葱、姜、蒜等，以振奋阳气；夏季宜食苦寒解暑之品如苦瓜、绿豆等；三伏天暑湿较重，宜食化湿之物如冬瓜、米仁等；秋季气候干燥，宜食甘润之品如百合等；冬季气候寒冷，宜食温补之品。

3. 因人而异　身体患有疾病，究其原因，无一不是阴阳失调所致，食养应以辨证施膳、调整阴阳为基本指导思想，遵循“虚则补之，实则泻之”的基本原则，根据体质因人而异选择食物。补即补虚，益气、养血、滋阴、助阳、填精、补髓、生津诸方面皆属于补虚；泻即泻实，解表、祛寒、清热、燥湿、利水、泻下、祛风、行气等方面则属于泻实。通过补泻，以使机体达到“阴平阳秘”的正常生理状态。如平素畏寒怕冷易感冒的人，应适当多吃一些胡椒、韭菜、羊肉等温阳之品，少吃苦瓜、绿豆、冷饮等寒凉食物。

（三）运动养生法

运动养生是指通过各种适度的运动方式对人体内精、气、神进行调节，畅达经络、疏通气血、疏郁散结、和调脏腑，以达到维护健康、增强体质、延长寿命、延缓衰老的目的。传统健身术融导引、武术、医理于一体，讲求调息、意守、动形，内炼精神、脏腑、气血，外炼经脉、筋骨、四肢，使内外和谐而达到养生的目的。

1. 动静结合　古代养生思想有“宜动”“宜静”两种不同观点。动，指形体外部和体内气息的运动，前者可视为“外动”，而后者可视为“内动”；静，指形体与精神的宁静，前者可视为“外静”，后者可视为“内静”。运动养生强调内外动静结合，练静功如站桩、静坐、吐纳功法时应注意静中有动，练动功如太极拳、八段锦、易筋经时要注意动中有静，一切顺其自然，进行调息调心，神态从容，摒弃杂念，神形兼顾，内外俱炼。

2. 强度适中　运动养生强调适度，根据个人情况掌握运动量大小。运动量太小

达不到锻炼的目的，太大则超过机体耐受限度而造成损伤。运动量大小可根据呼吸、心跳、脉率及自我感觉等进行评估，一般运动之初运动量可稍小，随后在自身承受范围之内循序渐进地加大运动量，以运动后自我感觉舒适为宜。

3. 三因制宜　运动应因时、因地、因人进行。因时指运动时间，一般早晨最好，夏季应在太阳出来之前运动，冬季应在太阳出来之后运动，注意雾霾天最好不要外出锻炼。如在饭前锻炼，至少要休息半小时后再用餐；饭后亦应休息一定时间再锻炼；临睡前两小时不宜剧烈运动。因地指运动地点，最好到空气清新的室外进行锻炼，不主张到人群密集的室内健身房进行高强度运动。因人指个人体质，应根据个人的身体状况、年龄阶段、体质情况选择合适的运动方法及运动量。

4. 持之以恒　运动贵在坚持，不仅是身体的锻炼，也是意志和毅力的锻炼。“三天打鱼，两天晒网”的做法达不到养生目的，应坚持循序渐进、持之以恒，将运动融入每天的生活，强身健体。

（四）起居养生法

起居养生所包含的内容较多，从广义上讲，衣食住行、站立坐卧、苦乐劳逸等的养生措施，都属于起居调摄范畴。狭义而言，起居养生主要是日常的起居、睡眠、着装等的调摄。

1. 日常保健　日常保健是指日常生活各方面要有一定规律，并合乎自然界和人体生理常度，包括作息制度合理、劳逸要适度、生活方式多样化、保持大小便通畅、保持个人卫生、性生活适度等，这是强身健体、延年益寿的重要基础，应该在日常生活中养成良好习惯。

2. 睡眠养生　睡眠具有促进人体生长发育，消除疲劳以恢复体力，保护脑力使精神焕发，增强免疫功能以防病等作用。采用合理的方法及措施以达到良好的睡眠，是健康的保障。养成良好的睡眠习惯，保证每天 8 个小时的睡眠时间，晚上睡觉一般不超过 22 点，晨起不宜太晚，中午可适当进行午睡。睡眠时应选择良好的环境，包括卧室卧具的选择，均以自我感觉舒适为宜。睡前忌饱食、喝浓茶等，最好能用温水泡脚，保持情绪平稳；睡中忌当风，忌蒙头。

3. 着装养生　清代曹庭栋指出“衣食二端，乃养生切要事”，可见着装养生的重要性。着装首先要选择合适的服装，应注意衣服的保暖性、透气性、吸湿性、质地、大小、款式、色泽等，如贴身衣物应选择透气性较好的棉、麻、丝、绸等布料为宜。其次要遵守正确的穿着更换方法以达到保养正气、规避时邪的目的，如衣服勤换洗、穿脱随寒热、增减应四时等。增减衣服民间有“春捂秋冻”之说，是有一定道理的，秋冬之交应不急添衣，冬春之交应谨慎减衣，前者可增强人体体质，后者可预防外邪内侵。穿脱衣物还应注意两点：一是在大汗之时忌脱衣当风，二是汗湿之衣当及时更换。此外，还应根据个人体质状况进行着装，尤其在两个季节之交，应特别注意。

（五）娱乐养生法

娱乐养生是指通过各种内容健康、情趣高雅、轻松活泼的交际、休闲、娱乐等活动，在美好愉悦的氛围中，使人们情志畅达、气血和调、心神怡然，从而达到养神健形、延年益寿的目的。包括良好的交际活动、休闲娱乐活动、外出旅游活动等。

1. 良好的交际活动　交际是指通过人与人之间的往来接触，以沟通信息、传达思想表达感情、满足需要的交流过程。良好的交际可以使人摆脱寂寞、身心愉悦、增添快乐，有利于培养健全的人格，满足高层次的精神需求。与人为善，交结知心朋友，加强人际沟通，积极融入社会之中，培养豁达开朗的个性，可减少各种精神心理障碍的发生，有利于健康。

2. 休闲娱乐活动　我国著名学者于光远先生提出：要研究玩的学术、掌握玩的技术、发展玩的艺术。可见休闲娱乐作为人类精神生活和养生保健的一项内容在人们现实生活中具有十分重要的地位。娱乐活动的内容丰富，形式多样，琴棋书画、花木鸟鱼等均可陶冶情操，丰富生活，应根据不同年龄、职业、环境、文化、性格等选择，切忌娱乐太过而背离养生之道。

3. 外出旅游活动　随着生活水平的提高，外出旅游已成为人们生活中的一部分。旅游可使人们在领略秀丽山川美景及名胜古迹的同时，开阔眼界，丰富知识，锻炼身体，增强体魄，是一项有益于身心健康的休闲活动。目前随着旅游业的蓬勃发展，旅游活动内容越来越丰富多彩，可以根据自身情况选择回归自然的生态游、陶冶情操的人文游、增强体魄的健身游、练功习武的保健游、体验乡趣的农家游等，通过放飞心灵达到养生保健的目的，要特别注意旅游过程中的安全问题。

（六）其他辅助养生法

辅助养生，是指在中医基础理论指导下，借助针灸、拔罐、推拿、药物等一些特法，辅助调节人体气血、疏通经络、调理脏腑，从而达到增强体质、防病治病、养生的目的。

1. 针灸养生　《灵枢·经别》说："十二经脉者，人之所以生，病之所以成，人之所以治，病之所以起。"疾病的酿成与痊愈，与人体经络有密切关系。运用针灸法可疏通经络气血、调理脏腑功能而达养生的目的。针灸养生有别于针灸治病，养生而施针灸，着眼于强壮身体，增进机体代谢能力，旨在养生延寿，选穴多以具有强壮功效的穴位为主，且不宜过多，施针的手法及刺激强度宜适中。常用养生穴位如足三里、大椎、命门、肾俞、关元、中脘、涌泉等。

2. 推拿养生　推拿养生是指在中医理论指导下，通过在人体体表一定部位施以各种手法或配合某些特定的肢体活动来防治疾病的一种养生方法。推拿虽作用于人体体表部位，但通过手法所产生的动力及其他的生物物理信息，改善机体的内环境，可疏通经络促进气血运行、调整脏腑功能、滑利关节、增强人体抗病能力等。推拿有双向调节作用，操作相对比较安全，如按揉天枢穴，既可以止泻，又可以通便。

3. 药物养生　药物养生就是运用具有防衰抗老作用的药物来达到延缓衰老、健体强身的目的。现今运用膏方进行冬令进补即是一种深受欢迎的药物养生保健法。药物养生应注意谨慎用药，切忌滥补。一般人都认为养生就需多用一些人参、鹿茸等补益药物，然而不辨体质、不识阴阳、盲目乱补，则会适得其反。一般而言，补益药物主要用于年老体弱之人，无病体健者一般不需服用。药物养生具体宜根据四时变化及人体体质进行辨证论补，当补则补，当泻则泻，不宜骤补，渐进施药。

4. 其他　其他相关疗法辅助养生法除如上所述外，另有拔罐养生法、刮痧养生

法、敷贴养生法、耳穴贴压养生法、足疗养生法、药浴养生法等，可根据自身情况选择，贵在坚持，持之以恒。

（雷卓青）

复习思考题

1. 健康管理的步骤包括几个方面？
2. 健康管理的服务流程有哪些？

PPT 课件

第七章

常见慢性非传染性疾病的干预与管理

培训目标

1. 掌握慢性非传染性疾病的概念，高血压病、糖尿病、冠心病、脑卒中的识别，高血压病、糖尿病、冠心病、脑卒中的中医辨证论治，高血压病、糖尿病、冠心病、脑卒中的转诊指征及流程。

2. 熟悉慢性非传染性疾病的干预，高血压病、糖尿病、冠心病、脑卒中的预防，高血压病、糖尿病、冠心病、脑卒中的药物治疗，高血压病、糖尿病、冠心病、脑卒中的管理流程。

3. 了解慢性非传染性疾病的管理法规和体系，慢性非传染性疾病的教育目标。

第一节　概　　述

慢性非传染性疾病（chronic noncommunicable diseases，NCD），简称“慢病”，是一组具有病因复杂、病程长、健康损害和社会危害严重等特点的疾病，其发病率、致残率和死亡率较高，但也是可预防、可控制的疾病。随着生活水平的提高和人口老龄化进程的加快，吸烟、嗜酒、精神紧张、膳食不合理、缺少锻炼、肥胖、血脂异常等成为慢病的主要危险因素，以心脑血管病和糖尿病等为代表的慢病的发病率和死亡率不断升高，严重威胁着人类的健康和生命安全，已经成为不容忽视的公共卫生问题。世界卫生组织（WHO）认为，1/3 慢病通过预防保健等措施可以避免，1/3 慢病经早期发现可以得到有效的控制，1/3 慢病早期通过干预可以提高治疗的效果。因此，慢病管理越来越受到重视。

一、慢病管理实施

慢病管理（chronic disease management，CDM）是指组织慢病专业医生、药师及护理人员，为慢病患者提供全面、连续、主动的管理，以达到促进健康、延缓慢病进

程、减少并发症、降低伤残率、延长寿命、提高生活质量并降低医药费用的一种科学管理模式，主要包括慢病的早期筛查、风险预测、危险分层、预警与综合干预、效果评估等。

慢病管理主要是针对可控危险因素的干预，核心是改变不良的生活习惯，养成健康的生活方式，其目的在于使健康人进一步提高身体素质；使亚健康人了解自己患慢病的风险，采取预防措施，减少慢病的发生；对疾患者群采用健康促进诊疗管理的模式，改变单纯依靠药物治疗的传统做法，通过有效控制，减轻病情，降低并发症及致残率。

《柳叶刀》杂志 NCD 行动小组和国际 NCD 联盟建议采取 5 项重点行动——领导力、预防、治疗、国际合作、监测与责任，作为对慢病危机的响应，并实施 5 项重点干预措施：烟草控制，减少食盐摄入，改善膳食和增加身体活动，减少危险的酒类摄入，必要的药物和技术。《中国防治慢性病中长期规划（2017—2025 年）》设定了慢病防治的目标和具体指标。规划的目标为：到 2020 年，慢性病防控环境显著改善，降低因慢性病导致的过早死亡率，力争 30—70 岁人群因心脑血管疾病、癌症、慢性呼吸系统疾病和糖尿病导致的过早死亡率较 2015 年降低 10%。到 2025 年，慢性病危险因素得到有效控制，实现全人群全生命周期健康管理，力争 30—70 岁人群因心脑血管疾病、癌症、慢性呼吸系统疾病和糖尿病导致的过早死亡率较 2015 年降低 20%。逐步提高居民健康期望寿命，有效控制慢性病疾病负担。

二、慢病管理法规

2000 年 WHO 通过了《预防和控制慢性非传染性疾病全球战略》，2003 和 2004 年分别通过了《烟草控制框架公约》和《饮食、身体活动和健康全球战略》。2008 年世界卫生大会批准了《预防和控制慢性病：全球战略的实施》“行动计划”，2010 年通过了《减少有害使用酒精全球战略》，2013 年通过了《预防控制非传染性疾病全球行动计划（2013—2020）》。这几个文件构成了目前预防和控制慢病的全球战略框架。

三、慢病管理体系

2001 年，卫生部提出了慢病防治策略“十个转移”，经过十几年的探索、实践和经验总结，制定了当前我国慢性病防治“3•3•3”策略，即面向 3 个人群（一般人群、高危人群、患患者群）、关注 3 个环节（控制危险因素、早诊早治、规范性治疗）和运用 3 种手段（健康促进、健康管理、疾病管理）。以“3•3•3”策略为核心，又提出了慢性病防治“1•2•3”目标和“4•4•4”重点。“1•2•3”目标，即“1 升、2 早、3 降目标”（提升居民健康行为水平，早诊断、早治疗，降低发病、降低病死、降低病残）。“4•4•4”重点，即防治重点瞄准 4 种慢病（心脑血管病、糖尿病、恶性肿瘤、慢性呼吸系统疾病），4 种主要生物指标（血压、血糖、血脂、超重肥胖），4 种主要危险行为（烟草使用、不合理膳食、身体活动不足、过量饮酒）。

四、慢病管理教育目标

健康教育通过一系列宣传教育等相关措施提高人们的健康知识水平和自我保健

能力，从而激励人们采取有益于健康的行为和生活方式，预防慢病的发生。

（一）促进人们养成健康、文明、科学的生活方式

吸烟与肺癌、精神紧张与高血压、营养过剩与肥胖的发生有密切关，因而，建立健康、文明、科学的生活方式，养成良好的生活习惯，是防控慢病的主要方法之一。要改变这些不良的生活方式和习惯，必须通过健康教育来提高人们的知识水平，改变人们的健康信念和价值观，建立合乎健康的生活方式，以利于慢病的预防。

（二）促使人们自觉地参与公共卫生活动

通过多形式的宣传教育，使人们充分认识慢病的危害及影响因素，激励、动员群众自觉、主动、积极地参加各项预防和公共卫生活动，主动去调整、改善社会环境中的不利因素，提高适应和抗病能力，从而有效地预防慢病的发生。

（三）积极控制和消除致病因素

防治慢病的有效措施之一就是尽快控制和消除致病因素，而健康教育能够将疾病的病因、危害以及处理疾病的知识传播给群众，提高人们的健康知识水平和防病能力，及早采取预防措施，消除和控制致病因素。

（四）提高和加强自我保健能力

利用健康教育普及浅显易懂的卫生知识和技术，保持和增进健康的方法，出现疾病时寻求帮助的途径，从而自觉地对个体和群体健康负担更多的责任，提高和完善自我保健能力。

（五）促进和加快机体康复

通过健康教育，传授康复知识，提高社会和群众对慢病康复认识，并给予康复指导，使其功能得到最大限度的恢复，减轻家庭和社会的负担。

五、慢病管理策略措施

（一）一般人群的慢病防控

1. 控烟：中国政府签署了 WHO《烟草控制框架公约》，并于 2006 年 1 月 9 日在中国生效；2011 年我国又在“十二五”规划纲要中明确规定“全面推行公共场所禁烟”。监测烟草使用情况，保护人们免受烟草烟雾危害，提供戒烟帮助，警示烟草危害，全面广泛禁止烟草广告、促销和赞助，提高烟草税收和价格。

2. 合理膳食和科学运动

（1）合理膳食：2001 年国务院办公厅出台《中国食物与营养发展纲要》，提出“根据健康的需要来调整农业生产和食物加工结构”；2007 年卫生部发布《食品营养标签管理规范》，对食品营养标签和健康做出了明确规定，以引导消费者合理选择食品；同年，卫生部制定了《中国居民膳食指南》，指导居民合理膳食，提高国民健康素质。

（2）科学运动：1995 年由国务院发布《全民健身计划纲要》，围绕“健身活动”“健身设施”“健身场地”“工作队伍”“组织网络”等方面建设全民健身体系。2009 年国务院颁布《全民健身条例》对“全民健身计划”“全民健身活动”做出了具体的规定。此外，《学校体育工作条例》和《中共中央国务院关于进一步加强和改进新时期体育工作的意见》也明确了青少年的健身计划。

（二）高危及患患者群的慢病防控

1. 健康教育　《国家基本公共卫生服务规范》中明确规定了城乡基层医疗卫生机构为居民免费提供健康教育服务，包括宣传普及《中国公民健康素养——基本知识与技能（试行）》，配合有关部门开展公民健康素养促进行动，宣传主要慢病及其危险因素的防控知识等。

2. 慢病筛查　2003 年卫生部制定《中国癌症预防与控制规划纲要（2004～2010）》，制定主要癌症早期发现、早期诊断及早期治疗计划并组织实施。2009 年卫生部发布《关于促进基本公共卫生服务逐步均等化的意见》中提出，国家基本公共卫生服务里包括“对 35 岁以上人群实行门诊首诊测血压”。

3. 慢病管理　目前，高血压、糖尿病等慢病管理已纳入我国基本公共卫生服务项目，主要由基层医疗机构，包括社区卫生服务机构、乡镇卫生院和村卫生室来完成。2010 年卫生部在全国范围内开展“慢性非传染性疾病综合防控示范区”的创建工作，并随之制定了工作指导方案、管理考核办法等文件。

（三）调查与监测慢病及其危险因素

我国政府越来越重视慢病的监测工作，中共中央国务院《关于深化医药卫生体制改革的意见》中要求：“应完善重大疾病防控体系和突发公共卫生事件应急机制，加强对严重威胁人民健康的传染病、慢性病、地方病、职业病和出生缺陷等疾病的监测与预防控制。”《中国防治慢性病中长期规划（2017—2025 年）》提出，完善监测评估体系。整合单病种、单因素慢性病及其危险因素监测信息，实现相关系统互联互通。健全死因监测和肿瘤登记报告制度，建立国家、省级和区域慢性病与营养监测信息网络报告机制，逐步实现重点慢性病发病、患病、死亡和危险因素信息实时更新，定期发布慢性病相关监测信息。

第二节　高　血　压

高血压是一种以动脉血压持续升高为特征的进行性“心血管综合征”。高血压是常见的慢性病之一，是心脑血管病最主要的危险因素，常伴有其他危险因素、靶器官损害或临床疾患，主要并发症为脑卒中、心肌梗死及慢性肾脏病等，致残、致死率高，给家庭和国家造成沉重负担。国内外实践证明，高血压是可以预防和控制的疾病，降低高血压患者的血压水平，可明显减少脑卒中及心脏病事件，显著改善患者的生存质量，有效降低疾病负担。

一、高血压的识别

（一）高血压的诊断

在未使用抗高血压药的情况下，非同日 3 次测量血压，收缩压≥140mmHg 和 / 或舒张压≥90mmHg，可诊断为高血压。收缩压≥140mmHg 和舒张压 <90mmHg 为单纯性收缩期高血压。患者既往有高血压史，目前正在使用降压药物，血压虽低于 140/90mmHg，亦诊断为高血压。

（二）高血压的分级

根据血压升高水平，可将高血压分为 1 级、2 级和 3 级（见表 7-1）。

表 7-1 血压水平分类

分类	收缩压(mmHg)	舒张压(mmHg)
正常血压	<120 和	<80
正常高值	120～139 和/或	80～89
高血压:	≥140 和/或	≥90
1 级高血压(轻度)	140～159 和/或	90～99
2 级高血压(中度)	160～179 和/或	100～109
3 级高血压(重度)	≥180 和/或	≥110
单纯收缩期高血压	≥140 和	<90

注:当收缩压和舒张压分属于不同级别时,以较高的分级为准。

(三)高血压的危险分层

血压水平是影响心血管事件发生和预后的独立危险因素,但不是唯一的决定因素。因此,高血压患者的诊断和治疗还必须对患者进行心血管风险的评估并分层(表 7-2),以确定开始降压治疗的时机,优化的降压治疗方案和合适的血压控制目标,指导对危险因素的综合管理。

表 7-2 高血压患者心血管风险水平分层

其他危险因素和病史	血压(mmHg)		
	1 级高血压 收缩压 140～159 或舒张压 90～99	2 级高血压 收缩压 160～179 或舒张压 100～109	3 级高血压 收缩压≥180 或舒张压≥110
无	低危	中危	高危
1～2 个其他危险因素	中危	中危	很高危
≥3 个其他危险因素,或靶器官损害	高危	高危	很高危
临床并发症或合并糖尿病	很高危	很高危	很高危

注:心血管危险因素包括:年龄:男性 >55 岁,女性 >65 岁;血压:高血压(1～3 级);吸烟;血脂代谢异常:总胆固醇(TC)≥5.7 或低密度脂蛋白胆固醇(LDL-C)>3.3 或高密度脂蛋白胆固醇(HDL-C)<1.0;早发心血管家族病史:一级亲属发病年龄男 <55 岁,女 <65 岁;腹型肥胖,腰围:男≥90cm,女≥85cm,或肥胖:体重指数(BMI)≥28kg/m^2;糖耐量异常:餐后 2 小时血糖 7.8～11.0 和/或空腹血糖 6.1～6.9;血同型半胱氨酸升高(≥10μmol/l)。

二、高血压的预防

(一)高血压的危险因素

高钠、低钾膳食是我国高血压患者发病的最主要危险因素,超重和肥胖也是我国高血压患病率增长的又一重要危险因素。

1. 高钠低钾饮食 钠盐摄入量与高血压患病率和血压水平呈正相关,钾盐摄入量与血压水平呈负相关。钠盐摄入量增加 2g/d,收缩压和舒张压分别增高 2.0mmHg 和 1.2mmHg。

2. 超重和肥胖 身体脂肪含量和体重指数(body mass index,BMI)与血压水平呈正相关,BMI 每增加 3kg/m^2,4 年内发生高血压的风险增加 50%(男性)和 57%(女性)。腹部脂肪聚集越多,血压水平就越高,腰围男性≥90cm 或女性≥85cm,发生高血

压的风险是腰围正常者的 4 倍以上。

3. 饮酒　高血压患病率随饮酒量的增加而升高。每天平均饮酒>3 个标准杯（1 个标准杯 =12g 酒精，约 360g 啤酒，或 100g 葡萄酒，或 30g 白酒），收缩压 / 舒张压平均升高 3.5/2.1mmHg，且血压上升幅度随饮酒量增加而增大。

4. 精神压力　长期、过量的心理反应，尤其是负性的心理反应会影响血压，长期从事高度精神紧张工作的人群高血压患病率增加。

5. 其他　包括遗传、缺乏体力活动、吸烟等。

（二）高血压的预防

高血压防治要采取针对高血压易患（高危）人群和高血压患病人群的综合防治策略，即一级预防、二级预防与三级预防相结合的干预措施。

1. 一级预防　包括调节饮食、控制体重、不吸烟、不过量饮酒、加强锻炼、减轻精神压力，保持心理平衡。

（1）合理膳食：①限制钠盐过量摄入：减少钠盐摄入可使正常人血压降低 1～2mmHg，使高血压患者血压降低 4～5mmHg。正常成人每日摄入食盐量 5g 为宜；患高血压尤其是合并心、肾功能不全者一般为 3～4g/d。②增加钾、镁、钙的摄入：钾、镁、钙有降压作用，此三种元素在豆类、蔬菜、水果、奶类中含量较高。③降低脂肪的摄入量：特别是动物脂肪，提倡素食为主，饮食清淡，宜高维生素、高纤维、高钙、低脂肪、低胆固醇饮食。

（2）不吸烟和限酒：吸烟和大量饮酒可使血压升高，有资料显示，限酒可降低收缩压 2～4mmHg。戒烟虽不能降低血压，但可降低心血管疾病风险。

（3）控制体重、加强锻炼：体重每降低 10kg 可使收缩压 / 舒张压降低 4.4/3.6mmHg。运动锻炼可使血压降低 4～9mmHg，运动锻炼至少 3 次 / 周，每次 30～60 分钟，但应避免剧烈运动，运动时心率上限控制在“170− 年龄”为宜。

（4）减轻精神压力，保持心理平衡：缓解压力可使血压降低 2～4mmHg，应采取各种措施，帮助患者缓解精神压力，纠正和治疗心理问题。

（5）季节的变化：注意气温的变化，预防忽冷忽热的刺激导致血压波动。

2. 二级预防　是指对已发生高血压的患者采取措施，预防高血压病情进展和并发症的发生。强调“三早”，即早发现、早诊断、早治疗，预防和延缓高血压的发展。

（1）通过降压治疗，使血压维持在正常范围。

（2）保护心脑肾等靶器官，选择合理的降压方案和降压药物。

（3）药物治疗的同时兼顾其他危险因素，如控制吸烟饮酒、减轻体重、低脂低钠饮食等。

（4）掌握正确的测压方法，诊室血压、家庭自测血压和 24 小时血压相结合，综合分析血压值，以真实的反映患者血压水平。

3. 三级预防　对出现严重并发症的高血压患者，应尽早明确诊断，及时采取强有力的针对性治疗措施，积极控制病情及并发症的发生发展，减少高血压的致残率和死亡率。

三、常用药物治疗

（一）降压目标

高血压的主要治疗目标是最大限度地降低高血压并发症发生与死亡的总体危

险。一般高血压患者，应将血压（收缩压/舒张压）降至140/90mmHg以下；65岁及以上的老年人收缩压应控制在150mmHg以下，如能耐受还可进一步降低；伴有肾脏疾病、糖尿病，或病情稳定的冠心病或脑血管病的高血压患者一般可以将血压降至130/80mmHg以下。

（二）常用药物

1. 血管紧张素转化酶抑制剂（angiotensin converting enzyme inhibitor，ACEI） 常用药物有卡托普利、依那普利、雷米普利、贝那普利、培哚普利等。适用于高血压伴慢性心力衰竭、肾脏疾病、代谢综合征、蛋白尿患者。最常见不良反应为持续性干咳，若不能耐受者可改用ARB。长期应用有可能导致血钾升高，应注意监测血钾及肌酐水平变化。双侧肾动脉狭窄、妊娠妇女、高钾血症者禁用。

2. 钙通道阻滞剂（calcium channel blocker，CCB） 包括二氢吡啶类和非二氢吡啶类钙拮抗剂。前者如硝苯地平、氨氯地平、尼群地平、拉西地平和非洛地平等，适用于老年高血压、单纯收缩期高血压、伴冠状动脉或颈动脉粥样硬化及周围血管病患者。常见副作用有心跳加快、脚踝部水肿、牙龈增生等。后者主要包括维拉帕米和地尔硫䓬两种，也可用于降压治疗。常见副作用包括抑制心脏收缩功能和传导功能。

3. 血管紧张素Ⅱ受体阻滞剂（angiotensin receptor blockers，ARB） 常用药物有氯沙坦、缬沙坦、替米沙坦、厄贝沙坦等。其适应证同ACEI，主要用于ACEI不能耐受者。长期应用可升高血钾，应注意监测血钾及肌酐水平。双侧肾动脉狭窄、妊娠妇女、高钾血症者禁用。

4. 利尿剂 用于降压的主要是小剂量噻嗪类利尿剂，常与ARB联用。适用于老年高血压、单纯收缩期高血压或伴心力衰竭者，是难治性高血压的基础用药之一。可以引起低血钾，长期使用应定期监测血钾。

5. β受体阻滞剂 常用药物有美托洛尔、比索洛尔、卡维地洛和阿替洛尔等。适用于高血压伴快速性心律失常、冠心病心绞痛、慢性心力衰竭、交感神经活性增高以及高动力状态的高血压患者。常见不良反应有疲乏、肢体冷感、激动不安、胃肠不适等，还可能影响糖、脂代谢。高度心脏传导阻滞、哮喘患者禁用。

6. α受体阻滞剂 不作为一般高血压治疗的首选药，适用高血压伴前列腺增生患者，也用于难治性高血压患者的治疗。开始用药应在入睡前，以防体位性低血压发生。

7. 肾素抑制剂 是新型降压药，其代表药为阿利吉伦，可显著降低血压，但对心脑血管事件影响尚待大规模临床试验的评估。

（三）降压药物的联合应用

1. 联合用药的适应证 2级高血压和/或伴有多种危险因素、靶器官损害或临床疾患的高危人群，初始治疗即需要应用两种小剂量药物联合应用，如未达到目标水平，可在原药基础上加量或可能需要3种，甚至4种以上降压药物。

2. 联合用药的方法（图7-1） 联合时降压作用机制应具有互补性与叠加性，可互相抵消或减轻不良反应。

（1）二药联合：推荐二氢吡啶类钙通道阻滞剂（dihydropyridine-calcium channel blocker，D-CCB）加ARB或ACEI，ARB或ACEI或D-CCB加噻嗪类利尿剂等。

（2）三药联合：D-CCB 与 ACEI（或 ARB）及噻嗪类利尿剂联合。

（3）四药联合：适用于难治性高血压，可在三药联合基础上加用第四种药物如 β 受体阻滞剂、螺内酯、可乐定或 α 受体阻滞剂等。

（4）固定配比复方制剂：由不同作用机制的两种小剂量降压药组成，称为单片固定复方制剂。对 2 或 3 级高血压或某些高危患者可作为初始治疗的药物选择之一。应用时注意其相应成分的禁忌证或可能的副作用。

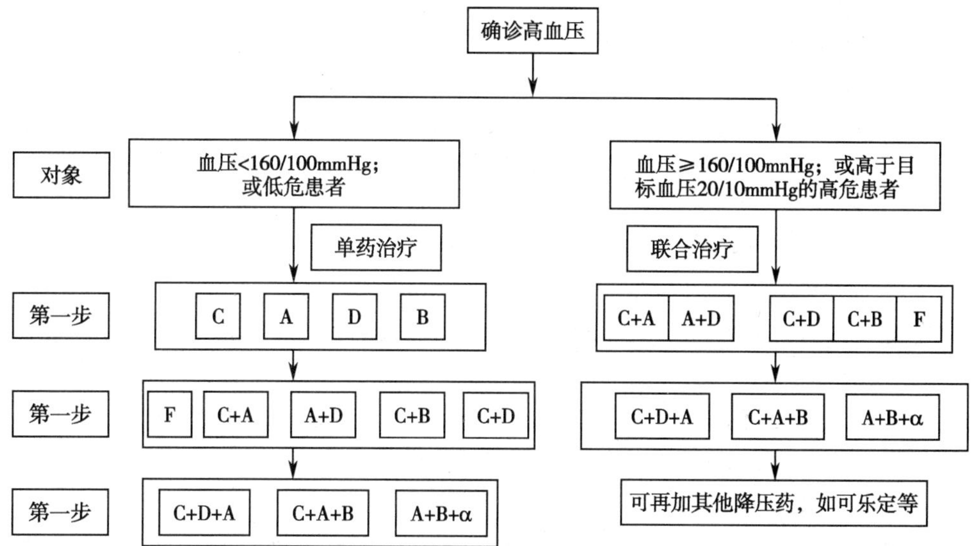

图 7-1　高血压初始小剂量单药或联合治疗选用流程参考图

注：A：ACEI 或 ARB；B：小剂量 β 受体阻滞剂；C：钙拮抗剂；D：小剂量噻嗪类利尿剂；α：α 受体阻滞剂；F：固定复方制剂。第一步药物治疗后血压未达标者，可在原药基础上加量或加用另一种降压药，如血压达标，则维持原方案；第二步亦是如此。

四、高血压的社区中医照顾

高血压的社区中医照顾包括中药、针灸、保健茶、足浴等适宜居民自行操作的中医技术。对高血压患者，食疗、导引及养生功法有助于血压的控制，配合中药内服，能使部分患者血压恢复正常，对顽固性高血压及合并有较多症状或有并发症的患者，中医药方法可减轻症状、协助降压、减缓靶器官损伤，从而起到未病先防、既病防变的作用。

（一）中药治疗

高血压属中医“眩晕”“头痛”等范畴。眩晕分为：肝阳上亢证、痰浊内蕴证、瘀血阻络证、肾精不足证、气血亏虚证（《中医内科常见病诊疗指南》）。

1. 肝阳上亢证

证候：眩晕，头部胀痛或跳痛，耳鸣，烦躁易怒，失眠多梦，或见面红目赤、胁痛口苦、便秘溲黄，舌红，苔黄，脉弦滑或弦细。

治法：平肝潜阳。

方药：天麻钩藤饮加减。药用钩藤，天麻，黄芩，栀子，石决明，牛膝，杜仲，益母

草，桑寄生，夜交藤，丹皮，夏枯草，茯苓，薄荷。

加减：目赤便秘者，加决明子、菊花、大黄以通腑泄热；肝阳化风见眩晕麻木或震颤者，加羚羊角粉、鸡血藤、龙骨、牡蛎、全蝎；若兼阴虚者，加龟板、鳖甲、制何首乌、生地黄；兼见失眠，多梦，健忘者，加阿胶、炒酸枣仁、柏子仁。

2. 痰浊内蕴证

证候：头重如蒙，头目不清，胸闷，纳呆，恶心，嗜睡，身重困倦，时吐痰涎，手足麻木，舌红，苔黄腻或白腻，脉滑或弦滑。

治法：祛湿化痰，健脾和胃。

方药：半夏白术天麻汤加减。药用半夏，白术，天麻，陈皮，茯苓，石菖蒲，甘草。

加减：眩晕较甚，呕吐痰涎者，加代赭石、竹茹、旋覆花、胆南星；胸脘痞闷者加豆蔻、砂仁；耳鸣重听，加郁金、石菖蒲、磁石、蝉蜕；身重麻木甚者，加胆南星、僵蚕；若属脾虚生痰者，用六君子汤加竹茹、胆南星、白芥子；属寒饮内停者，用苓桂术甘汤加生姜、附子、白芥子；属痰郁化火者，用黄连温胆汤。

3. 瘀血阻络证

证候：眩晕日久，头痛明显，失眠健忘，心悸怔忡，唇舌色暗，舌有瘀斑或瘀点，脉涩。

治法：活血通络。

方药：通窍活血汤加减。药用桃仁，红花，当归，生地黄，葱白，赤芍，川芎，甘草。

加减：兼神疲乏力，少气自汗者，加黄芪；兼畏寒肢冷者，加附子、桂枝。

4. 肾精不足证

证候：眩晕耳鸣，精神萎靡，腰膝酸软。偏于阴虚者兼见咽干，形瘦，五心烦热，舌嫩红，苔少或光剥，脉细数；偏于阳虚者兼见面色㿠白或黧黑，形寒肢冷，遗精滑泄，舌淡嫩，苔白，脉弱。

治法：补肾填精，充养脑髓。

方药：偏于阴虚者，左归丸加减，药用熟地，山药，山茱萸，枸杞子，茯苓，炙甘草；偏于阳虚者右归饮加减，药用熟地，山药，山茱萸，枸杞子，杜仲，肉桂，鹿角胶，炙甘草。

加减：眩晕较甚者，加龙骨、牡蛎、鳖甲、磁石、珍珠母；遗精者，加莲子、芡实、沙苑子、覆盆子；阴虚内热者，加知母、黄柏；下肢浮肿，尿少者，加桂枝、茯苓、泽泻；便溏，腹胀食少者，加白术、豆蔻。

5. 气血亏虚证

证候：头目眩晕，劳则加剧，神疲健忘，少气乏力，声低气短，面白少华或萎黄，或心悸失眠，舌质淡，苔薄白，脉沉细或细弱。

治法：补益气血，调养心脾。

方药：十全大补汤加减。药用党参，黄芪，白术，茯苓，当归，白芍，川芎，熟地黄，肉桂，木香，炙甘草。

加减：脾虚湿盛，腹泻或便溏，腹胀纳呆者，加干姜、白扁豆；血虚较甚，面色㿠白，唇舌色淡者，加紫河车粉冲服；兼心悸怔忡，加龙骨、珍珠母；少寐健忘者，加炒酸枣仁、柏子仁、合欢皮、夜交藤。

（二）代茶饮方

1. 肝阳上亢证　苦丁茶、菊花、桑叶、生山楂、钩藤、草决明子各适量，开水泡服。

2. 痰浊内蕴证　荷叶、山楂、菊花、绿茶各适量，开水泡服。

3. 瘀血阻络证　丹参、三七、绿茶各适量，开水泡服。

4. 肾精不足证　杜仲、胡桃仁、绿茶各适量。开水泡服。

5. 气血亏虚证　龙眼肉，红枣，党参各适量，开水泡服。

（三）针灸保健

1. 耳穴疗法　选降压沟、降压点、肝、皮质下、高血压点等穴位，将王不留行籽用胶布固定相应耳穴处，以中等力量和速度用拇、食指对捏按压 30～40 次，使耳郭轻度发热、发痛。两耳穴交替贴压，3～5 天更换，14 天为 1 个疗程。

2. 体穴按压　用指尖或指节按压所选的穴位。每次按压 5～10 分钟，以有酸胀感觉为宜，14 天为 1 个疗程。

肝阳上亢证：风池、合谷、三阴交、太冲。

痰浊内蕴证：头维、中脘、丰隆、足三里。

瘀血阻络证：头维、血海、足三里、三阴交。

肾精不足证：百会、大椎、关元、气海、肾俞。

气血亏虚证：中脘、气海、合谷、血海、足三里等。

（四）中医足浴疗法

水煎取汁，放入浴盆，待温时足浴，每日 1 剂，每日 2 次，每次 10～30 分钟，连续 3～5 天。

肝阳上亢证：石决明、蔓荆子、白芍。

痰浊内蕴证：法半夏、陈皮。

瘀血阻络证：艾叶、红花。

肾精不足证：杜仲、桑寄生、菟丝子。

气血亏虚证：黄芪、川芎、当归。

五、高血压患者的社区双向转诊

双向转诊是全科医生与专科医生分工合作的最主要形式，可最大限度地发挥基层医生和专科医生各自的优势和协同作用，实现以患者为中心的连续性照顾，保证患者危急重症时得到及时救治，出院后在社区得到长期监测与治疗。

（一）转诊对象

1. 转往上级医院　出现以下情况时，须向患者及其家属说明病情并解释转诊的必要性，取得同意后，及时转出。

（1）紧急转诊：①收缩压≥210mmHg 和 / 或舒张压≥120mmHg；②中青年高血压患者血压骤然升高，舒张压≥130mmHg，头痛、视力减退、视网膜出血渗出和视神经乳头水肿；③高血压患者短暂收缩压急剧升高，出现剧烈头痛、心悸、气急、烦躁、恶心、呕吐、面色苍白或潮红、视力模糊等症状者；④高血压患者出现头痛、呕吐、意识障碍或烦躁、一过性失明、失语、偏瘫等症状者。

（2）一般转诊

1）初诊高血压：①青年患者，血压水平达 3 级；②合并严重的临床情况或靶器官

损害；③妊娠和哺乳期妇女；④疑继发性高血压患者；⑤可能有白大衣高血压存在，需明确诊断者；⑥因诊断需要到上级医院进一步检查者。

2）随诊高血压：①按治疗方案用药 2～3 个月，血压不达标者；②血压控制平稳，再次出现血压升高并难以控制者；③血压波动较大、出现新的严重临床疾患、难以处理的不良反应者；④高血压伴多重危险因素或靶器官损害，处理困难者。

2. 转往基层医疗卫生机构　经治疗后达到以下情况时，可以转至社区。

（1）诊断已明确。

（2）治疗方案已确定。

（3）血压及伴随临床情况已控制。

（二）转诊流程

1. 紧急转诊流程

（1）迅速评估病情，呼叫急救车，给予紧急处理，吸氧、开通静脉通路、药物（降压、利尿、镇静）对症治疗。与家属沟通后，由家属、医生及急救人员共同将患者转往上级医院。

（2）病情得到有效控制后，患者转至社区医院，并将其在上级医院的诊疗方案交予全科医生，继续随诊管理。

2. 一般转诊流程　全科医生评估病情，与家属沟通并同意后，填写转诊记录及病情记录，将患者转至上级医院。于 2 周内了解患者的转诊情况，待患者诊断明确及治疗方案确定后可视病情转回社区进一步随诊管理。

六、高血压的社区管理流程

（一）筛查

1. 辖区内 35 岁及以上常住居民，每年在其首次就诊时为其测量血压。

2. 对首次发现收缩压≥140mmHg 和 / 或舒张压≥90mmHg 的居民在去除可能引起血压升高的因素后预约复查，若非同日 3 次血压高于正常，可初步诊断为高血压。如有必要，建议转诊到上级医院确诊，2 周内随访转诊结果，对已确诊的原发性高血压患者纳入高血压患者健康管理。对可疑继发性高血压患者，及时转诊。

3. 建议高危人群每半年至少测量 1 次血压，并接受医务人员的生活方式指导。

（二）随访评估

对原发性高血压患者，每年要提供至少 4 次面对面的随访。

（1）测量血压并评估是否存在危急情况，如存在紧急转诊指征，迅速处理后紧急转诊。对于紧急转诊者，乡镇卫生院、村卫生室、社区卫生服务中心（站）应在 2 周内主动随访。

（2）若无需紧急转诊，询问上次随访到此次随访期间的症状。

（3）随访内容：①测量体重、心率，计算体重指数（BMI）；②疾病情况和生活方式，包括心脑血管疾病、糖尿病、吸烟、饮酒、运动、摄盐情况等。③服药情况。

（三）分类分级管理干预

（1）对血压控制满意（收缩压<140mmHg 且舒张压<90mmHg）、无药物不良反应、无新发并发症或原有并发症无加重的患者，预约下一次随访时间。

（2）对第一次出现血压控制不满意，即收缩压≥140mmHg 和 / 或舒张压≥90mmHg，或出现药物不良反应的患者，结合服药依从性，必要时增加现用药物剂

量、更换或增加不同类的降压药物，2 周内随访。

（3）对连续两次出现血压控制不满意、药物不良反应难以控制、出现新的并发症或原有并发症加重的患者，建议转诊到上级医院，2 周内主动随访转诊情况。

（4）对所有患者进行有针对性的健康教育，与患者一起制定生活方式改进目标并在下一次随访时评估进展。

（5）根据基层卫生服务机构的条件和医师的情况，建议在基层高血压患者中建立长期随访得分级管理，根据血压是否达标分为一、二级管理。随访主要内容是观察血压、用药情况、不良反应，同时应关注心率、血脂、血糖等其他危险因素、靶器官损害和临床疾患。分级随访管理内容见表 7-3。

表 7-3 高血压分级随访管理内容

项目	一级管理	二级管理
管理对象	血压已达标患者	血压未达标患者
非药物治疗	长期坚持	强化生活方式干预并长期坚持
随访频率	3 个月 1 次	2～4 周 1 次
药物治疗	维持药物治疗 保持血压达标	根据指南推荐 调整治疗方案

注：随访内容：血压水平、治疗措施、不良反应、其他危险因素干预、临床情况处理等。根据患者存在的危险因素、靶器官损害及伴随临床疾病，可定期或不定期进行血糖、血脂、肾功能、尿常规、心电图等检查。随访方式以门诊随访和电话随访为主，有条件的特别是中青年人群可用网络随访。药物治疗参考《中国高血压防治指南 2018 年修订版》。

（四）健康体检

对原发性高血压患者，每年进行 1 次较全面的健康检查，可与随访相结合。内容包括体温、脉搏、呼吸、血压、身高、体重、腰围、皮肤、浅表淋巴结、心脏、肺部、腹部等常规体格检查，并对口腔、视力、听力和运动功能等进行粗测判断。

（五）服务流程图

1. 高血压筛查流程图（图 7-2）

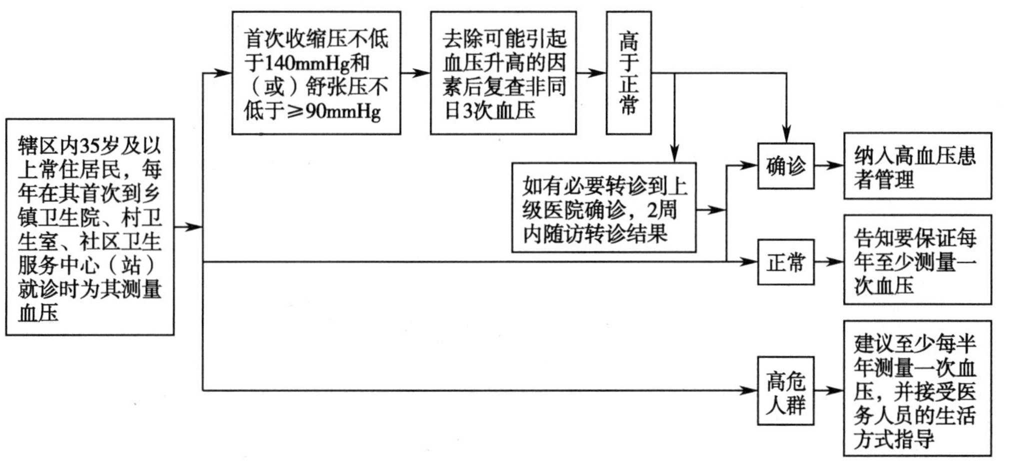

图 7-2 高血压筛查流程图

2. 高血压患者随访流程图（图 7-3）

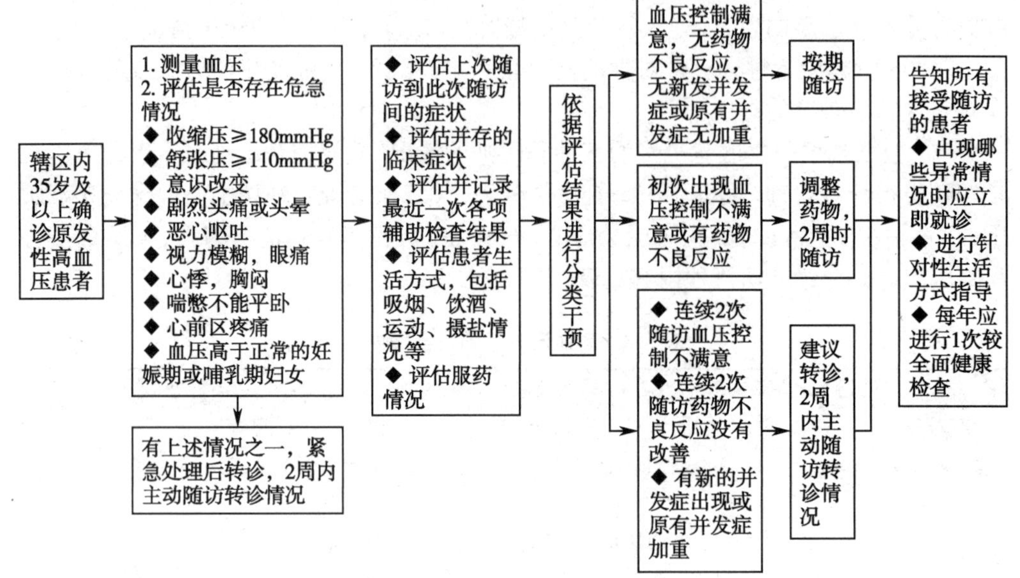

图 7-3 高血压患者随访流程图

第三节 糖 尿 病

糖尿病是一种遗传因素和环境因素长期共同作用所导致的慢性、全身性、代谢性疾病，以血浆葡萄糖水平增高为特征，多因体内胰岛素分泌不足和 / 或作用障碍引起的糖、脂肪、蛋白质代谢紊乱而影响正常生理活动的一种疾病。糖尿病典型临床表现为“三多一少”，即多饮、多食、多尿、消瘦。临床上早期无明显症状，病程日久可导致多个器官和组织，特别是眼、肾、心脏、血管、神经的慢性损害及功能障碍。病情严重者可发生酮症酸中毒、非酮症高渗性昏迷等。糖尿病临床分为 1 型糖尿病、2 型糖尿病、妊娠糖尿病及其他特殊类型糖尿病。最常见的是 2 型糖尿病，约占 95%。本节讨论内容以 2 型糖尿病为主。

一、糖尿病的识别

大多数 2 型糖尿病患者早期可无明显临床症状。约 50% 以上患者就诊时可能已经存在多种并发症。因此，对糖尿病高危人群、临床特点、化验指标的早期识别，并及时进行血糖的检测，是识别糖尿病的关键。

（一）糖尿病高危人群识别

以年龄>18 岁的成年人为对象，具有下列任何一个及以上危险因素者称为糖尿病高危人群：①年龄≥40 岁；②有糖尿病前期（糖耐量减低、空腹血糖受损或两者同时存在）史；③超重（BMI≥24）或肥胖（BMI≥28）和 / 或中心型肥胖（男性腰围≥90cm，女性腰围≥85cm）；④静坐生活方式；⑤一级亲属中有 2 型糖尿病家族史；⑥有妊娠期糖尿病史的妇女；⑦高血压（收缩压≥140mmHg 和 / 或舒张压≥90mmHg），或正在

接受降压治疗；⑧血脂异常［高密度脂蛋白胆固醇（HDL-C）≤0.91mmol/L 和 / 或甘油三酯（TG）≥2.22mmol/L］，或正在接受调脂治疗；⑨动脉粥样硬化性心血管疾病（arteriosclerotic cardiovascular disease，ASCVD）患者；⑩有一过性类固醇糖尿病病史者；⑪多囊卵巢综合征（polycystic ovary syndrome，PCOS）患者或伴有与胰岛素抵抗相关的临床状态（如黑棘皮征等）；⑫长期接受抗精神病药物和 / 或抗抑郁药物治疗和他汀类药物治疗的患者。且上述各项中，糖尿病前期人群及中心型肥胖是 2 型糖尿病最重要的高危人群，其中糖耐量减低人群每年约有 6%～10% 的个体进展为 2 型糖尿病。

（二）糖尿病临床特点识别

糖尿病早期多无明显临床症状，很难识别。当高危人群出现典型的“三多一少”、疲乏、视物模糊、皮肤瘙痒、伤口久不愈合时应当警惕糖尿病的发生。当高危人群临床表现为食欲减退、恶心、呕吐、头昏、头痛、呼吸深快及尿量减少等症状，甚至出现昏迷时，应当警惕糖尿病酮症酸中毒或非酮症高渗性昏迷的发生。

（三）糖尿病化验指标识别

1. 不同时间段的血糖检测　按照监测血糖时间的不同，可分为空腹血糖、餐后 2 小时血糖以及随机血糖。①空腹血糖：至少 8 小时没有进食任何热量情况下进行的血糖检测；②餐后 2 小时血糖：从进食第一口算起，2 小时后进行的血糖检测；③随机血糖：1 日内任意时间段的血糖检测。

2. 口服葡萄糖耐量（oral glucose tolerance test，OGTT）试验方法　①首先检测空腹血糖；②抽取空腹血糖后立即口服葡萄糖水（75g 葡萄糖溶于 250ml 水中），5 分钟内喝完并计时；③服糖后 0.5 小时、1 小时、2 小时、3 小时分别检测静脉血浆葡萄糖。

（四）糖尿病的诊断标准

糖尿病诊断标准：出现糖尿病症状（多饮、多食、多尿、消瘦等），随机静脉血浆葡萄糖水平≥11.1mmol/l；或空腹血糖≥7.0mmol/l；或 OGTT 餐后 2 小时血糖≥11.1mmol/l。

需要引起注意的是：①糖尿病的临床诊断应依据静脉血浆血糖，而非毛细血管血的血糖检测结果；②空腹血糖正常不能排除糖尿病，应进一步行餐后 2 小时血糖检测；③除外应激状态（感染、创伤、手术等）下出现的血糖升高；④建议使用 OGTT 试验进行糖尿病的筛查。

根据静脉血浆葡萄糖化验指标，可将糖代谢分为正常血糖（nomal glucose regulation，NGR）、空腹血糖受损（impaired fasting glucose，IFG）、糖耐量减低（impaired glucose tolerance，IGT）、糖调节受损、糖尿病（diabetes mellitus，DM），详见表 7-4。

表 7-4　糖代谢状态分类

糖代谢分类	静脉血浆葡萄糖（mmol/l）	
	空腹血糖（FPG）	OGTT 餐后 2 小时血糖（2hPPG）
正常血糖（NGR）	<6.1	<7.8
空腹血糖受损（IFG）	≥6.1，<7.0	<7.8
糖耐量减低（IGT）	<7.0	≥7.8，<11.1
糖调节受损	≥6.1，<7.0	≥7.8，<11.1
糖尿病（DM）	≥7.0	≥11.1

二、糖尿病的预防

糖尿病的预防，应当树立三级预防的概念。

（一）一级预防

1. 目的　控制糖尿病危险因素，预防糖尿病的发生、降低发病率。

2. 措施　包括糖尿病防治知识的宣传教育、生活方式的改善以及高危人群的筛查。

（1）糖尿病防治知识的宣传教育：包括日常健康教育和举办大型主题活动。

（2）生活方式的改善：包括合理膳食、适度运动、戒烟限酒、保持心情舒畅等。

（3）高危人群的筛查：建议定期行糖尿病的相关检测。

（二）二级预防

1. 目的　早发现、早诊断、早治疗，减缓疾病发展，预防并发症的发生。

2. 措施　在一级预防措施的基础上，合理使用降糖药物，定期进行血糖检测，及时调整用药，使血糖达标。及时进行糖尿病并发症的筛查，了解有无高血压、血脂代谢异常等心血管疾病。指导患者自我检测血糖。

（三）三级预防

1. 目的　延缓已发生的糖尿病并发症的进展，减少糖尿病的致残率和死亡率，改善糖尿病患者的生活质量。

2. 措施　规范化管理，综合性治疗，血糖、糖化血红蛋白、血压、血脂、BMI 等达标。

三、糖尿病常用药物治疗

糖尿病常用药物分为口服降糖药、胰岛素及胰高糖素样多肽 -1。糖尿病常用药物临床应用流程见图 7-4。

（一）口服降糖药

包括磺脲类、格列奈类、双胍类、α- 糖苷酶抑制剂、噻唑烷二酮类以及二肽基肽酶 -4 抑制剂。

1. 磺脲类　主要通过刺激胰岛 B 细胞分泌胰岛素，增加体内胰岛素水平，降低血糖，是 2 型糖尿病一线用药，对心血管无不良影响。常用药物有格列苯脲、格列美脲、格列齐特、格列吡嗪及格列喹酮。其缺点是容易发生低血糖及体重增加。老年及肝、肾功能不全患者建议选用格列喹酮。

2. 格列奈类　主要通过刺激胰岛素的早期分泌而降低餐后血糖，需在餐前即刻服用。常用药物有瑞格列奈、那格列奈。其缺点是容易发生低血糖和体重增加等。

3. 双胍类　主要通过减轻外周胰岛素抵抗，促进外周组织对葡萄糖的利用，抑制肝糖的输出降低血糖，具有心血管保护作用，是目前 2 型糖尿病患者的一线首选用药以及联合用药中的基础用药，单独应用一般不会引起低血糖。严重感染、缺氧或接受大手术的患者禁用，肝肾功能不全者慎用。

4. α- 糖苷酶抑制剂　主要通过抑制碳水化合物在小肠上部的吸收降低餐后血糖，适用于以碳水化合物为主要成分和餐后血糖升高的患者，单独服用不会引起低血

糖。不增加体重，对心血管有保护作用。常用药物有阿卡波糖、伏格列波糖。胃肠功能紊乱者禁用。

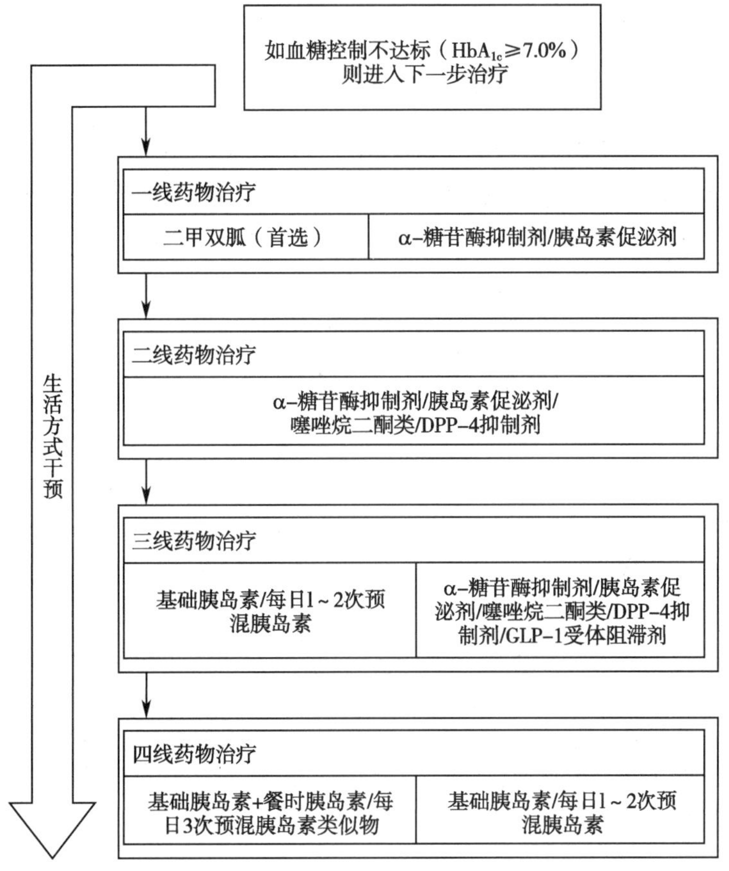

图 7-4 糖尿病常用药物临床应用流程

注：DPP-4（二肽基肽酶 -4）、GLP-1（胰高糖素样肽 -1）。

5. 噻唑烷二酮类 主要通过增加靶细胞对胰岛素作用的敏感性降低血糖。单独使用时不引起低血糖。常用药物有罗格列酮及吡格列酮。罗格列酮因安全问题在我国受到较严格的使用限制。其缺点是可导致水钠潴留，增加心衰风险。心功能 3 级以上禁用。

6. 二肽基肽酶 -4（dipeptidyl peptides-4，DPP-4）抑制剂 以葡萄糖浓度依赖的方式增加胰岛素分泌，抑制胰高血糖素分泌。单独使用不增加低血糖发生风险，也不增加体重。常用药物有西格列汀、沙格列汀和维格列汀。

（二）胰岛素

根据来源和化学结构的不同，可分为动物胰岛素、人胰岛素和胰岛素类似物。根据作用时间及起效时间，可分为短效、中效、长效以及预混胰岛素。与人胰岛素相比，胰岛素类似物能够降低低血糖发生的风险。胰岛素的治疗方案包括基础胰岛素治疗与餐时胰岛素治疗。

（三）胰高糖素样多肽 -1 受体激动剂

以葡萄糖浓度依赖的方式增加胰岛素分泌，抑制胰高血糖素的分泌，并能延缓胃肠排空，通过中枢性食欲抑制以减少进食量，减轻体重。单独使用不增加低血糖发生的风险。常用药物有艾塞那肽和利拉鲁肽。

四、糖尿病的社区中医照顾

糖尿病属于中医“消渴”“肥胖”等范畴，多因禀赋失常、饮食情志所伤，食、郁、痰、湿、热、瘀相互交织为患。病位在五脏，以脾（胃）、肝、肾为主，涉及心肺。多虚实夹杂，阴虚燥热或气阴两虚为本，痰浊血瘀为标，为本虚标实之证。

（一）辨证论治

糖尿病的辨证论治可参考《中医内科常见病诊疗指南》。

1. 阴虚热盛证

证候：咽干口燥，心烦畏热，渴喜冷饮，易饥多食，烦躁易怒，口苦，溲赤便秘，舌红苔黄，脉细滑数或细弦数。

治法：养阴清热，生津止渴。

方药：白虎汤合消渴方加减。药用天花粉，石膏，知母，黄连，生地黄，太子参，葛根，麦冬、黄芩、甘草。

加减：口渴引饮无度者，加五味子、石斛；胃热，大便秘结者，加用三黄汤加减；倦怠乏力，渴而汗出者，加人参。

2. 气阴两虚证

证候：咽干口燥，倦怠乏力，多食易饥，口渴喜饮，气短懒言，五心烦热，心悸失眠，形体消瘦，溲赤便秘，腰膝酸软，自汗盗汗，舌红少津，苔薄白干或少苔，脉弦细数。

治法：养阴益气

方药：六味地黄丸合生脉饮加减。药用黄芪，生地黄，山茱萸，五味子，葛根，麦冬，太子参。

加减：倦怠乏力、自汗、气短较重者，重黄芪，加白术、茯苓；口渴甚者，重麦冬，加石斛、天花粉、知母；心悸失眠者，加炒酸枣仁、柏子仁；汗出淋漓者，加浮小麦、煅龙骨、煅牡蛎。

3. 阴阳两虚证

证候：神疲乏力，腰膝酸软，咽干口燥，畏寒肢冷，夜尿频多；头晕眼花，心悸失眠，自汗易感，气短懒言，颜面或下肢水肿，食欲减退，大便溏泻或泄泻便秘交替出现，小便量多或混浊如膏，面色苍黄晦暗，耳轮干枯，齿摇发脱，阳痿，舌体胖大有齿痕，苔白，脉沉细无力。

治法：滋阴温阳，利水消肿。

方药：右归饮加减。药用熟地黄，山药，山茱萸，丹皮，泽泻，枸杞子，甘草，杜仲，肉桂，制附子，茯苓，龟甲。

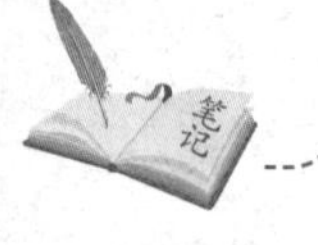

加减：食欲减退，大便溏泻者，加白术、茯苓、白扁豆；小便量多或混浊如膏者，加菟丝子、淫羊藿、益智仁。

4. 血瘀脉络证

证候：胸痛，胁痛，腰背痛，部位固定，或为刺痛，肢体麻木，疼痛夜甚，肌肤甲错，口唇紫暗，面部瘀斑，健忘心悸，心烦失眠；舌质暗，有瘀斑，舌下脉络青紫纡曲，脉弦或沉而涩。

治法：活血化瘀。

方药：补阳还五汤加减。药用当归，川芎，黄芪，桃仁，红花，地龙，赤芍。

加减：肢体麻木，疼痛甚者，加桑枝、桂枝；胸痛甚者，加丹参、檀香；腰痛甚者，加牛膝、续断。

5. 湿热困脾证

证候：胸脘腹胀，或食后饱满，头身困重，体形肥胖，心胸烦闷，四肢倦怠，小便黄赤，大便不爽，舌红苔黄腻，脉滑数。

治法：清热燥湿、健脾化浊。

方药：王氏连朴饮加减。药用厚朴，川连，石菖蒲，制半夏，香豉，焦山栀，芦根。

加减：小便黄赤者，加黄柏；心烦者，加竹叶；胸闷纳呆者，加苍术、藿香。

（二）其他治法

1. 针灸治疗

(1) 辨证属上消，主要表现为口渴多饮，咽干灼热，口干唇燥，小便较多、色黄，舌红少津，苔黄而干，脉滑数。取穴：肺俞、胰俞、脾俞、鱼际。口渴甚者，加金津、玉液。

(2) 辨证属中消，主要表现为多食易饥，胃脘嘈杂，口渴欲饮，大便干结，舌红苔黄，脉滑有力。取穴：胰俞、脾俞、胃俞、中脘、三阴交。多食易饥者加梁丘、丰隆。

(3) 辨证属下消，主要表现为小便频数，浑浊不清，腰膝酸软，舌淡苔薄，脉沉细。取穴：胰俞、肾俞、气海、三阴交、太溪。腰膝酸软甚者，加关元、腰阳关。

2. 运动疗法　最佳运动方案为有氧运动与抗阻训练相结合，尤其适合于血糖控制不良者。有氧运动项目以中低强度有节奏的节律性运动为好，可选择散步、慢跑、骑自行车、游泳、体操（如医疗体操、健身操、太极拳）等。还可适当选择娱乐性球类活动，如乒乓球、保龄球、羽毛球等。运动强度不宜过大，中老年糖尿病患者，以50%～60% 最大摄氧量为佳。每周进行至少 150 分钟的运动。如果每次运动量较大，可间隔一两天，但不要超过三天。同时应注意，运动强度不可过大，若在运动中出现了诸如血糖波动较大等情况，则应立即减小运动强度或停止运动。抗阻训练包括举重物或器械练习等，联合有氧运动可获得更大程度的代谢改善。

3. 饮食疗法　科学合理的饮食治疗是实现糖尿病患者自身有效控制血糖的基础。可根据患者理想体重和参与体力劳动的情况，计算出每日需要从食物中摄入的总热量，也可进行粗略估算法。对于体重大致正常，一般情况较好的患者，每日主食量为 200～250g，其中轻体力活动者每日主食量为 250g，中体力活动者每日主食量为 300g，消瘦或重体力活动者每日主食量为 350～400g；每日宜摄入动物性蛋白 100～200g，油 10～20g，蔬菜 1～1.5kg。肥胖者，主食及副食按上述减少 10% 以上。同时，糖尿病患者应限制饮酒，科学选择水果，葡萄干、桂圆、大枣、板栗等含糖量较高，应

少食用。

4. 中药穴位敷贴 可辨证予相应穴位贴敷。

五、糖尿病患者的社区双向转诊

糖尿病患者适时转诊是全科医生工作的重要内容，是为了确保患者得到安全有效的治疗，使社区卫生机构和专科医疗机构最大程度地发挥各自的优势。基层医疗卫生机构与上级医院双向转诊模式详见图 7-5。

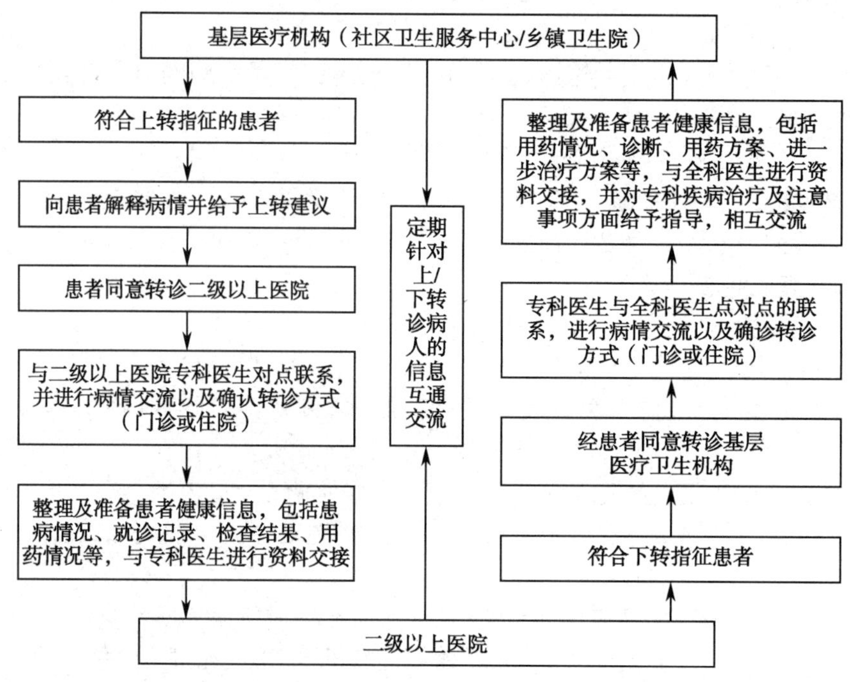

图 7-5 基层医疗机构与上级医院双向转诊模式图

（一）转诊对象

1. 转往上级医院 当出现以下情况时，应向患者及其家属说明病情及转诊的必要性，取得同意后，及时转出。

（1）紧急转诊

1）合并急性并发症者：①糖尿病酮症酸中毒：血糖 >16.7mmol/l，尿酮阳性，伴恶心、呕吐；②糖尿病高渗状态：血糖 >33.3mmol/l 伴神志异常、脱水、血浆渗透压升高；③糖尿病乳酸酸中毒：血乳酸增高 >5mmol/L，常出现恶心，呕吐，腹泻；体温低，深而大呼吸，皮肤潮红，严重者血压下降，意识障碍；④低血糖性昏迷：血糖≤2.8mmol/l。

2）糖尿病并发症导致靶器官严重损害需要紧急救治者：①糖尿病伴急性心脑血管疾病，如急性心梗、急性脑卒中等；②糖尿病视网膜病变引起的严重视力下降；③糖尿病外周血管病变导致的间歇性跛行和缺血症状。

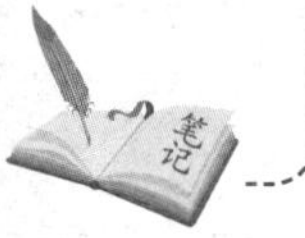

（2）一般转诊：①初次发现血糖异常者；②年龄小于 25 岁的糖尿病患者；③妊娠和哺乳期妇女血糖异常者；④反复发生低血糖者；⑤糖尿病血糖、血脂、血压控制不

达标者；⑥需进行糖尿病慢性并发症筛查，确定治疗方案、疗效评估者；⑦血糖波动较大，需要制定胰岛素控制方案者；⑧出现严重降糖药物不良反应者。

2. 转往基层医疗卫生机构　当出现以下情况时，可以转至社区进一步诊疗。

(1) 初次发现血糖异常，已明确糖尿病诊断和治疗方案者。

(2) 糖尿病急性并发症经治疗病情稳定者。

(3) 已确诊糖尿病慢性并发症，且治疗方案和疗效评估确定者。

(4) 经调整治疗方案，血糖、血脂、血压等综合控制达标者。

（二）转诊流程

1. 紧急转诊流程　糖尿病紧急转诊流程见图 7-6。

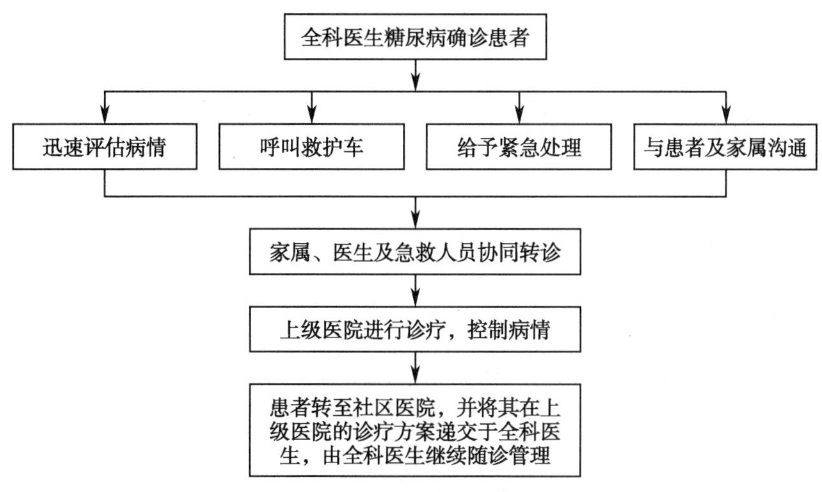

图 7-6　糖尿病紧急转诊流程图

(1) 迅速评估病情，同时呼叫急救车，并给予紧急处理，如吸氧、开通静脉通路，对症用药等，与家属沟通后，由家属、医生及急救人员共同将患者转往上级医院。

(2) 病情得到有效控制后，患者转至社区医院，并将其在上级医院的诊疗方案递交于全科医生，由全科医生继续随诊管理。

2. 一般转诊流程　全科医生接诊并评估病情，与家属沟通并同意后，填写转诊记录及病情记录，将患者转至上级医院就诊，并于两周内了解患者的转诊情况，待患者诊断明确及治疗方案确定后可视情况转回至社区进一步随诊管理。

六、糖尿病的社区管理流程

全科医生在糖尿病防治工作中发挥着重要的作用，社区糖尿病管理分为一般管理与分类管理，重点是分类管理。

（一）一般管理

社区糖尿病的一般管理适用于社区所有糖尿病患者，包括对社区糖尿病患者的健康教育、膳食指导、运动指导、心理指导及用药指导等。

对确诊的 2 型糖尿病患者，每年进行 1 次较全面的健康体检，体检可与随访相结合。内容包括体温、脉搏、呼吸、血压、身高、体重、腰围、皮肤、浅表淋巴结、心脏、肺

部、腹部等常规体格检查，并对口腔、视力、听力和运动功能等进行粗测判断。

（二）分类管理

分类管理是全科医生糖尿病管理工作的重点，根据不同的临床情况实行不同的管理流程。

1. 筛查 对工作中发现的2型糖尿病高危人群进行有针对性的健康教育，建议其每年至少测量1次空腹血糖，并接受医务人员的健康指导。

2. 随访评估 对确诊的2型糖尿病患者，每年提供4次免费空腹血糖检测，至少进行4次面对面随访。

（1）对于紧急转诊者，乡镇卫生院、村卫生室、社区卫生服务中心（站）应在2周内主动随访转诊情况。

（2）若不需紧急转诊，询问上次随访到此次随访期间的症状。

（3）测量体重，计算体重指数（BMI），检查足背动脉搏动。

（4）询问患者疾病情况和生活方式，包括心脑血管疾病、吸烟、饮酒、运动、主食摄入情况等。

（5）了解患者服药情况。

3. 分类干预

（1）对血糖控制满意、无药物不良反应、无新发并发症或原有并发症未加重的患者，预约下一次随访。

（2）对首次血糖控制不满意或药物不良反应者，结合其服药依从情况进行指导，必要时增加现有药物剂量、更换或增加不同类别降糖药物，2周内随访。

（3）对连续两次血糖控制不满意、药物不良反应难以控制、出现新的并发症或原有并发症加重的患者，建议其转诊到上级医院，2周内主动随访转诊情况。

（三）服务流程

糖尿病的基层卫生医疗机构服务流程如图7-7。

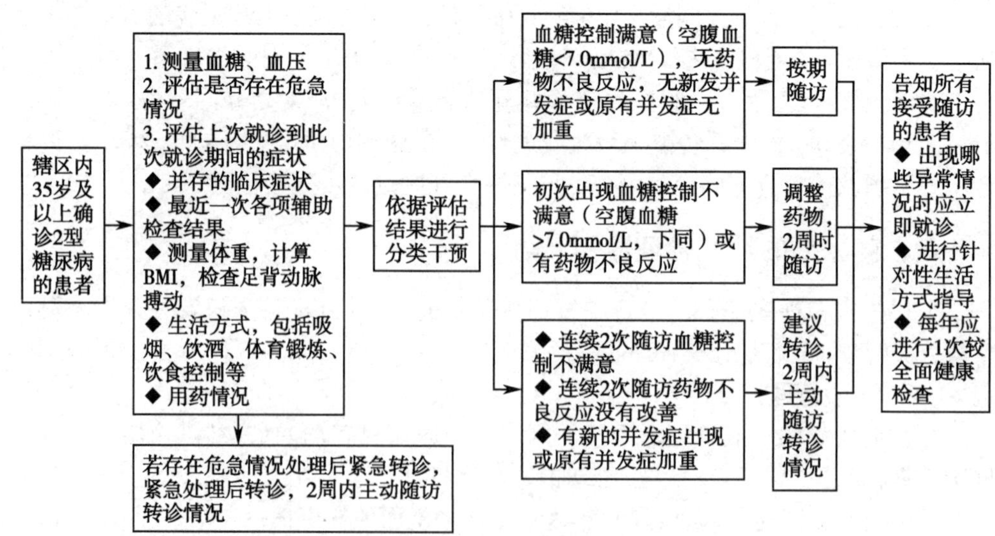

图7-7 糖尿病的基层卫生医疗机构服务流程图

（四）服务要求

1. 2 型糖尿病患者的健康管理由社区医生负责，应与门诊服务相结合，对未能按照健康管理要求接受随访的患者，乡镇卫生院、村卫生室、社区卫生服务中心（站）应主动与患者联系，保证管理的连续性。

2. 随访包括预约患者到门诊就诊、电话追踪和家庭访视等方式。

3. 乡镇卫生院、村卫生室、社区卫生服务中心（站）要通过本地区社区医生诊断和门诊服务等途径筛查和发现 2 型糖尿病患者，掌握辖区内居民 2 型糖尿病的患病情况。

4. 发挥中医药在改善临床症状、提高生活质量、防治并发症中的特色和作用，积极应用中医适宜技术开展糖尿病患者健康管理服务。

5. 加强宣传，告知服务内容，使更多的患者愿意接受服务。

6. 每次提供服务后及时将相关信息记入患者的健康档案。

第四节　冠状动脉粥样硬化性心脏病

冠状动脉粥样硬化性心脏病是冠状动脉血管发生动脉粥样硬化病变而引起血管腔狭窄或阻塞，造成心肌缺血、缺氧或坏死而导致的心脏病，常简称“冠心病”。世界卫生组织将冠心病分为 5 大类临床类型：无症状心肌缺血（隐匿性冠心病）、心绞痛、心肌梗死、缺血性心力衰竭（缺血性心脏病）和猝死。近年，临床上提出两个综合征分类法：慢性心肌缺血综合征（包括隐匿型冠心病、稳定型心绞痛、缺血性心肌病）和急性冠脉综合征（包括 ST 段抬高型心肌梗死、不稳定型心绞痛、非 ST 段抬高型心肌梗死）。冠心病在美国和许多发达国家排在死亡原因的第一位，其患病率城市为 1.59%，农村为 0.48%，城市高于农村，男性高于女性。

一、冠心病的诊断

（一）临床特点

1. 典型胸痛　因体力活动、情绪激动等诱发，突感心前区疼痛，多为发作性绞痛或压榨痛，也可为憋闷感。疼痛从胸骨后或心前区开始，向上放射至左肩、臂，甚至小指和无名指，休息或含服硝酸甘油可缓解。胸痛放散的部位也可涉及颈部、下颌、牙齿、腹部等。胸痛也可出现在安静状态下或夜间，由冠脉痉挛所致，也称变异型心绞痛。一部分患者的症状并不典型，仅仅表现为心前区不适、心悸或乏力，或以胃肠道症状为主。某些患者可能没有疼痛，如老年人和糖尿病患者。

心绞痛的分级：国际上一般采用加拿大心血管协会分级法（Cardiovascular Society classification，CCSC）。

Ⅰ级：日常活动，如步行，爬梯，无心绞痛发作。

Ⅱ级：日常活动因心绞痛而轻度受限。

Ⅲ级：日常活动因心绞痛发作而明显受限。

Ⅳ级：任何体力活动均可导致心绞痛发作。

发生心肌梗死时胸痛剧烈，持续时间长（常常超过半小时），硝酸甘油不能缓解，

并可有恶心、呕吐、出汗、发热，甚至发绀、血压下降、休克、心衰。

2. 猝死 突发心搏骤停而死亡，多为心脏局部发生生理紊乱或起搏、传导功能障碍引起的严重心律失常所致。

3. 其他 可伴有全身症状，合并心力衰竭的患者可出现。

4. 体征 心绞痛患者未发作时无特殊。患者可出现心音减弱，心包摩擦音。并发室间隔穿孔、乳头肌功能不全者，可于相应部位听到杂音。心律失常时听诊心律不规则。

（二）辅助检查

1. 心电图 心电图是诊断冠心病最简便、常用的方法。尤其是患者症状发作时是最重要的检查手段，还能够发现心律失常。不发作时多数无特异性。心绞痛发作时 S-T 段异常压低，变异型心绞痛患者出现一过性 S-T 段抬高。不稳定型心绞痛多有明显的 S-T 段压低和 T 波倒置。心肌梗死时的心电图表现：①急性期有异常 Q 波、S-T 段抬高。②亚急性期仅有异常 Q 波和 T 波倒置（梗死后数天至数星期）。③慢性或陈旧性期（3～6 个月）仅有异常 Q 波。若 S-T 段抬高持续 6 个月以上，则有可能并发室壁瘤。若 T 波持久倒置，则称陈旧性心肌梗死伴冠脉缺血。

2. 心电图负荷试验 对于安静状态下无症状或症状很短难以捕捉的患者，可以通过运动或药物（如潘生丁、异丙肾上腺素试验等）增加心脏的负荷而诱发心肌缺血，通过心电图记录到 ST-T 的变化而证实心肌缺血的存在。包括运动负荷试验和药物负荷试验，运动负荷试验最常用，但是怀疑心肌梗死的患者禁忌。

3. 动态心电图 动态心电图可以长时间连续记录并分析在活动和安静状态下心电图变化，无创、方便，患者容易接受。

4. 核素心肌显像 核素心肌显像可以显示缺血区，明确缺血的部位和范围大小，结合运动负荷试验，则可提高检出率，适用于根据病史、心电图检查不能排除心绞痛，以及某些患者不能进行运动负荷试验者。

5. 超声心动图 超声心动图可以对心脏形态、结构、室壁运动以及左心室功能进行检查，对室壁瘤、心腔内血栓、心脏破裂、乳头肌功能等有重要的诊断价值，但其准确性与超声检查者的经验关系密切。

6. 血液学检查 血液学检查通常需要采血测定血脂、血糖等指标，评估是否存在冠心病的危险因素。心肌损伤标志物是急性心肌梗死诊断和鉴别诊断的重要手段之一。目前临床中以心肌肌钙蛋白为主。

7. 冠状动脉 CT 冠状动脉 CT 无创、低危、快速，已逐渐成为一种重要的冠心病早期筛查和随访手段。适用于：①不典型胸痛症状的患者，心电图、运动负荷试验或核素心肌灌注等辅助检查不能确诊。②冠心病低风险患者的诊断。③可疑冠心病，但不能进行冠状动脉造影。④无症状的高危冠心病患者的筛查。⑤已知冠心病或介入及手术治疗后的随访。

8. 冠状动脉造影及血管内成像技术 冠状动脉造影及血管内成像技术是目前冠心病诊断的“金标准”，可以明确冠状动脉有无狭窄、狭窄的部位、程度、范围等，并可据此指导进一步治疗。主要指征为：①对内科治疗下心绞痛仍较重者，明确动脉病变情况以考虑旁路移植手术；②胸痛似心绞痛而不能确诊者。

二、冠心病的预防

（一）冠心病的危险因素

冠心病的危险因素包括可改变的危险因素和不可改变的危险因素。

1. 可改变的危险因素　高血压，血脂异常（总胆固醇过高或低密度脂蛋白胆固醇过高、甘油三酯过高、高密度脂蛋白胆固醇过低）、超重 / 肥胖、糖尿病，不良生活方式包括吸烟、不合理膳食（高胆固醇、高热量、高盐等）、缺少体力活动、过量饮酒，以及社会心理因素。

2. 不可改变的危险因素　性别、年龄、家族遗传因素。此外，与感染有关，如巨细胞病毒、肺炎衣原体、幽门螺杆菌等。

3. 其他　冠心病的发作常常与季节变化、情绪激动、体力活动增加、饱食、大量吸烟和饮酒等有关。

（二）冠心病的预防

主要是针对易患人群，控制易患因素，防止动脉粥样硬化的形成。要从儿童、青少年及年轻时就开始积极有效的预防危险因素的发生。

1. 不吸烟。冠心病发生风险与每天吸烟量以及烟龄有关，吸烟者心肌梗死发生风险较不吸烟者高出 1.5～2.0 倍。

2. 保持血压正常稳定，理想血压是 120/80mmHg。高血压的防治措施包括保持正常体重，限制酒精，食盐摄入，保持适当钾，钙和镁摄入，以及在医生指导下服用降压药。

3. 维持血脂正常，防治高脂血症。低密度脂蛋白胆固醇与冠心病发生呈正相关，总胆固醇与高密度脂蛋白胆固醇比值在预测冠心病发生风险中具有重要意义。高危人群要定期检查，低脂饮食，运动，和服用降脂药。

4. 维持血糖正常，防治糖尿病。有研究提示，男性糖尿病患者冠心病发病率较非糖尿病患者高 2 倍，女性糖尿病患者冠心病发生风险则增加 4 倍。

5. 运动过少的生活方式是冠心病的重要危险因素，规律地锻炼有助于保持体重，减少高血脂和高血压，冠心病的发生。

6. 避免精神紧张。

7. 对已有冠心病危险因素（高血压、糖尿病、高脂血症等）的高危患者，需积极控制危险因素。

三、常用药物治疗

（一）用药目标

冠心病的用药目的是缓解症状，减少心绞痛的发作及心肌梗死；延缓冠状动脉粥样硬化病变的发展，并减少冠心病死亡。规范药物治疗可以有效地降低冠心病患者的死亡率和再缺血事件的发生，并改善患者的临床症状。而对于部分血管病变严重甚至完全阻塞的患者，在药物治疗的基础上，血管再建治疗可进一步降低患者的死亡率。

（二）常用药物

1. 硝酸酯类药物　本类药物主要有：硝酸甘油、硝酸异山梨酯（消心痛）、5- 单硝

酸异山梨酯、长效硝酸甘油制剂（硝酸甘油油膏或橡皮膏贴片）等。硝酸酯类药物是稳定型心绞痛患者的常规用药。硝酸酯类药物持续使用可发生耐药性，有效性下降，可间隔8～12小时服药，以减少耐药性。

2. 抗血栓药物　包括抗血小板和抗凝药物。抗血小板药物主要有阿司匹林、氯吡格雷、替格瑞洛等，可以抑制血小板聚集，避免血栓形成而堵塞血管。阿司匹林为首选药物，维持量为每天75～100mg，所有冠心病患者没有禁忌证应该长期服用。阿司匹林的副作用是对胃肠道的刺激，胃肠道溃疡患者要慎用。冠脉介入治疗术后应坚持每日口服氯吡格雷，通常半年到1年。抗凝药物包括普通肝素、低分子肝素、璜达肝癸钠、比伐卢定等。通常用于不稳定型心绞痛和心肌梗死的急性期，以及介入治疗术中。

3. 纤溶药物溶血栓药　主要有链激酶、尿激酶、组织型纤溶酶原激活剂等，可溶解冠脉闭塞处已形成的血栓，开通血管，恢复血流，用于急性心肌梗死发作时。

4. β-受体阻滞剂　常用药物有美托洛尔、阿替洛尔、比索洛尔和兼有α受体阻滞作用的卡维地洛、阿罗洛尔（阿尔马尔）等，剂量应该以将心率降低到目标范围内，既可以抗心绞痛，又能预防心律失常，在无明显禁忌时是冠心病的一线用药。有哮喘、慢性气管炎及外周血管疾病等禁忌或慎用。

5. 钙通道阻断剂　常用药物有维拉帕米、硝苯地平控释剂、氨氯地平、地尔硫䓬等，可用于稳定型心绞痛的治疗和冠脉痉挛引起的心绞痛。不主张使用短效钙通道阻断剂，如硝苯地平普通片。

6. 肾素血管紧张素系统抑制剂　包括血管紧张素转换酶抑制剂（ACEI）、血管紧张素2受体拮抗剂（ARB）以及醛固酮拮抗剂，适用于对于急性心肌梗死或近期发生心肌梗死合并心功能不全的患者。常用ACEI类药物有依那普利、贝那普利、雷米普利、福辛普利等。如出现明显的干咳副作用，可改用血管紧张素2受体拮抗剂。ARB包括缬沙坦、替米沙坦、厄贝沙坦、氯沙坦等。用药过程中要注意防止血压偏低。

7. 调脂治疗　适用于所有冠心病患者，常用他汀类药物，用于降低低密度脂蛋白胆固醇，治疗目标为下降到80mg/dl。常用药物有：洛伐他汀、普伐他汀、辛伐他汀、氟伐他汀、阿托伐他汀等。最近研究表明，他汀类药物可以降低死亡率及发病率。

四、冠心病的康复

冠心病的康复是指综合采用主动积极的身体、心理、行为和社会活动的训练与再训练，以帮助患者缓解症状，改善心血管功能，在生理、心理、社会、职业和娱乐等方面达到理想状态，提高生活质量。同时强调积极干预冠心病危险因素，阻止或延缓疾病的发展过程，减轻残疾和减少再次发作的危险。

根据冠心病病理和康复诊疗的特征，可将冠心病康复分为下列三期：

（一）Ⅰ期康复

通常指急性发病后1～2周内，即住院期的早期康复。

1. 适应证　生命体征平稳，无明显心绞痛，安静心率 <100bpm，无心衰、严重心

律失常和心源性休克，无明显肝肾功能损害。

2. 禁忌证　不稳定性心绞痛，血流动力学不稳定，包括血压异常、严重心律失常、心衰或心源性休克；严重并发症，包括发热、体温 >38℃，急性心肌炎或心包炎，未控制的糖尿病，血栓或栓塞，手术切口异常，出现新的心电图心肌缺血改变，患者不理解或不配合康复治疗。

3. 康复评定　心电图、心电运动试验、超声心动图、超声心动图运动试验、肺功能测定、心脏功能分级及治疗分级（美国心脏病学会），Borg 量表（南京医科大学），自觉用力程度分级（rating of perceived exertion，RPE），汉密尔顿抑郁 / 焦虑量表，日常生活活动能力（activties of daily living，ADL）评定（Barthel 指数）。

4. 康复目标　低水平运动试验阴性，或可以按正常节奏连续行走 200m，或上下 1～2 层楼无症状和体征。运动能力达到 2～3METS。

5. 康复方案　个体化原则。围绕预防卧床并发症，解除焦虑与抑郁，逐步过渡到日常生活活动自理来制定治疗方案，见图 7-8。

阶段/活动	1	2	3	4	5	6	7
宣教	+	+	+	+	+	+	+
腹式呼吸	10min×1	10min×2	10min×3	15min×3	15min×3（阻）	15min×3（阻）	20min×3（阻）
踝泵运动	20次	20次×2	20次×3	30次×3	30次×3（阻）	30次×3（阻）	30次×3（阻）
靠坐		5min	5min×3	10min×3	10min×3	15min×3	
床上坐			5min	5min×2	5min×3	10min×3	15min×5
床边坐				5min	5min×2	5min×3	10min×3
床边站					5min	5min×2	10min×2
床边走						5min	5min×2
上下楼							1层
进食	帮助					独立	
洗漱	帮助					独立	
坐厕	帮助					独立	

图 7-8　冠心病Ⅰ期康复参考图

6. 康复方案调整　在训练过程中观察有无不良反应，运动心率增加 <10bpm，次日训练量可增加；运动心率增加在 10～20bpm，则需继续同一级别运动；运动心率增加 >20bpm，则应退回到前一阶段运动，甚至暂停运动。根据患者适应能力，一般 1～2 天调整一次，如患者心脏储备功能差，可适当延长治疗时间。

7. 适宜医疗机构　此期康复治疗需与心血管专科协作，并在监护下进行。

8. 康复治疗项目　呼吸训练，运动疗法，有氧训练，日常生活活动能力训练，心理治疗等。

（二）Ⅱ期康复

通常指自患者出院开始，至病情稳定性完全建立为止，时限由患者病情和所需的监控来决定，一般3个月左右。因心肌梗死瘢痕形成需6周左右时间，而在瘢痕形成之前，患者病情仍有恶化的可能，进行较大强度运动的危险性较大。

1. 适应证及禁忌证　同Ⅰ期。

2. 康复评定　心电图、心电运动试验、超声心动图、超声心动图运动试验，心脏功能分级及治疗分级（美国心脏病学会），Borg 量表（南京医科大学），自觉用力程度分级（RPE），汉密尔顿抑郁 / 焦虑量表，ADL 评定（Barthel 指数），健康状况调查问卷 SF-36。

3. 康复目标　逐步恢复一般日常生活活动能力，包括轻度家务劳动、娱乐活动等，提高生活质量。运动能力达4～6METS。

4. 康复方案　运动强度：40%～50% 最大心率，活动时主观劳累程度分级不超过13，治疗循序渐进，禁止过分用力。此期活动不可有气喘、疲劳，所有上肢超过心脏平面的活动均为高强度运动，应该避免或减少。具体见图 7-9。

阶段 活动	1	2	3	4	5
宣教	+	+	+	+	+
散步	15min	20min	30min	30min×2次	40min×2次
厨房工作	5min	10min	10min×2次	20min×2次	20min×3次
看书	10min	20min	20min×2次	20min×3次	30min×3次
手工业	10min	20min	20min×2次	20min×3次	30min×3次
园艺	5min	10min	20min×2次	20min×2次	30min×2次
医疗体操	10min	20min	30min	40min	60min
缓慢上下楼	1层	2层	2层×2次	4层	3层×2次

图 7-9　冠心病Ⅱ期康复参考图

5. 康复方案调整　在训练过程中观察有无不良反应，运动心率增加<10bpm，次日训练量可增加；运动心率增加在10～20bpm，则需继续同一级别运动；运动心率增加>20bpm，则应退回到前一阶段运动，甚至暂停运动。每周门诊随诊一次，根据患者适应能力，一般1～2周调整一次运动方案，如患者心脏储备功能差，可适当延长治疗时间。

6. 适宜医疗机构　此期一般活动无须监测，在进行较大强度活动时可酌情采用心电图监护系统监测，或在有丰富经验的康复专业人员指导下进行，以确保安全性。

7. 康复治疗项目　呼吸训练，运动疗法，有氧训练，日常生活活动能力训练，作业治疗，心理治疗等。

（三）Ⅲ期康复

指病情处于长期稳定状态的冠心病患者，包括陈旧性心肌梗死、稳定性心绞痛。

建议持续终生。

1. 适应证 临床病情稳定，包括：陈旧性心肌梗死、稳定性劳力性心绞痛、隐形冠心病、冠状动脉分流术后和腔内成型术后，心脏移植术后，安装起搏器术后，病情稳定的心功能减退者、室壁瘤等。

2. 禁忌证 病情不稳定的心衰、恶性心律失常、严重高血压、肝肾功能不全、发热、康复治疗不能合作者。

3. 康复评定 心电图、心电运动试验、超声心动图、超声心动图运动试验，心脏功能分级及治疗分级（美国心脏病学会），自觉用力程度分级（RPE），汉密尔顿抑郁/焦虑量表，ADL 评定（Barthel 指数），健康状况调查问卷 SF-36。

4. 康复目标 使患者心脏功能发挥最大潜能，恢复发病前的生活及工作，最大限度地提高生活质量。

5. 康复方案 呼吸训练、运动疗法、有氧训练、力量训练、柔韧性训练、作业治疗、医疗体操等。个体化，与患者的兴趣、爱好相结合，循序渐进，持之以恒。避免竞技性活动。

（1）运动量：合适的运动量指运动是指稍出汗，轻度呼吸加快但不影响对话，早晨起床时感舒适，无持续的疲劳和其他不适感。

（2）运动强度：50%～85% 最大摄氧量（VO_2max）或代谢当量（METs），60%～80% 的心率储备，70%～85% 的最大心率。

（3）运动时间：20～60 分钟，包括准备活动、训练活动、结束活动阶段。

（4）运动频率：每周 3～5 次。

6. 康复方案调整 在训练过程中观察有无不良反应，运动心率增加 <10bpm，次日训练量可增加；运动心率增加在 10～20bpm，则需继续同一级别运动；运动心率增加>20bpm，则应退回到前一阶段运动，甚至暂停运动。

7. 适宜医疗机构 此期无须心电监测，心电监护仅在康复治疗出现典型症状时应用。

8. 康复治疗项目 呼吸训练，运动疗法，有氧训练，肌力训练，作业治疗，文体治疗，行为治疗，心理治疗等。

五、冠心病的社区中医照顾

冠心病属中医（《中医内科常见病诊疗指南》）“胸痹心痛”“心悸”等范畴，多由劳累饱餐、寒冷或情绪激动而诱发。本病病位在心，与肝、脾、肾二脏关系密切，主要病机为心脉痹阻，为本虚标实之证，本虚可有气虚、血虚、阴虚、阳虚，标实为血瘀、痰浊、气滞、寒凝。急性发作期以标实为主，缓解期以本虚为主。

（一）辨证论治

参考《中医内科常见病诊疗指南》。

1. 痰阻心脉证

证候：胸闷重而心痛轻，伴有身重困倦，脘痞纳呆，口黏恶心，咯吐痰涎，苔白腻或白滑，脉滑。

治法：通阳泄浊，豁痰开结。

方药：瓜蒌薤白半夏汤加味。药用瓜蒌、薤白、法半夏、枳实、陈皮、石菖蒲、桂枝、干姜、细辛。

加减：若痰蕴化热，咳痰黏稠，色黄，大便干，苔黄腻，脉滑数者，加黄连、天竺黄、竹茹；若因痰阻气机，气滞血瘀，胸部刺痛，舌紫暗者，加郁金、川芎、丹参；若痰扰清窍，眩晕，肢体麻木者，加天麻、竹茹。

2. 气滞心胸证

证候：胸痛时作，痛无定处，时欲太息，情志抑郁可诱发或加重，或兼有脘腹胀闷，得嗳气或矢气则舒，苔薄或薄腻，脉弦。

治法：疏肝理气，调畅心脉。

方药：柴胡疏肝散加减。药用柴胡、枳壳、香附、白芍、郁金、延胡索、炙甘草。

加减：若气郁日久化热，心烦易怒，口干便秘，舌红苔黄，脉数者，加牡丹皮、栀子、夏枯草；若气滞日久，兼有血瘀，胸闷心痛甚者，加檀香、丹参、砂仁。

3. 心血瘀阻证

证候：心胸疼痛，心痛如刺，痛处固定，入夜更甚，唇舌紫暗，舌有瘀斑，苔薄，脉涩或结代。

治法：活血化瘀，通络止痛。

方药：血府逐瘀汤合失笑散加减。药用桃仁、红花、川芎、赤芍、当归、生地黄、牛膝、柴胡、枳壳、桔梗，甘草、蒲黄、五灵脂。

加减：兼气滞胁胀，喜叹息者，加香附、檀香；兼气虚，动则痛甚者，加黄芪、党参、白术；若瘀血甚，胸痛剧烈者，加乳香、没药、延胡索、降香、丹参。

4. 寒凝心脉证

证候：心痛彻背，背痛彻心，感寒痛甚，形寒肢冷，面色苍白，苔薄白，脉沉紧。

治法：温经散寒，通阳止痛。

方药：瓜蒌薤白桂枝汤合当归四逆汤加减。药用瓜蒌、薤白、桂枝、当归、细辛、白芍、通草、丹参、郁金、甘草。

加减：畏寒肢冷者，加附子铺、干姜、巴戟天；若瘀血较重，胸部刺痛，舌质暗滞者，加川芎、延胡索、桃仁、红花；若痰浊痹阻，咳吐痰涎者，加陈皮、杏仁。

5. 心气亏虚证

证候：心胸隐痛，气短心悸，动则益甚，神疲懒言，舌质淡，苔薄白，脉细弱。

治法：补益心气，畅脉止痛。

方药：保元汤加减。药用黄芪、党参、山药、炒白术、茯苓、炙甘草、生姜。

加减：唇舌紫暗者，加丹参、当归；心阴不足，口渴咽干，心烦失眠者，加炒酸枣仁、麦冬、玉竹、黄精；心火上扰，心悸心烦，失眠多梦，口舌生疮者，加黄连、焦栀子、菊花。

6. 心阴不足证

证候：心胸隐痛，五心烦热，心悸怔忡，头晕耳鸣，口燥咽干，舌红少津，苔少或花剥，脉细数。

治法：滋阴养心，通脉止痛。

方药：生脉散合天王补心丹加减。药用太子参、麦冬、五味子、生地黄、玄参、天

冬、丹参、当归、茯苓、柏子仁、炒酸枣、远志。

加减：肾阴虚，腰膝酸软，加熟地黄、桑椹子、女贞子；阴虚阳亢，风阳上扰，头晕目眩，肢体麻木者，加珍珠母、磁石、石决明；胸闷刺痛，痛有定处者，加五灵脂。

7. 心肾阳虚证

证候：胸闷心痛，心悸怔忡，神倦怯寒，面色㿠白，四肢不温；舌质淡胖，苔薄白，脉沉细迟。

治法：补肾助阳，温通心脉。

方药：参附汤合桂枝甘草汤加减。药用党参、制附子、桂枝、干姜、炒白术、炙甘草。

加减：心痛较剧者，加蜀椒、荜茇、细辛、乳香、没药；水肿，喘促心悸者，加茯苓、猪苓、益母草、泽泻；四肢厥冷者，宜用四逆加人参汤。

（二）针刺

主穴：心俞、厥阴俞、大椎、憻中、内关。痰阻心脉者，加丰隆、肺俞、间使；气滞心胸者，加中院、足三里、太冲；心血瘀阻者，加膈俞、血海、三阴交；寒凝心脉者，加足三里、关元、太溪；心气亏虚者，加气海、足三里；心阴不足者，加三阴交、少府、太溪；心肾阳虚者，加关元、大椎、气海。

实证针用泻法，虚证针用补法，可灸。

（三）调摄与预防

1. 调情志　保持良好的心态，避免过于激动或喜怒忧思无度。

2. 节饮食　饮食宜清淡、低盐，食勿过急过饱，不宜过食肥甘，饮食要多样化，粗细粮搭配，多吃水果及富含纤维食物，以保持大便通畅。

3. 改变不良生活习惯　生活起居有规律，戒烟限酒，缓解期要坚持力所能及的活动，做到动中有静，保证充足的睡眠。

4. 坚持药物治疗　冠心病发作时，患者应卧床休息、吸氧，并服用可快速缓解疼痛的药物，日常坚持药物治疗，以减少发作，提高生活质量。

六、冠心病患者的社区双向转诊

冠心病患者适时转诊是全科医生工作的重要内容，其目的是确保患者得到安全有效的治疗，使基层卫生医疗机构和专科医疗机构最大程度地发挥各自的优势。

（一）转诊对象

1. 转往上级医院　可分为紧急及一般转诊两个方面。当出现以下情况时，应当向患者及其家属说明病情，解释转诊的必要性，取得家属和患者同意后，及时转出。

（1）紧急转诊：社区初诊或者社区管理的冠心病患者，应及时上转至二级及以上医院救治。

转诊指征：①首次发生心绞痛；②无典型胸痛发作，但心电图 ST-T 有动态异常改变；③稳定性心绞痛患者出现心绞痛发作频率增加，胸痛加重，持续时间延长，硝酸甘油对胸痛缓解效果不好，活动耐量减低或伴发严重症状；④反复心绞痛发作，心电图有或无 ST 段压低，但有明显心衰症状或合并严重心律失常；⑤胸痛伴新出现的左、右束支传导阻滞；⑥首次发现陈旧性心肌梗死；新近发生或者可疑心

力衰竭；⑦急性冠脉综合征患者；⑧不明原因的晕厥、血流动力学不稳定；⑨出现消化道出血、脑卒中等严重合并症，需要进一步检查者，需要做运动试验、核素成像检查、超声心动图、冠脉CT、冠状动脉造影等检查者。对于病情较严重、风险较高的患者，应当在维持生命体征稳定条件下，及时转诊至有冠心病急症救治能力的二级以上医院救治。

（2）一般转诊：转诊指征为：①抗血小板、抗凝药物需要调整；②他汀类药物治疗LDL-C达标困难或有不良反应，需调整药物；③血糖及血压等重要危险因素不能控制；④稳定期患者每半年至1年转上级医院进行病情评估。

（3）特殊转诊：对具有中医药治疗需求的冠心病患者，出现以下情况之一应当转诊：①基层医疗卫生机构不能进行冠心病中医辨证治疗或提供中药饮片、中成药等治疗措施；②经中医辨证治疗2～4周后，心绞痛发作未见明显改善。

2. 转往基层医疗卫生机构　当出现以下情况时，可以转至基层医疗卫生机构进一步诊疗。

转诊指征：①诊断明确，治疗方案确定，患者病情稳定，尚不需要介入治疗等；②已完成血运重建治疗（冠脉介入或搭桥手术），进入稳定康复期；③症状相对稳定，无明确冠心病直接相关症状；④经中医药治疗，病情稳定，已确定中医辨证治疗方案或中成药治疗方案者。

（二）转诊流程

1. 紧急转诊流程

（1）现场人员应尽快进行简要评估，立即电话联系相应转诊医院及急救车辆。并采取必要的紧急处理措施，包括保持呼吸道通畅，防止窒息发生，呼吸困难者予面罩或鼻导管吸氧。监测血压、心率，评估有无高血压等症状。

（2）病情得到有效控制后，患者转至基层医疗卫生机构，并将其在上级医院的诊疗方案递交于全科医生，由全科医生继续随诊管理。

2. 一般转诊流程　全科医师根据转诊标准进行判断，并做出转诊决定，填写已制定好的表格式转诊单转往上级医院。转诊单一式两份，一份由患者交给专科医生，另一份留在患者健康档案中。转诊单注明转诊原因和目的，同时向患者及其陪护人员解释转诊原因和转诊各环节注意的事项。病情稳定者可以持转诊单自行或在家属陪同下前往相应医院就诊。两周内了解患者的转诊情况，待患者诊断明确及治疗方案确定后可视情况转回至基层医疗卫生机构进一步随诊管理。

七、冠心病的社区管理流程

（一）筛查途径

1. 健康档案的登记信息。

2. 门诊就诊的患者。

3. 从三级医院转诊的患者。

4. 定期到居委会收集、核实的患者。

（二）随访与管理

1. 慢性稳定性心绞痛患者的随访与管理　见图7-10。

随访内容	随访间隔	
建立电子健康档案输入临床信息系统	治疗的第1年	1年后
门诊随访了解患者日常状况，包括： 1. 体力活动水平下降与否 2. 治疗耐受程度 3. 是否有新的伴随疾病；已有的伴随疾病的严重程度；对其治疗是否加重了心绞痛 4. 心绞痛发作的频率和严重程度加重与否 5. 是否成功地消除了危险因素并增加了对危险因素的认识	每4~12个月1次	每4~12个月1次
门诊随访评估患者当前使用的各种药物及抗血小板治疗情况	每4~12个月1次	每4~12个月1次
门诊随访评估患者生活方式、血糖、血脂、血压的控制情况以及心功能情况	每4~12个月1次	每4~12个月1次
体检（体重、血压、脉搏、颈静脉、颈动脉，心脏、肺、血管、肝脏、有无浮肿等）	每4~12个月1次	每年1次
健康教育与行为干预	每4~12个月1次	每年1次
心电图	每3~6个月1次或需要时	每年1次或需要时
检测血脂（总胆固醇、甘油三酯、高密度脂蛋白胆固醇、低密度脂蛋白胆固醇）	降脂治疗后6~8周1次，以后4~6个月1次	每4~6个月1次
检测血糖（无糖尿病患者）	每年1次	每年1次
检测糖化血红蛋白（有糖尿病的患者）	每年1次	每年1次
检测肾功能、肝功能	需要时	需要时
检测肝功能、肌酶（服降脂药者）	降脂治疗前基线、6~8周后各查1次，以后需要时	需要时
平板运动试验（临床状态没有变化）		每3年1次或斟酌

图 7-10　慢性稳定性心绞痛患者的随访与管理图

2. 经皮冠状动脉介入治疗（PCI）后患者的随访与管理　见图 7-11。

	裸支架	药物洗脱支架
抗血小板制剂	阿司匹林100mg/d，长期服用。 加氯吡格雷75mg/d，至少服用1个月，最好12个月。 阿司匹林过敏或不能耐受者可用氯吡格雷替代	阿司匹林100mg/d，长期服用。 加氯吡格雷75mg/d，至少服用12个月。 阿司匹林过敏或不能耐受者可用氯吡格雷替代
观察内容	心绞痛发作情况 活动能力 有无劳力性呼吸困难	同左
复查心电图	术后6个月内，每月一次或胸痛发作时	术后9个月内，每月一次或胸痛发作时
其他随访与管理项目参照“慢性稳定性心绞痛患者的随访与管理”		

图 7-11　经皮冠状动脉介入治疗（PCI）后患者的随访与管理图

3. 冠状动脉旁路移植（CABG）术后患者的随访与管理 见图7-12。

抗血小板或抗凝药物治疗	阿司匹林100mg/d，长期服用；或者术后第1年服氯吡格雷75mg/d，以后改服阿司匹林100mg/d，长期服用。阿司匹林过敏或不能耐受者可用氯吡格雷替代
硝酸酯类药物	术后3个月内继续服用，但剂量不宜过大，3个月后根据病情和活动量决定是否继续服用
β受体阻滞剂	术后可逐渐减少剂量。心梗病人仍需继续服用，避免突然停药，但严重心动过缓须及时处理
观察内容	心绞痛发作情况 活动能力 有无劳力性呼吸困难
辅助检查	每次复诊做心电图和超声心动图检查 必要时血管造影复查
其他随访与管理项目参照“慢性稳定性心绞痛患者的随访与管理”	

图7-12 冠状动脉旁路移植（CABG）术后患者的随访与管理图

第五节 脑 卒 中

脑卒中是指脑血管破裂出血或血栓形成，引起的以脑部出血性或缺血性损伤为主要临床表现的一组疾病，又称脑血管意外、脑中风，临床主要包括缺血性脑卒中和出血性脑卒中。本病常见于中年以上人群，其发病率高、死亡率高、致残率高、复发率高以及并发症多，是威胁人类生命和生活质量的重大疾患。

一、脑卒中的识别

（一）脑梗死

1. 临床特点

（1）常在安静及睡眠状态下急性起病，活动中也可发病，约1/3患者存在短暂性脑缺血发作等前驱症状。

（2）多见于中老年人，常有如高血压、糖尿病、血脂异常及冠心病等危险因素。

（3）症状及体征因脑梗死部位不同而异，临床表现复杂多样，如偏瘫、偏身感觉障碍、偏盲、失语、眩晕、共济失调、复视、构音障碍、吞咽困难等，病情严重者可出现轻度意识障碍或昏迷。

（4）病情多在几小时或几天内达到高峰，症状可进行性加重。

2. 辅助检查

（1）实验室及心电图检查：包括血常规、肝肾功能、血糖、血脂、电解质、凝血功能检测、D二聚体等，有助于发现脑梗死的危险因素。

（2）神经影像学检查：①头颅CT、MRI。发病后的24小时内一般无影像学改变。24小时后，脑梗死出现低密度病灶，急诊平扫CT可准确识别绝大多数颅内出血，对发病早期脑梗死和脑出血的识别很重要，并帮助鉴别非血管性病变（如脑肿瘤），是疑似脑卒中患者首选的影像。头颅MRI脑梗死发病数小时后即可显示病变区域。与

CT 相比可以发现脑干、小脑梗死及小灶梗死。②经颅多普勒（TCD）可评估颅内外血流或者侧支循环建立的程度，检查微栓子及监测治疗效果。颈动脉超声对发现颅外颈部血管病变，特别是狭窄和斑块很有帮助。③血管造影可以显示脑内大动脉的闭塞和狭窄情况。

（二）脑出血

1. 临床特点

（1）常在情绪激动或体力活动时突然发病，一般无前驱症状，少数可有头晕、头痛及肢体无力等。

（2）多见于中老年人，常有高血压病史，也可见于脑血管畸形、脑瘤和出血性疾病等。

（3）症状与出血部位、出血量有关。基底节出血所致的偏瘫、偏身感觉障碍和失语最多见。常有躁动不安、意识模糊等意识障碍，重者多数小时内昏迷。常伴头痛、呕吐、脑膜刺激征和癫痫发作等。

（4）病情进展迅速，常在数分钟到数十分钟内达到高峰。

2. 辅助检查

（1）血液化验及心电图：同脑梗死。多数病例白细胞常在 12×10^9/L 以上。

（2）神经影像学检查：①头颅 CT 为脑出血确诊的首选方法；②头颅 MRI 对幕上出血的诊断价值不如 CT，对幕下出血的检出率高于 CT；③血管造影可显示血管的形态、位置及分布，易发现脑血管畸形、脑动脉瘤等病因。

（3）脑脊液检查：压力多数增高，若流入脑室或蛛网膜下腔，脑脊液呈均匀血性。腰穿易导致脑疝或出血加重，故需慎重考虑。

二、脑卒中的预防

（一）脑卒中危险因素

分为不可控制和可控制两类，不可控制类包括年龄、性别、种族、遗传、低出生体重、生活地域等。可控制类包括疾病、生活方式及其他因素。

1. 疾病因素

（1）高血压：血压病是脑卒中独立的、最重要的危险因素，高血压患者患脑卒中的危险率升高 4～7 倍，特别是无症状或没有控制好的高血压，对出血性脑卒中的危险性高于缺血性脑卒中。

（2）糖尿病：糖尿病是脑卒中尤其是缺血性卒中肯定的危险因素，脑卒中的发生率升高 2～3 倍，尤其是血糖控制差者。糖尿病患者易合并高血压、血脂异常及纤溶系统异常，加速动脉粥样硬化的进程。长期高糖状态易使血小板聚集并黏附于血管壁，合成各种活性物质形成血栓。

（3）心脏病：心脏病是脑卒中的重要栓子来源。风湿性心脏病、心房纤维颤动、心功能不全等均可增加脑卒中尤其是栓塞性卒中的危险。心脏的缺血和损伤造成心输出量和循环血量减少，导致脑供血不足，脑组织缺血缺氧以及血流动力学改变，增加缺血性脑卒中的风险。

（4）血脂异常：低密度脂蛋白胆固醇沉积在动脉壁形成粥样斑块，可累及升主

动脉、颈内动脉及椎基底动脉等导致血管狭窄，或斑块脱落造成栓塞，引起缺血性脑卒中。

（5）其他疾病：同型半胱氨酸增高可引起血管内皮细胞功能障碍，促进血管平滑肌细胞增殖，增强血小板活性，引起血液高凝状态，增加脑血管病发病率；动脉粥样硬化或血管炎也是缺血性脑血管病的主要危险因素；偏头痛、代谢综合征、睡眠呼吸障碍、高凝状态、应激状态、炎症与感染、闭经后激素替代治疗、微量元素代谢紊乱等都可从不同方面影响糖脂代谢、血氧及血压水平、动脉壁的完整性及凝血系统，导致缺血性脑卒中发生。

2. 生活方式因素

（1）吸烟：吸烟可使缺血性脑卒中的危险性增加 1.5～3 倍。烟草中的尼古丁等有毒物质可刺激自主神经，使血管痉挛，小动脉变细，损伤动脉内皮，促进血小板聚集、血压升高，增加脑卒中的危险。

（2）饮酒：中等量或大量饮酒出血性卒中增加 2～3 倍。大量饮酒者蛛网膜下腔出血是非饮酒者的 4 倍。中等或大量饮酒可诱发心律失常、高血压，增强血小板凝聚作用，激活凝血系统，刺激脑血管平滑肌收缩，导致脑血流量减少，从而引起脑卒中。

（3）肥胖或超重：肥胖是心脑血管病的主要危险因素之一。肥胖者常伴有糖尿病、高血压和血脂异常，可协同作用增加脑卒中的发病危险。

（4）其他生活方式因素：高盐饮食是高血压的重要危险因素，高脂饮食可促进动脉粥样硬化。口服避孕药可导致高凝状态，增加女性缺血性脑卒中的发病率。缺少运动、饮食失衡、睡眠不足、吸毒等会导致高血压、糖尿病等疾病的发生，增加脑卒中的发生率。

3. 其他危险因素　寒冷或气候急剧变化时脑卒中发病率高；社会经济状况、内向性格等其他因素也已逐渐成为脑卒中的危险因素。

临床医师掌握脑卒中危险因素的意义在于：①可以有效地筛选高危个体，及时干预治疗，减少发病率；②对于已有脑卒中先兆的患者早诊断、早治疗；③对干预脑卒中患者的病因和危险因素，预防复发，减轻和降低致残率。

（二）脑卒中预防

对脑卒中危险因素的早期发现和早期干预，是降低其发病率的关键。

1. 控制血压　定期监测血压，对高血压患者进行生活方式干预与药物治疗，将血压控制于 <140/90mm Hg，以降低脑卒中与心血管事件风险。

2. 糖尿病监控　血糖控制的靶目标为糖化血红蛋白（HbAlc）<6.5%。对于高危 2 型糖尿病患者血糖过低可能带来危害。

3. 控制心脏病　房颤患者应根据危险因素分层、出血风险评估等采取必要的抗凝、抗栓治疗与监督。

4. 调节血脂　血脂紊乱者，需调整 LDL-C<2.59mmol/l 或使其下降幅度达到 30%～40%，并以降低 LDL-C 为治疗的首要目标。具有多种危险因素的极高危患者应使 LDL-C<2.07mmol/l 或使其下降幅度达到 40% 以上。

5. 控制其他危险因素　高同型半胱氨酸血症可联合应用叶酸与维生素 B_6 和维

生素 B_{12} 治疗；无症状颈动脉狭窄患者应积极筛查其他可治疗的卒中危险因素，除有禁忌证外，推荐使用阿司匹林治疗。

6. 合理的生活方式　合理膳食、戒烟限酒、适当运动、心态平衡。

三、常用药物治疗

（一）脑梗死

1. 溶栓　是目前最重要的血流恢复措施，常用药物为重组组织型纤溶酶原激活剂（rt-PA）和尿激酶（UK）。普遍认为此类药物有效抢救时间窗为6小时内。

2. 抗凝　目的是阻止血栓进展，预防脑卒中的复发及脑栓塞。常用药物为普通肝素、低分子肝素、口服抗凝剂（华法林、利伐沙班等）和凝血酶抑制剂。

3. 降纤　降低血中的纤维蛋白原，抑制血栓形成。常用药物为降纤酶、巴曲酶、安克洛酶以及蚓激酶、蕲蛇酶。

4. 抗血小板聚集　发病早期给予抗血小板聚集药物阿司匹林、氢氯吡格雷，可降低脑卒中复发，改善预后。

5. 脑保护　针对急性缺血或再灌注后细胞损伤的药物可保护脑细胞，提高对缺血缺氧的耐受性。常用药物为依达拉奉、胞二磷胆碱、吡拉西坦等。

6. 降颅压　严重脑水肿和颅内压增高是脑梗死的常见并发症和主要致死原因之一。常用药物为甘露醇、呋塞米、甘油果糖。

7. 血压、血糖控制　高血糖和低血糖都可能加重缺血性脑损害，导致患者预后不良。急性缺血性卒中发病24小时内血压升高的患者应谨慎处理，除非收缩压≥180mmHg或舒张压≥100mmHg，或伴有严重心功能不全、主动脉夹层、高血压脑病者，一般不予降压。必要时可静脉使用短效药物（如拉贝洛尔、尼卡地平等）。有高血压病史，如病情平稳，可于脑卒中24小时后开始恢复使用降压药物。

8. 并发症治疗　合并肺炎、泌尿系感染、上消化道出血、水电解质紊乱等，对症治疗。

（二）脑出血

1. 脱水降颅压　常用药物为甘露醇、甘油果糖，也可用人血白蛋白。严重时可用皮质类固醇，副作用大。

2. 控制血压　脑出血的血压增高与颅内压增高有关，当颅内压下降时血压也随之下降，应首先进行脱水、降颅压治疗，暂不使用降压药。降颅压治疗后，如果收缩压 >200mmHg，应考虑持续静脉滴注药物，积极降低血压。目标血压为160/90mmHg。

四、脑卒中的社区中医照顾

（一）脑卒中的中医辨证论治

脑卒中属中医（《中医内科常见病诊疗指南》）“中风”范畴。本病应根据病程阶段辨别出相应的证候，发病2周内为急性期，急性期当首先辨中经络或中脏腑。中经络者病情较轻，神志清楚；中脏腑者病情较重，神志昏蒙。中脏腑可延长至4周，当辨闭证或脱证，以风火痰瘀为主。发病2周至6个月为恢复期；发病6个月后为遗症期，恢复期

和后遗症期多为气虚、阴虚或兼有痰瘀。社区医生的治疗重点主要在本病的恢复期和后遗症期。

1. 中药治疗

(1) 急性期治疗

中风急性期可根据中医辨证给予醒脑开窍、回阳救逆等治法。可静脉滴注醒脑静，阳闭者可予安宫牛黄丸，阴闭者可予苏合香丸，脱证者予参附注射液或参麦注射液等。

1) 中经络

① 风痰阻络证

证候：半身不遂，口舌歪斜，口角流涎，语言謇涩或失语，肌肤不仁或偏身麻木，伴头晕目眩，痰多而粘，舌质黯淡，舌苔白腻，脉弦滑。

治法：息风化痰，活血通络。

方药：化痰通络汤加减。药用半夏、白术、胆南星、天麻、丹参、香附、酒大黄。

加减：痰热者，加黄芩、栀子、瓜蒌；瘀血重者，加桃仁、红花、赤芍；头晕目眩、头痛者，加菊花、夏枯草。

② 风火上扰证

证候：半身不遂，口舌歪斜，语言謇涩或失语，偏身麻木，伴头晕头痛，面红目赤，心烦易怒，尿赤便干，舌质红绛，苔黄腻，脉弦数。

治法：平肝息风，清热泻火。

方药：天麻钩藤汤加减。药用天麻、钩藤、石决明、牛膝、黄芩、栀子、夏枯草等。

加减：头晕头痛者，加菊花、桑叶、薄荷；心烦易怒者，加莲子心、黄连、龙骨、珍珠母；大便秘结者，加大黄、枳实、瓜蒌。

③ 痰热腑实证

证候：半身不遂，口舌歪斜，言语謇涩或不语，偏身麻木，腹胀便干便秘，头晕目眩，咯痰或痰多，舌质暗红或暗淡，苔黄或黄腻，脉弦滑。

治法：通腑化痰。

方药：星蒌承气汤加味。药用瓜蒌、胆南星、大黄、芒硝。

加减：大黄、芒硝用量以大便通利为度。热象明显者，加山栀子、黄芩；年老体弱津亏者，加生地、麦冬、玄参；出血性卒中无继续出血征象时，可用抵当丸加减。

2) 中脏腑

① 痰热内闭证

证候：起病急骤，神志昏蒙，鼻鼾痰鸣，半身不遂，肢体拘急，口舌歪斜，言语謇涩或不语，身热，气粗口臭，躁扰不宁，甚则手足厥冷，频繁抽搐，或呕血，舌质红绛，苔黄腻或干，脉弦滑数。

治法：清热化痰，醒神开窍。

方药：羚羊角汤加减，配合灌服或鼻饲安宫牛黄丸。药用羚羊角粉，生石决明、珍珠母、夏枯草、丹皮、菊花、石菖蒲、远志、竹茹、天竺黄、胆南星等。

加减：痰多者可加竹沥、浙贝、瓜蒌；抽搐较甚者，全蝎、蜈蚣、僵蚕；烦躁不宁者，加夜交藤、莲子心；热甚者加黄芩、栀子；口臭、腹胀、便秘者加大黄、枳实、

芒硝。

②痰蒙清窍证

证候：神志昏蒙，半身不遂，口舌歪斜，言语謇涩或不语，喉中痰鸣，面白唇暗，肢体瘫软，静卧不烦，二便自遗，或周身湿冷，舌质紫暗，苔白腻，脉沉滑缓。

治法：燥湿化痰，醒神开窍。

方药：涤痰汤加减，配合灌服或鼻饲苏合香丸。药用制半夏、制南星、陈皮、枳实、茯苓、石菖蒲、竹茹、丹参。

加减：四肢不温者，加桂枝；舌淡，脉细无力者，加人参单煎，兑服；舌质紫暗或瘀斑、瘀点者，加桃仁，红花，川芎，地龙。

③ 元气败脱证

证候：昏愦不知，目合口开，四肢松懈瘫软，肢冷汗多，二便自遗，舌蜷缩，舌质紫暗，苔白腻，脉微欲绝。

治法：益气回阳固脱。

方药：参附汤加减。药用人参另煎兑服、附子先煎。

加减：汗多不止者，可加黄芪、龙骨、牡蛎、山萸肉；兼有瘀象者，加丹参、赤芍、当归；回阳之后，若患者症见面赤足冷，虚烦不安，脉极弱或浮大无根，加熟地、山萸肉、石斛、麦冬、五味子；肉苁蓉、巴戟天。

（2）恢复期治疗

恢复期可在社区医院治疗，证候多为虚实夹杂，可选用益气活血、育阴通络的方药治疗。此阶段应加强康复锻炼，并配合针灸、推拿等治疗。

1）气虚血瘀证

证候：半身不遂，口舌歪斜，语言謇涩或失语，偏身麻木及感觉减退，伴面色苍白，气短乏力，手足肿胀，舌质暗淡或有瘀斑，边有齿痕，舌苔薄白，脉沉细。

治法：益气活血。

方药：补阳还五汤加减。药用黄芪、桃仁、红花、赤芍、川芎、当归尾、地龙。

加减：口舌歪斜者，加用牵正散；言语謇涩、不语者，加用石菖蒲、远志、郁金；下肢软瘫无力者，加续断、杜仲、桑寄生；肢体麻木者，加木瓜、伸筋草、鸡血藤。

2）阴虚风动证

证候：半身不遂，口舌歪斜，语言謇涩或失语，偏身麻木及感觉减退，伴眩晕耳鸣，手足心热，咽干，舌质红而体瘦，少苔或无苔，脉弦细数。

治法：育阴息风。

方药：镇肝熄风汤加减。药用生地黄、山茱萸、天麻、钩藤、白芍、麦冬、当归、牛膝、龟板等。

加减：夹痰热者，加天竺黄、胆南星、竹茹、瓜蒌；头晕头痛者，加菊花、蔓荆子、石决明；肢体强硬、拘急麻木者，加玄参、石斛、木瓜、鸡血藤。

（3）后遗症期

此期患者应加强康复锻炼，采用中药、针灸等综合治疗，大部分患者的证候分型与恢复期一致，可参考恢复期辨证论治。见有言语謇涩或不语者，予解语丹；肢体痉挛者予芍药甘草汤或枳实芍药散；肝肾阴虚、肾阳亏虚者，予滋补肝肾、温肾助阳，方

药可用六味地黄丸、左归丸、地黄饮子、右归丸加减治疗。

2. 其他治法

（1）针灸治疗

1）中经络

治法：滋补肝肾，疏通经络。

主穴：内关、水沟、三阴交。

配穴：上肢不遂者，加极泉、肩髃、尺泽、曲池、手三里、合谷；下肢不遂者，加委中、阳陵泉、阴陵泉、太冲；风池、完骨、天柱。口角歪斜者，加颊车、地仓；言语不利者，金津、玉液点刺放血、廉泉。

2）中脏腑

治法：醒脑开窍，启闭固脱。

主穴：内关、水沟、素髎、百会。

配穴：闭证者加十二井穴、十宣、太冲、合谷；脱证者加关元、气海、神阙。

（2）推拿按摩

取穴：肩井、臂臑、曲池、合谷、阳陵泉、风市、膝眼、足三里、三阴交、解溪、丘墟、太冲等。

手法：以点按、一指禅、指振法为主，易轻柔、和缓，避免强烈刺激。同时对关节进行缓慢、有节律的被动活动；对拮抗肌采用揉法、点按、拿法等，以促进肌力及肢体功能的恢复。

（3）中药熏洗：可用复原通络汤（当归、红花、川芎、川乌、草乌、络石藤、桑枝等，上药煎汤 1 000～2 000ml）乘热以其蒸气熏蒸患侧，待药水略温后，洗、敷局部肢体，每日 1～2 次。本方具有温经活血、通络消肿之功。

（二）脑卒中的中医保健

普及脑卒中中医药保健知识，倡导科学生活方式和习惯，提高自我保健能力和水平，树立战胜疾病的信心和乐观的心态，用中医药方法对脑卒中患者进行保健指导，延缓疾病进展。

五、脑卒中患者的社区双向转诊

脑卒中患者适时转诊是全科医生工作的重要内容，其目的是确保患者得到安全有效的治疗，使基层卫生医疗机构和专科医疗机构最大程度地发挥各自的优势。

（一）双向转诊对象

1. 转往上级医院　可分为紧急及一般转诊两个方面。当出现以下情况时，应当向患者及其家属说明病情，解释转诊的必要性，取得家属和患者同意后及时转出。

（1）紧急转诊：对怀疑急性脑血管病者，若基层卫生医疗机构不具备相关诊疗技术手段，应及时转至上级医院进一步诊断和治疗。

转诊指征：①突然发生面部麻木，肢体无力、瘫痪，口角歪斜流涎；②语言表达或理解困难；③一侧眼睛视力下降或失明；原因不明的剧烈头疼、呕吐；④眩晕、意识水平下降、失去平衡或运动不协调等。

（2）一般转诊：转诊指征为：①病情不稳定，经过多次治疗仍不能控制脑卒中危

险因素，并存在高血压、高血糖控制不良等恶化的可能；②存在严重的并发症，如心、肾功能不全等并发症，需要专科治疗；③原治疗方案效果不佳，需要制定新的治疗方案。

2. 转往基层医疗卫生机构　当出现以下情况时，可以转至基层医疗卫生机构进一步诊疗。

转诊指征：①诊断明确，已有适当的治疗方案，虽有严重后遗症，病情基本稳定者；②专科医生已完成家庭环境、疾病引起的功能与活动能力的改变等各方面的评估；③有适当的基层医疗卫生机构可以满足患者在身心治疗需要；④已制定合理可行的转出后康复计划。

（二）转诊流程

1. 紧急转诊流程

（1）现场人员应尽快进行简要评估，立即电话联系相应转诊医院及急救车辆。并采取必要的紧急处理措施，包括保持呼吸道通畅，防止窒息发生，呼吸困难者予面罩或鼻导管吸氧。监测血压、心率，评估有无低血糖等症状。对于发病在 6 个小时以内高度怀疑脑卒中的病例，应尽快转运至最近的有资质进行卒中专业诊治的医院。

（2）病情得到有效控制后，患者转至基层医疗卫生机构，并将其在上级医院的诊疗方案递交于全科医生，由全科医生继续随诊管理。

2. 一般转诊流程　全科医师根据转诊标准进行判断，并做出转诊决定，填写已制定好的表格式转诊单转往上级医院。转诊单一式两份，一份由患者交给专科医生，另一份留在患者健康档案中。转诊单注明转诊原因和目的，同时向患者及其陪护人员解释转诊原因和转诊各环节注意事项。病情稳定的患者可以持转诊单自行或在家属陪同下前往相应医院就诊。两周内了解患者的转诊情况，待患者诊断明确及治疗方案确定后可视情况转回至基层医疗卫生机构进一步随诊管理。

六、脑卒中的社区管理流程

（一）评估与分类

全科医师通过门诊、定期体检、随访等方式收集社区人群的相关医学信息，进行筛查和评估，及时发现脑卒中高危人群，并将已经确诊的患者纳入病例管理。根据评估结果，将社区人群分为健康人群、高危人群和脑卒中患者，分组随访管理及干预。

（二）脑卒中的管理

全科医师根据社区人群特点，利用健康教育壁报、专栏、网络、广播、视频等渠道对整体人群进行健康教育和生活方式指导，有针对性地开展健康教育讲座，提高对脑卒中及其危险因素的认识和健康意识。根据不同的风险程度，对高危人群和脑卒中患者分别采取相应的防治策略和干预措施。

1. 健康人群　一级预防可减少脑卒中危险因素的发生，主要包括改变不健康的行为方式，预防高血压、糖尿病、高脂血症等疾病，提倡合理膳食、控制体重、戒烟限酒及适度锻炼。

2. 高危人群　针对 40 岁以上的人群，依据以下 8 项危险因素进行卒中风险评估（每一项 1 分）：①高血压病史（≥140/90mmHg）或正在服用降压药；②心房颤动和 / 或

心脏瓣膜病等；③吸烟；④血脂异常；⑤糖尿病；⑥缺乏运动；⑦明显超重或肥胖（体重指数≥26kg/m²）；⑧有脑卒中家族史。卒中风险筛查评估≥3 分的人群为高危人群。

全科医师要在基层医疗卫生机构建立高危人群健康档案，给予健康指导和规范化治疗，密切观察病情变化，及时调整用药。发现异常情况，及早采取有效干预措施，避免脑卒中的发生。

3. 脑卒中患者 对于患者的管理，主要是避免复发和防治病情发展，提高生活质量。对于新发脑卒中病例要迅速识别，正确处理并根据情况及时转诊。对于既往有脑卒中的患者，要在基层医疗卫生机构建立健康档案，详细记录相关病例资料，及时随访。对于有功能障碍的患者要进行正确评估，加强康复治疗，提高日常生活能力、社交能力和职业工作能力。

（郝微微 据保军）

复习思考题

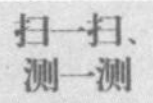

1. 试述常见慢性非传染性疾病紧急转诊流程。
2. 慢病管理主要包含哪些内容？
3. 高血压的危险因素有哪些？

第八章

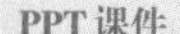

社 区 康 复

培训目标

1. 掌握社区康复医学、中医康复学的定义，中医康复学的内容，掌握社区康复的评定方法，掌握脑卒中的社区康复方法。

2. 熟悉脊髓损伤、脑瘫等社区常见病的社区康复方法。

3. 了解国际残疾分类及中国残疾评定分类。

第一节　社区中医康复学概述

一、社区康复医学

康复医学的目标是帮助病残者重返社会，回归家庭，使他们获得身体、精神、社会、职业和经济能力的最大限度的恢复，即全面恢复。为实现这一目标，不仅需要应用医学的、社会的、教育的、职业的和其他一切手段，还需要各种不同的渠道和多种多样的形式。以康复机构为基地进行康复工作和以社区为基地进行康复工作是开展康复工作的两种最重要的形式。医院康复有其特定任务和价值，有一部分病残者必须入院进行治疗。而相当数量的病残者完全可以依靠社区所提供的康复服务，达到其康复需求，而无须到高层次的医院住院治疗。另一方面，许多从康复医院出院的患者也需要在社区中继续进行巩固性治疗。因此社区康复和医院康复的意义同等重要，只有通过二者的相互配合、互为补充才有可能最大限度满足整个社会的病残者的康复需求。

社区康复是以社区为基地，依靠社区的力量，应用社区条件下可能采取的康复措施，为居住在社区范围内的病残者提供可能有和必要的社区服务。世界卫生组织将社区康复定义为，启用和开发社区的资源，将病残人及其家庭和社区视为一个整体，对病残的康复和预防所采取的一切措施。包括提供必要的人力、设施康复技术，以及支持这一活动进行的经济基础。从我国的实际情况来看，将城市的街道和农村的乡

镇作为开展康复工作的社区范围应是合理和适当的。

在社区中进行康复训练，能最大限度地利用社区的资源，继续实施在专门康复医疗机构没有完成的康复治疗或训练计划。尤其可以减轻患者的精神压力，因为周围都是熟悉的环境，患者的身心保持在最放松、最调适的状态，可以提高康复的效果，对于大部分的病残者来说，其康复训练要长期进行，有时甚至要持续终生，而社区康复可以提供这样的场所。社区康复可以节省医疗费用，能缓解康复机构不足的矛盾，有利于功能障碍者早期适应社会，只有提高患者社会适应能力，才能减轻社会的负担，提高患者的生活质量。

二、中医康复学定义

中医康复学是指在中医学理论指导下，针对残疾者及老年病，各种急慢性病而导致的功能障碍，采用各种中医康复方法，最大限度地减轻功能障碍，提高生活质量并使之重返社会的学科。

中医康复学既不完全同于现代康复学，也不完全同于中医临床学，具有自身特点，主要如下：

（一）整体康复

中医认为人体是由脏腑、经络、肢体等组织器官所构成，任何组织器官都不是孤立存在的，脏腑之间、经络之间、脏腑经络与肢体之间都存在着生理功能或结构上的多种联系，这就使人体各部分形成一个完整统一的有机体，以维持正常而协调的生理活动。肢体、官窍局部的功能障碍常与人体其他部位甚至全身的脏腑功能状态有关，因此，在康复过程中，对局部的功能障碍也应从整体出发，采取全面的康复措施。

（二）辨证康复

中医治疗疾病方法的选择与应用，离不开辨证论治。在中医康复学中，这些方法多数同样适用于功能障碍的改善，因此辨证是康复的前提和依据。在中医康复临床过程中，辨证包含对内在生理功能障碍的辨识，而生理功能障碍的改善与外在形体及行为障碍的改善有因果关系。因此，通过辨证论治来改善造成各种功能障碍的内在原因，体现了中医学"治病求本"和整体康复的原则。这是中医康复学的又一特色。

（三）功能康复

康复学以功能障碍为作用的对象，因此，功能康复是其主要治疗目的。在中医康复中，"形神合一"是功能康复的基本原则。中医认为神是生命活动的主宰，形神合一构成了人的生命。偏瘫运动功能的丧失，是神对肢体的主宰作用的丧失。功能康复即是训练"神"对"形"的支配作用，如导引、运动训练、气功等方法，即是形与神俱的康复方法，强调主动运动训练的重要性，与现代康复学的运动再学习的指导思想完全相同。

（四）综合康复

中医学在漫长的发展过程中，经过历代医学的发展和完善，由简单到复杂，创造了多种多样的治疗和养生康复的方法，各种方法均具有不同的治疗范围和优势。将这些办法综合起来，发挥各自的优势，以取得好的疗效是中医学的特色之一，也是中医康复的特色之一。

随着我国经济、文化、卫生事业的不断发展，中医康复学必将成为我国康复医疗的一个特色，与其他临床医学各学样、保健医学以及预防医学更密切的结合，更有利于残疾预防工作的普及与提高。

三、中医康复学内容

中医康复学的内容主要包括基础理论、研究对象以及治疗方法。

（一）基础理论

中医康复学以阴阳五行、气血精津液、藏象、经络等为基础，其基本理论仍然是中医整体观念和辨证论治。由于中医康复医疗的对象主要是具有身心功能障碍者，包括病残者、伤残者和各种急、慢性病患者以及年老体弱者。所以中医康复学理论基础还应包括伤病致残的机理研究、功能障碍评价和分类研究、功能恢复和代偿研究，以及康复医疗应遵循的基本原则等。

（二）研究对象

中医康复学的研究对象，主要包括以下4类人群：

1. 残疾者　这是中医康复学治疗的主要群体。包括肢体残疾、听力语言残疾、视力残疾、精神残疾、智力残疾、脏器残疾等。

2. 慢性病患者　慢性病主要指以心脑血管疾病（高血压、冠心病等）、糖尿病、恶性肿瘤、慢性阻塞性肺疾病（慢性气管炎、肺气肿等）、精神异常和精神病等为代表的一组疾病，具有病程长、病因复杂、健康损害和社会危害严重等特点。这类患者病程进展缓慢，且大多反复发作，造成脑、心、肾等重要脏器的损害，易造成伤残，影响劳动能力和生活质量，且医疗费用昂贵，增加了社会和家庭的经济负担。对于这类患者，既要控制原发病，又要防止和矫正原发病带来的功能障碍，还要预防原发病的再次发作。

3. 急性伤病患者　急性伤病患者突然发病，症状各异，其中部分可导致人体功能障碍，如脑血管意外可导致半身不遂，脊髓损伤可导致截瘫等。对于这类患者如果尽早介入康复治疗，肢体功能恢复较好。人体各部分的功能障碍，可以通过综合协调地应用各种措施得到改善或重建。因此，康复治疗应在生命体征稳定后尽早开始，不应局限在功能障碍出现之后，而应在此之前，就应采取一定的措施，以防止病残的发生。在急性伤病患者中，不管功能障碍已经发生或尚未发生，只要存在着导致功能障碍的可能性，就是康复医学的研究对象。

4. 年老体弱者　中国人口老龄化发展迅速，老年人的机体脏器功能逐渐衰退，严重影响他们的生活质量。中医康复措施具有延缓衰老，提高年老体弱者各组织器官的活力，改善其功能状态的作用。

（三）治疗方法

在历代医家的努力下，中医康复方法不断得到补充，并与现代康复技术相结合，互相促进。其中包括运动疗法、传统体育疗法、针灸疗法、推拿疗法、中药疗法、情志疗法、饮食疗法、沐浴疗法等。运动疗法是康复治疗的核心治疗手段，主要解决的问题是运动功能障碍，恢复运动功能；传统体育疗法能促进肢体运动功能的恢复和改善精神状态；针灸疗法、推拿疗法能疏通经络，调整脏腑，扶正祛邪，宣行气血，从而治

疗疾病，促进身心的康复；中药疗法遵循中医情志病变的康复；饮食疗法利用食物自身的四气、五味、归经及升降浮沉等特性进行辨证施膳和辨病施膳。这些方法都是在中医学理论指导下，在数千年临床实践中总结出来的，是中医康复治疗的基本手段，与现代康复方法相比，独具特色而历经实践检验，为临床常见病残症选择和确定最佳康复方案提供了保证。

四、中医康复在社区中的应用

中医康复学不但是中医学重要的组成部分，也在现代康复学中占有十分重要的地位。随着生活水平的提高，人们对生活质量、健康水平的标准也有一定的变化。在过去医疗水平低下的情况下，人们以求生存、治病保命为目标。如今，经济、医疗水平飞速发展，人们不仅要求生存，而且对治愈后的整体功能有了更高的要求。此时，人们以过上有意义、有成效、有质量的生活为目标。

随着预防医学和临床医学的进步，传染性疾病已显著减少，伤病员的存活率明显增加；加上环境卫生的改善和生活水平的提高，人们开始关心自身健康的维持。这些因素都使老年人口的比例急剧上升，而随之而来的老年病（尤其是心脑血管疾病）也逐步增多。因此，将简便常用的传统康复法，如导引、太极拳、八段锦等应用于老年人，不但可以提高老年病的康复率，也可以丰富老年人的业余生活，减少各种精神、心理疾病的发生。

如今，交通工具日益发达，车祸外伤、高处坠落伤很常见，而且年龄也呈年轻化趋势。这些人经过临床抢救后，不但要面临着生存问题，而且要承担起相应的家庭社会责任，因此这类人的病后康复显得极为重要。将传统康复方法与现代康复手段相结合，应用于康复治疗中，可以显著改善患者的功能状态，提高其生存质量。

慢性病残、老年病康复期较长，疗效缓慢，很难在医疗或专门的康复机构完成全部的康复治疗和训练计划，特别需要社区及家庭的康复服务加以善后。而中医康复手段多为源于自然的疗法，如天然药物、饮食、针灸、推拿、气功疗法以及一些特定的运动锻炼方法等，不需要复杂的设备，不受场地和器材条件限制，便于长期坚持，最适合在社区或家庭内施行。

中医传统康复方法“简、便、验、廉”，真正实现了利用中医药为载体，以优质低耗服务为导向，为居民提供了经济、便捷的卫生服务。针灸、推拿、拔罐、敷贴、刮痧、中药等常见中医药适宜技术，被广泛应用社区常见病、多发病、慢性病的防治。

中医药学是祖国医学的瑰宝，在慢性疾病的预防、康复、保健方面具有综合、便捷、持续、经济等方面的优势，在社区中具有广泛的群众基础。充分发挥中医药的作用，是构建有中国特色的社区卫生服务体系的必然要求，对于方便社区居民就医，减轻费用负担，提高健康水平，具有重要的意义。

第二节　社区康复的评定方法

社区康复评定是社区康复的重要内容，从初期评定开始，至末期评定结束。通过

收集病史及相关信息，进行观察、检查与测量，对功能障碍的部位、范围、性质、程度、预后等进行描述，为制定康复治疗目标与方案、评价康复疗效提供依据。

一、四诊评定

（一）问诊

主要是对康复对象进行病史调查。重点调查患者的残疾情况、生活自理能力、工作能力、职业能力和心理状态等。

1. 主诉　包括主要症状、功能障碍的部位及程度。

2. 现病史　除详细记录主诉病情发展过程外，还应包括发病前机体功能情况，按时间顺序记录病情症状发生的先后和功能丧失（或缺损）的时间过程。

3. 既往史　除记录以往一般的病史情况外，还应重点记录与现在病情，特别是与功能障碍有关的病史，并注意患者对以往疾病压力的反应。因为既往的外伤、疾病或手术等可能会给患者留下后遗症，也可以被现在疾病重新激发或合并发作等。

4. 家族、心理社会史　主要收集有关患者所处的家庭、社会环境信息，包括民族习惯、婚姻状况、近期经济来源、家庭关系、单位、社会能否提供足够的精神上和经济上的支持等，从而确定社会因素对患者的影响。同时注意患者以前的社会适应能力，以利于预测患者对当前残疾的应付情况，及调查患者是否有家族遗传病史。

5. 个人史　应包括患者的文化程度、职业特长、技能类型、学习工作经历、生病前后的职业及身体条件能否胜任本职工作等情况。

6. 业余爱好　了解患者的业余爱好，确定其适宜参加的各种业余文体活动，这对于康复患者尤为重要。

（二）望诊

重点是望眼神、肢体、畸形、肌肉和关节活动等情况。

1. 望眼神和面部神态　目光明亮、两眼灵活是正气较为充沛、脏腑功能逐渐恢复正常的表现；精神不振、目光晦暗无神提示脏腑虚弱，正气不足；目光呆滞，反应迟钝，或紧张、恐惧、焦虑、忧郁、悲伤等. 多是精神障碍或心理障碍的表现。

2. 望肢体　包括身高、肢体发育是否对称、肌肉有无萎缩、身体姿势是否正常及肢体是否残缺等情况。

3. 望畸形　包括肢体的长短、周径，脊柱是否存在侧弯、驼背、斜颈、鸡胸，关节内翻或外翻等情况。

4. 望关节活动　主要观察各关节活动范围是否正常。

（三）切诊

切诊除中医的脉诊之外，还包括切按经脉、腧穴，触摸或按压残损部位、脏器或肿块，以了解患者的病变特征。

1. 皮肤冷热　肢体残端皮肤发热为局部有瘀、热，皮肤发冷为有失血或气血不足。

2. 肌肉张力　是否存在肌张力的增高或降低等。

3. 摩擦感　在骨折及关节病变患者中，由于骨折端摩擦或关节面不平衡，常可触及摩擦感。

4. 压痛 应检查疼痛的部位、范围、性质、持续时间等。

5. 肿胀或肿块 应检查肿胀或肿块的部位、形状、深浅、软硬、活动度以及有无波动等情况。

（四）闻诊

除嗅气味以外，重点是听声音，包括患者能否发音、语音的高低、语言的流畅性和逻辑性、呼吸的声音是否正常、体内脏器如心肺等器官发出的声音以及骨关节的摩擦音等，以此来判断患者正气的强弱，脏腑功能的盛衰等状况。

二、残疾评定

（一）概述

1. 残疾 是指由于各种原因所导致的躯体、精神、身心、社会适应等方面的功能障碍，使患者不同程度丧失正常生活、工作和学习的一种状态。

2. 残疾人 是指人体结构、生理功能、心理、精神状态等不正常，从而部分或全部失去使用正常的方式从事个人或社会活动的人。

残疾评定通过对残疾人进行全面、综合的评价，可以了解残疾的程度，为制定康复治疗计划、评价康复疗效提供依据。

（二）国际残疾分类

1. 病损（或残损） 是指由于各种原因所导致的身体结构、外形、器官或系统生理功能以及心理功能的异常，干扰了个人正常生活活动，是器官或系统水平的功能障碍。如智力残损、心理残损、言语残损、听力残损等。

2. 失能 是指按正常方式进行独立的日常生活活动、工作或学习的能力受限或丧失，是个体或整体水平的障碍。如行为失能、交流失能、生活自理失能、运动失能等。

3. 残障 是指残疾者社会活动、交往及适应能力的障碍，是社会水平的障碍。如定向识别残障、身体自主残障、行动残障、就业残障等。

（三）中国残疾评定

1. 视力残疾 视力残疾是指由于各种原因导致双眼视力障碍或视野缩小，通过各种药物、手术及其他疗法而不能恢复视功能者（或暂时不能通过上述疗法恢复视功能者），以致不能进行一般人所能从事的工作、学习或其他活动。视力残疾包括盲和低视力，具体分级见表 8-1。

表 8-1 视力残疾分级

类别	级别	好眼最佳矫正视力
盲	一级	<0.02～无光感；或视野半径<5°
	二级	<0.05～0.02；或视野半径<10°
低视力	一级低视力	<0.1～0.05
	二级低视力	<0.3～0.1

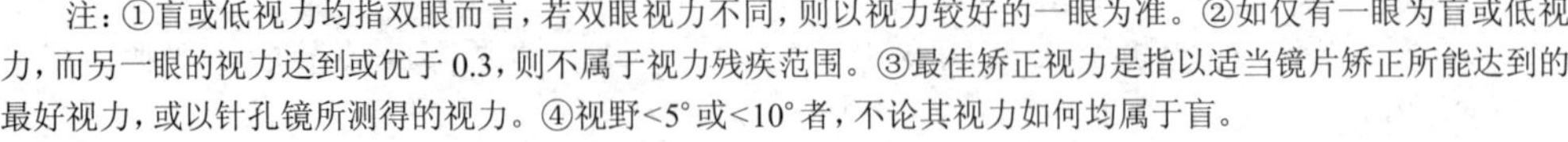
注：①盲或低视力均指双眼而言，若双眼视力不同，则以视力较好的一眼为准。②如仅有一眼为盲或低视力，而另一眼的视力达到或优于 0.3，则不属于视力残疾范围。③最佳矫正视力是指以适当镜片矫正所能达到的最好视力，或以针孔镜所测得的视力。④视野<5°或<10°者，不论其视力如何均属于盲。

2. 听力残疾 听力残疾是指由于各种原因导致双耳不同程度的听力丧失，听不到或听不清周围环境声及言语声（经治疗一年以上不愈者）。听力残疾包括：听力完全丧失及有残留听力但辨音不清，不能进行听说交往两类。（分级见表 8-2）

表 8-2 听力残疾分级

级别	平均听力损失(dBspL)	言语识别率(%)
一级	>91（好耳）	<15
二级	71～90（好耳）	15～30
三级	61～70（好耳）	31～60
四级	51～60（好耳）	61～70

注：本标准适用于 3 岁以上儿童或成人听力丧失经治疗 1 年以上不愈者。

3. 言语残疾 言语残疾指由于各种原因导致的言语障碍（经治疗一年以上不愈者），而不能进行正常的言语交往活动。言语残疾包括言语能力完全丧失及言语能力部分丧失，不能进行正常言语交往两类。言语残疾分级见表 8-3。

表 8-3 言语残疾分级

级别	语音清晰度(%)	言语表达能力
一级	<30%	未达到一级测试水平
二级	10～30%	未达到二级测试水平
三级	31～50%	未达到三级测试水平
四级	51～70%	未达到四级测试水平

注：本标准适用于 3 岁以上儿童或成人，明确病因，经治疗一年以上不愈者。

4. 智力残疾 智力残疾是指人的智力明显低于一般人的水平，并显示适应行为障碍。主要包括智力发育期间，由于各种原因导致的智力低下；智力发育成熟以后，由于各种原因导致的智力低下和老年期的智力明显衰退导致的痴呆。根据世界卫生组织（WHO）和美国智力低下协会（AAMD）的智力残疾的分级标准，按其智力商数（IQ）及社会适应行为来划分智力残疾的等级（表 8-4）。

表 8-4 智力残疾分级

智力水平	分级	1Q(智商)范围	适应行为水平
重度	一级	<20	极度缺陷
	二级	20～34	重度缺陷
中度	三级	35～49	中度缺陷
轻度	四级	50～69	轻度缺陷

注：智商（IQ）是指通过智力量表测得的智龄和实际年龄的百分比，不同的智力测验，有不同的 IQ 值，诊断的主要依据是社会适应行为。

5. 肢体残疾 肢体残疾是指人的肢体残缺、畸形、麻痹所导致的人体运动功能障碍。肢体残疾分级见表 8-5。

表 8-5 肢体残疾分级

级别	人体运动功能、活动受限、参与局限的程度(不配戴假肢、矫形器及其他辅助器具)
一级	不能独立完成日常生活活动,并具备下列状况之一: ①四肢瘫:四肢运动功能重度丧失。 ②截瘫:双下肢运动功能完全丧失。 ③偏瘫:一侧肢体运动功能完全丧失。 ④单全上肢和双小腿缺失。 ⑤单全下肢和双前臂缺失。 ⑥双上臂和单大腿(或单小腿)缺失。 ⑦双全上肢或双全下肢缺失。 ⑧四肢在不同部位缺失。 ⑨双上肢功能极重度障碍或三肢功能重度障碍。
二级	基本上不能独立实现日常生活活动,并具备下列状况之一: ①偏瘫或截瘫,残肢保留少许功能(不能独立行走)。 ②双上臂或双前臂缺失。 ③双大腿缺失。 ④单全上肢和单大腿缺失。 ⑤单全下肢和单上臂缺失。 ⑥三肢在不同部位缺失(除外一级中的情况)。 ⑦二肢功能重度障碍或三肢功能中度障碍。
三级	能部分独立实现日常生活活动,并具备下列状况之一: ①双小腿缺失。 ②单前臂及其以上缺失。 ③单大腿及其以上缺失。 ④双手拇指或双手拇指以外其他手指全缺失。 ⑤二肢在不同部位缺失(除外二级中的情况)。 ⑥一肢功能重度障碍或二肢功能中度障碍。
四级	基本上能独立实现日常生活活动,并具备下列状况之一: ①单小腿缺失。 ②双下肢不等长,差距在5cm以上(含5cm)。 ③脊柱强(僵)直。 ④脊柱畸形,驼背畸形大于70°或侧凸大于45°。 ⑤单手拇指以外其他四指全缺失。 ⑥单侧拇指全缺失。 ⑦单足跗跖关节以上缺失。 ⑧双足趾完全缺失或失去功能。 ⑨侏儒症(身高不超过130cm的成年人)。 ⑩一肢功能中度障碍或两肢功能轻度障碍。 ⑪类似上述的其他肢体功能障碍。

注:以下不属于肢体残疾范围①保留拇指和食指(或中指),而失去另三指者。②保留足跟而失去足前半部者。③双下肢不等长,相差小于5cm。④小于70度驼背或小于45度的脊柱侧凸。

6. 精神残疾 精神残疾是指精神病患者患病持续一年以上未痊愈，从而影响对家庭、社会应尽的职能。18 岁以上（含）的精神障碍患者根据《世界卫生组织残疾评定量表Ⅱ》（WHO Disability Assessment Schedule 2.0，WHODAS2.0）分数和下述的适应行为表现，18 岁以下精神障碍患者依据适应行为的表现分级（表 8-6）。

表 8-6 精神残疾分级

级别	WHO-DASⅡ分值和适应行为表现
一级	WHO-DASⅡ值≥116 分，适应行为严重障碍；生活完全不能自理，忽视自己的生理、心理的基本要求。不与人交往，无法从事工作，不能学习新事物。需要环境提供全面、广泛的支持，生活长期、全部需他人监护
二级	WHO-DASⅡ值在 106～115 分之间，适应行为重度障碍；生活大部分不能自理，基本不与人交往，只与照顾者简单交往，能理解照顾者的简单指令，有一定学习能力。监护下能从事简单劳动。能表达自己的基本需求，偶尔被动参与社交活动；需要环境提供广泛的支持，大部分生活仍需他人照料
三级	WHO-DASⅡ值在 96～105 分之间，适应行为中度障碍；生活上不能完全自理，可以与人进行简单交流，能表达自己的情感。能独立从事简单劳动，能学习新事物，但学习能力明显比一般人差。被动参与社交活动，偶尔能主动参与社交活动；需要环境提供部分的支持，即所需要的支持服务是经常性的、短时间的需求，部分生活需由他人照料
四级	WHO-DASⅡ值在 52～95 分之间，适应行为轻度障碍；生活上基本自理，但自理能力比一般人差，有时忽略个人卫生。能与人交往，能表达自己的情感，体会他人情感的能力较差，能从事一般的工作，学习新事物的能力比一般人稍差；偶尔需要环境提供支持，一般情况下生活不需要由他人照料

7. 多重残疾 多重残疾是指存在两种或两种以上残疾，其分级按所属残疾中最重类别的残疾分级标准进行分级。

三、关节活动度评定

关节活动度（Range of motion，ROM）又称关节活动范围，是指关节活动时可达到的最大弧度。关节活动度分为主动关节活动度和被动活动度。主动关节活动度是肌肉主动收缩时关节所通过的运动弧；被动关节活动度是指由外力使关节运动时所通过的运动弧。

（一）测量的工具

1. 通用量角器 通用量角器是国内外常用的关节测量用具，其结构由一个半圆规或全圆规量角器连接一条固定直尺及一条可以旋转的直尺构成（图 8-1），量角器的两个臂分别称为固定臂和移动臂，通用量角器主要用来测量四肢关节。

2. 手部关节活动测量用具 手部关节活动测量用具包括：小型半圆规量角器、两脚分规，可以用不同的方法使用上述用具来测量手部各关节的活动范围。

3. 方盘量角器 方盘量角器是一个中央有圆形分角刻度的正方形刻度盘，常用木质、金属或塑料材料制成。主要使用在四肢关节的测量、脊柱关节活动的测量，但是对于小关节的测量会有一定的困难，如手部的关节。

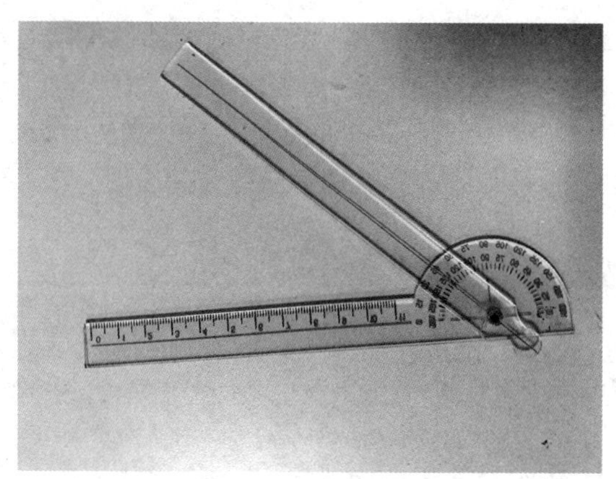

图 8-1 通用量角器

4. X线与摄影机　此法精确度高，花的时间长，费用昂贵，仅适用于科研等特殊情况。

（二）主要关节活动度的测量方法（表 8-7）

表 8-7 主要关节活动度的测量方法

关节	运动	受检者体位	量角器放置方法	正常活动范围
肩关节	前屈、后伸	坐位、立位，臂置于体侧，肘伸展	轴心：肩峰 固定臂：通过肩峰的垂线 移动臂：与肱骨的长轴一致或平行	前屈：0°～180° 后伸：0°～50
	外展	坐位、立位，臂置于体侧，肘伸展	轴心：肩峰 固定臂：通过肩峰的垂线 移动臂：与肱骨的长轴一致或平行	外展：0°～180°
	内旋、外旋	坐位或仰卧，肩关节外展90°，肘关节屈曲90°	轴心：尺骨鹰嘴 固定臂：与腋中线平行 移动臂：与桡骨纵轴平行	内旋：0°～90° 外旋：0°～90°
肘关节	屈曲、伸展	坐位、站位或仰卧，臂取解剖位	轴心：肱骨外上髁 固定臂：与肱骨纵轴平行 移动臂：与桡骨纵轴平行	屈曲：0°～150° 伸展：0°
腕关节	掌屈、背伸	坐位或站位，屈肘90°，前臂旋前	轴心：尺骨茎突 固定臂：与前臂纵轴平行 移动臂：与第二掌骨纵轴平行	掌屈：0°～90° 背伸：0°～70°
髋关节	前屈、后伸	测前屈时，仰卧或侧卧，对侧下肢伸直，可以分膝关节屈曲和伸直两种情况。测后伸时，俯卧或侧卧，侧卧时被测下肢在上方	轴心：股骨大转子 固定臂：与身体的纵轴平行 移动臂：与股骨纵轴平行	前屈膝伸展：0°～90° 膝屈曲：0°～125° 后伸：0°～15°
	内收、外展	仰卧，测内收时，对侧下肢伸直抬高		

续表

关节	运动	受检者体位	量角器放置方法	正常活动范围
	内旋、外旋	仰卧或俯卧，膝关节屈曲90°，仰卧时两小腿于床沿外自然下垂，非检测下肢髋关节适度外展		
	屈曲、伸展	仰卧或俯卧	轴心：髂前上棘 固定臂：与两侧髂前上棘的连线垂直 移动臂：髂前上棘与髌骨中心的连线一致	内收：0°～45° 外展：0°～45°
			轴心：髌骨下缘 固定臂：通过髌骨下缘与地面的垂直线 移动臂：与胫骨的纵轴平行	内旋：0°～45° 外旋：0°～45°
膝关节	背屈、跖屈	仰卧，膝关节屈曲，踝关节呈中立位	轴心：股骨外上髁 固定臂：与股骨的纵轴平行 移动臂：与胫骨的纵轴平行	屈曲：0°～150° 伸展：0°
踝关节			轴心：腓骨纵轴线与第五跖骨纵轴线的交点 固定臂：与腓骨的纵轴平行 移动臂：与第五跖骨纵轴平行	背屈：0°～20° 跖屈：0°～45°

四、肌力评定

肌力是指肌肉收缩的力量。常用的肌力检查方法有徒手肌力检查（manual muscle test，MMT）、器械检查、等速肌力测试（isokinetic muscle test）。

（一）徒手肌力检查

徒手肌力检查是根据肌肉活动能力及对抗阻力的情况，按肌力分级标准来评定受检肌肉或肌群的肌力级别的方法。

MMT的特点：不需特殊的检查仪器，不受地点、条件、场所的限制；以自身各肢体的重量作为肌力评价基准，能够表示出个人体格相对应的力量，比用测力计等方法测得的肌力绝对值更具有实用价值。但是，MMT只能表明肌力的大小，不能表明肌肉收缩的耐力；定量分级标准较粗略；较难排除检查者主观评价的误差。肌力分为6级（0-5级），详见表8-8。

表8-8 肌力分级标准

级别	标准	名称	相当正常肌力的%
0	无可测知的肌肉收缩	零（Zero，O）	0
1	有轻微的收缩，不能引起关节活动	微缩（Trace，T）	10
2	在减重状态下能做全范围的关节活动	差（Poor，P）	25
3	能抗重力做全范围的关节活动，不能抗阻力	尚可（Fair，F）	50
4	能抗重力和一定的阻力的关节活动	良好（Good，G）	75
5	能抗重力和充分的阻力的关节活动	正常（Normal，N）	100

为了更细致地对肌力进行评价，在6级肌力分级的基础上进一步细分，例如被测的肌力比某级强时，可以在此级右上角加“+”，稍差时，可以在其右上角加“-”，以补充分级不足。

（二）器械检查

在肌力较强（超过3级）时可以用专门的器械和设备对肌力进行检测。目前对临床患者和运动员常用器械检查设备包括握力计、捏力计、背力计和四肢肌力测试等。器械肌力检测虽然仅仅能用于身体的少数部位，只能对肌群的肌力进行评定，但它可以给我们比较客观的量度指标，因此在临床医疗和运动机构中被广泛使用。

（三）等速肌力测定

用等速肌力测试仪测定，主要优点是可以提供最大肌力矩、肌肉的爆发力、做功能力、功率和耐力方面的数据，被认为是肌肉功能评价及肌肉力学特征研究的最佳方法。缺点是不能进行3级或3级以下的肌力测定及手部肌肉的测定，而且仪器的价格昂贵，不易普及，操作费时间。

五、肌张力评定

肌张力是指在肌肉放松的状态下，被动活动肢体或按压肌肉时所感觉到的阻力。

（一）肌张力的临床分级（表8-9）

表8-9 肌张力临床分级

级别	肌张力	标准
0级	软瘫	被动活动肢体无反应
1级	低张力	被动活动肢体反应减弱
2级	正常	被动活动肢体反应正常
3级	轻、中度增加	被动活动肢体有阻力反应
4级	高度增加	被动活动肢体有持续性阻力反应

（二）痉挛分级

国际上一般采用改良的Ashworth量表进行痉挛的评定（表8-10）。

表8-10 改良Ashworth痉挛量表（MSS）

等级	肌张力	标准
0级	肌张力不增加	被动活动患肢在整个范围内均无阻力
1级	肌张力稍增加	被动活动患肢在终末时有轻微的阻力
1+级	肌张力稍增加	被动活动患肢时在前1/2ROM中有轻微的“卡住”感觉，后1/2ROM中有轻微的阻力
2级	肌张力轻度增加	被动活动患肢时在大部分ROM内均有阻力，但仍可活动
3级	肌张力中度增加	被动活动患肢时在整个ROM内均有阻力，活动比较困难
4级	肌张力高度增加	患肢僵硬，阻力很大，被动活动十分困难

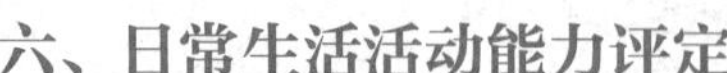

六、日常生活活动能力评定

日常生活活动（activities of daily living，ADL）是指人们为独立生活而每天必须反

复进行的、最基本的、具有共同性的活动。主要包括衣、食、住、行、个人卫生、交往、进行独立的社区活动等一系列的基本活动。ADL 能力包括基本的 ADL（basic ADL，BADL）和工具性 ADL（instrumental ADL，IADL）。基本 ADL 是指每日生活中穿衣、进食、如厕等自理活动，及行走、上下楼梯、转移等身体活动。工具性 ADL 是指人们在社区中独立生活所需要的关键性的较高级的技能，如煮饭、购物、骑车或驾车、处理个人事务等，因这些活动一般都需要借助工具，故称为工具性 ADL。

常用的 ADL 量表分为两类。一类是 PADL 量表，主要有 Barthel 指数、Katz 指数、PULSES 评定、功能独立性评定；另一类 IADL 评定量表，主要有快速残疾评定量表、社会功能活动问卷。

七、生活质量评定

生活质量（quality of life，QOL ）最初是一社会学概念，随着社会和医学的进步，QOL 引入医学领域，QOL 评定成为康复医学评定的重要内容之一。在康复医学领域，QOL 是指个人的一种生存水平和体验，这种水平和体验可反映患者和 / 或残疾人，在不同程度的伤残情况下，维持身体活动、精神活动和社会活动处于良好状态的能力和素质。

常用的生活质量评定量表有 WHOQOL-BREF 量表、MOS-SF36、生活满意度量表等。

1. WHO 生活质量评定简表（World Health Organization Quality of Life Scale Brief Version，WHOQOL-BREF） 内容包括 5 个领域、26 个项目（躯体、心理、社会、环境及综合），得分越高，生活质量越好。

2. 医学结局研究简明调查 -36 条（Medical Outcomes Study Short-Form 36-Item Health Survey，MOS-SF36） 由 36 个条目组成健康问卷，包括躯体功能、躯体角色、躯体疼痛、总的健康状况、活力、社会功能、情绪角色和心理卫生 8 个领域。

3. 生活满意度量表（satisfaction with life scale，SWLS） 属于主观生活质量的一种测评指标，其简单易行，能较敏感地反映生活情况的改变。内容有 5 个项目（陈述）的回答，从 7 个判断中选取 1 个，对生活的满意程度分为 7 级。

八、社会功能评定

社会功能是指个人能否在社会中发挥一个公民所应有的功能及其发挥作用的大小。一般来说，患者的社会功能包括：①社会生活能力，包括家庭关系、社会支持、社会角色、与他人交往等；②就业情况；③社会整合功能等。

1. 社会生活能力评定 社会生活能力评估患者参与各种社会活动的情况，包括工作、社交及参与各种娱乐活动等。主要的评定量表有社会生活能力概况评定问卷（最高得分 60 分，最低得分 0 分）、社会生活能力近况评定（评价患者近 1～2 个月的现状）。

2. 就业能力评定 就业能力是衡量患者社会功能的一个重要部分，可采用功能评估调查表（FAI）进行评定。该表每个项目分 0、1、2、3 四个级别的分数，是一个较全面的功能状态评价表。

第三节 常见病症、残疾的社区康复

一、脑卒中的社区康复

脑卒中是神经系统的常见病、多发病，具有高致残率、高死亡率和高复发率的特点，严重危害着人类的生命健康，是中老年人致死和致残的主要疾病之一。目前在我国，三级医院康复科、康复医院等康复资源等十分有限，加之脑卒中康复过程较长，无法适应我国脑卒中患者数量多、分布广、经济条件有限等情况，这就需要患者出院后回到社区继续进行康复治疗，从而使脑卒中患者的功能障碍得到最大程度的恢复。

（一）运动疗法

1. 急性期　脑卒中急性期一般为 2～4 周，待病情稳定后康复治疗即可与临床诊治同时进行。

（1）床上患肢体位的摆放：正确患肢体位的摆放能预防和减轻肌肉弛缓或痉挛带来的特异性病理模式，防止因卧床引起的继发性功能障碍。一般情况每 1～2 小时变换体位 1 次。①仰卧位（图 8-2）：仰卧位不是最佳的体位，因为仰卧位可以加重偏瘫患者的上肢屈曲、内旋，下肢外旋，足下垂及内翻的痉挛模式。为预防这种异常模式，应在患肩下放置垫枕，伸肘，前臂旋后，掌心向上，手指伸展。患侧臀部和大腿下放置垫枕，使骨盆前伸，防止患腿外旋，膝下可置一小枕，使膝关节微屈，足底避免接触任何支撑物，以免足底感受器受刺激诱发足下垂。②健侧侧卧位（图 8-3）：是患者最舒服的体位。健侧肢体在下，患侧肢体在上，胸前放置垫枕，使患肢放在垫枕上保持患肩前伸，肘、腕、指各关节伸展。患腿屈曲向前放在身体前面的另一垫枕上。③患侧侧卧位（图 8-4）：患侧肢体在下，健侧肢体在上，患肩前伸，将患肩拉出，避免受压和后缩，患肘伸展，前臂旋后。患侧髋关节伸展，膝关节微屈，健腿屈曲向前放在身体前面的垫枕上，此时康复人员应注意患肩、患髋不能压在身体下面。

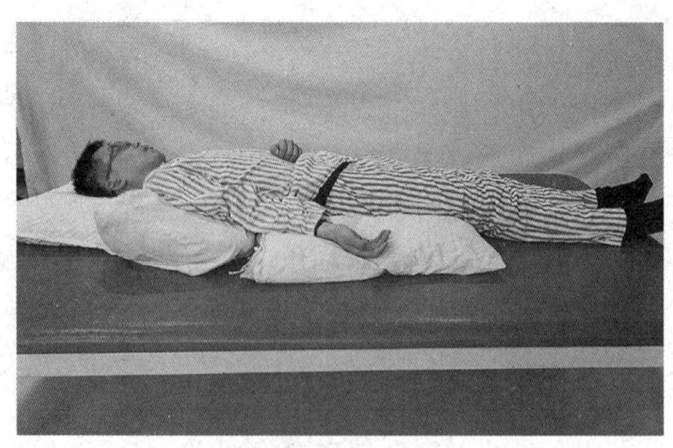

图 8-2　仰卧位

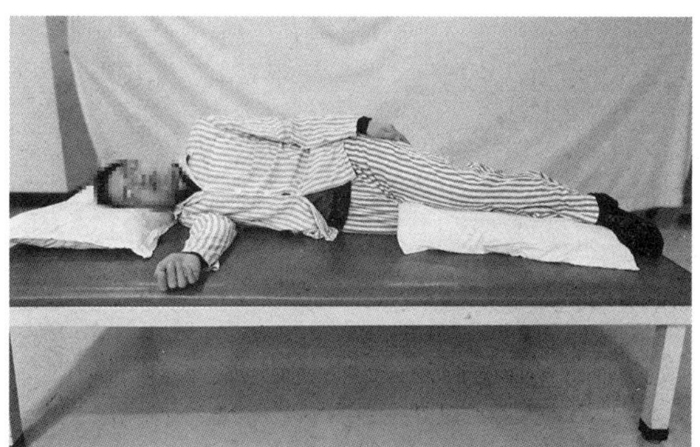

图 8-3 健侧侧卧位

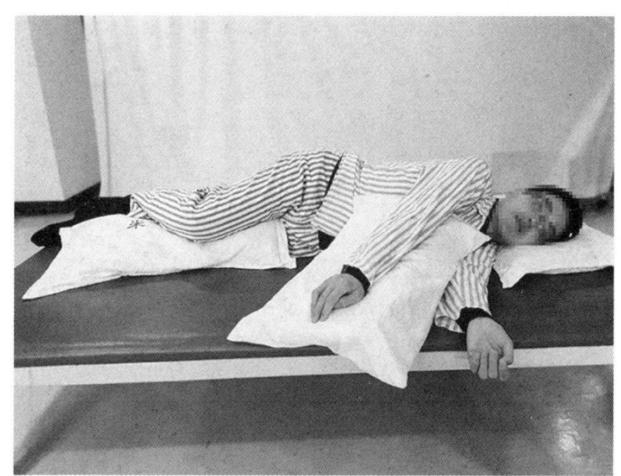

图 8-4 患侧侧卧位

（2）关节被动运动：如果患者时间过久昏迷或其他原因（如全瘫、严重并发症），在数日后仍不能做主动运动的，应做患肢关节的被动活动，以维持关节活动度和防治关节挛缩、变形。一般在无痛范围内逐渐增加关节的活动范围；先做健侧，后做患侧；活动顺序应从近端关节至远端关节。每个关节活动 3～5 遍，每日进行 2～3 次。

（3）床上活动：①双手交叉上举训练：患者仰卧，双手手指交叉，患手拇指置于健手拇指之上（Bobath 握手），用健侧上肢带动患侧上肢在胸前伸肘上举，然后双手返回置于胸前，如此反复进行。上举过程中，要保证肩胛骨前伸，肘关节伸直，患者可将其上肢上举过头。②"桥式"运动：患者取仰卧位，双膝屈曲，足支撑在床面上。嘱患者缓慢抬起臀部，并保持骨盆成水平位，维持一段时间后慢慢放下，称为双桥式运动（图 8-5）。在患者能较容易完成双桥式运动后，可嘱患者将健足从治疗床上抬起，或将健腿置于患腿上，以患侧单腿完成桥式运动，也称为单桥式运动（图 8-6）。

2. 恢复期 脑卒中恢复期一般为 1 年。发病后 1～3 个月是康复治疗和功能恢复的最佳时期。

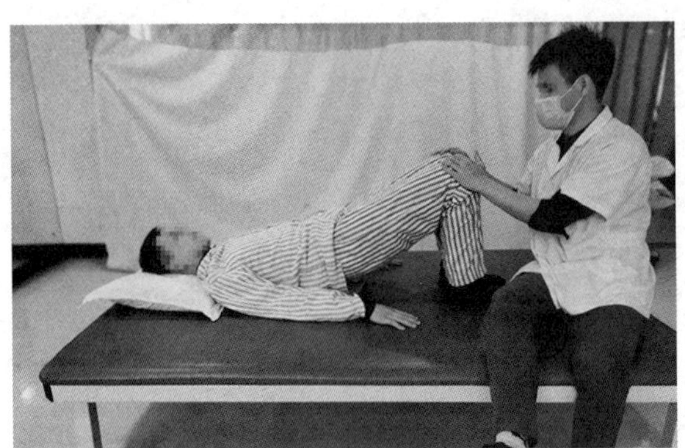

图 8-5 双桥式运动

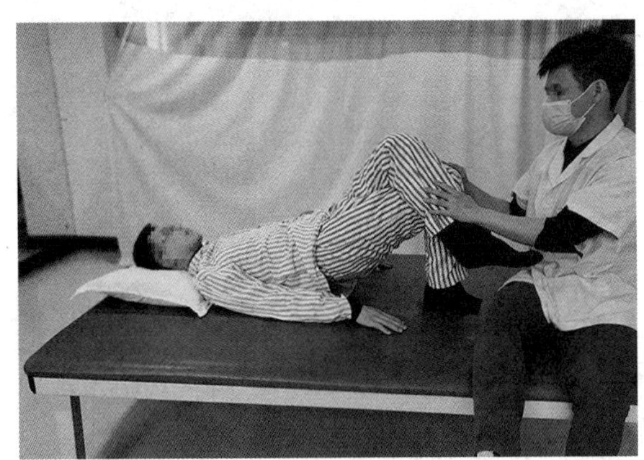

图 8-6 单桥式运动

(1) 床上活动：①分离运动及控制能力训练：患者仰卧，支撑患侧屈肘 90°，让患者上抬肩部使手伸向天花板并保持一定的时间，或患侧上肢随治疗者的手在一定范围内活动，并让患者用患手触摸自己的前额、另一侧肩部等部位。②屈曲分离训练：患者仰卧位，治疗师一手将患足保持在背伸位、足底支撑于床面；另一手扶持患侧膝关节，维持髋关节呈内收位，令患足不离开床面完成髋、膝关节屈曲，然后缓慢地伸直下肢，如此反复进行。③伸展分离训练：患者仰卧，患膝屈曲，治疗者用手握住患足(不应接触足尖)，使其充分背伸和足外翻。随后缓慢地诱导患侧下肢伸展，让患者不要用力向下蹬，并避免髋关节出现内收内旋。④髋控制能力训练：患者仰卧，屈髋屈膝，足支撑在床上，双膝从一侧向另一侧摆动。同时，治疗者可在健膝内侧施加阻力，加强联合反应以促进患髋由外旋回到中立位。⑤踝背屈训练：患者仰卧，屈髋屈膝，双足踏在床面上。治疗师一手向下压患侧踝关节的前上方，同时另一手使足背屈外翻。

(2) 翻身训练：患者仰卧，双上肢 Bobath 握手伸肘，头转向要翻转的一侧，肩上举约 90°，健侧上肢带动患肢伸肘向前送，用力转动躯干向翻身侧，同时摆膝，完成肩胛带、骨盆带的共同摆动而达到侧卧。

(3) 坐位训练：①坐起训练：患者健足插入患足下呈交叉状，以健足带动患足向

床边挪动；上半身进一步上抬、前倾，同时健手手掌向下放在床上，以支撑身体起立。两足下垂在床沿上。坐起，移开交叉的双腿，两足着地。②坐位平衡训练：首先要求患者无支撑下在床边或椅子上静坐位，髋关节、膝关节和踝关节均屈曲90°，足踏地或支撑台，双足分开约一脚宽，双手置于膝上。治疗者协助患者调整躯干和头至中立位，当感到双手已不再用力时松开双手，此时患者可保持该位置数秒，然后慢慢地倒向一侧。随后治疗者要求患者自己调整身体至原位，必要时给予帮助。静态平衡完成后，让患者自己双手手指交叉在一起，伸向前、后、左、右、上和下方并有重心相应的移动，此为自动态坐位平衡训练。患者在受到突然的推、拉外力时仍保持平衡，则认为完成坐位平衡训练。

（4）立位训练：①站起训练：患者坐于床边，双足分开与肩同宽，双侧足跟落后于双侧膝关节，患足稍后。嘱患者Bobath握手，双臂前伸，躯干前倾，患侧下肢充分负重。臀部抬离床面，双下肢同时用力慢慢站起。②站位平衡训练：注意站位时不能有膝过伸。患者能独立保持静态站位后，让患者重心逐渐向患侧转移，训练患腿的持重能力。同时让患者双手交叉的上肢（或仅用健侧上肢）伸向各个方向，并伴有随躯干（重心）相应的摆动，训练自动态站位平衡。如在受到突发外力的推拉时仍能保持平衡，说明已达到动态站位平衡。

（5）步行训练：治疗者站在患者患侧，一手握住患手；另一手从患侧腋下穿出置于胸前，手背靠在胸前处，与患者一起缓缓向前步行，训练时要按照正确的步行动作行走或平行杠内步行。在可独立步行后，进一步练习如高抬腿步、弓箭步、绕圈走、转换方向、跨越障碍走、步行耐久力、稳定性、协调能力等复杂步行训练。

（6）上、下楼梯训练：偏瘫患者上下楼梯训练应遵循健足先上、患足先下的原则。

3. 后遗症期　后遗症期是指脑卒中发病后一年以上的时期，此期患者不同程度地留下各种后遗症，如痉挛、挛缩畸形、肌力减退、共济失调、姿势异常等。强化患肢运动疗法，在连续10～15天内对患侧上肢保持每天至少6h的训练量，同时对健侧上肢进行2～3周的限制性使用。患侧功能不可恢复或恢复较差时应充分发挥健侧的代偿作用。

（二）物理疗法

根据脑卒中患者的具体情况选择适当的物理因子疗法。如：功能性电刺激、调制中频脉冲电疗法等可促进软瘫期肌张力的增加，改善肌力；热疗、水疗能够缓解肌痉挛；超声波、超短波、激光改善血液循环、消除炎症，缓解脑卒中患者并发的肩痛症状。

（三）作业疗法

针对脑卒中患者的功能障碍采用相应的作业治疗。例如应用墙式或桌式插件进行肩、肘、腕关节的训练；拧龙头、拧螺帽，利用圆盘状插件等可训练前臂旋前或旋后；和面、编织、刺绣、拼图、脚踏缝纫机、拉锯，保龄球等训练手指精细活动和改善协调平衡功能。对于脑卒中患者存在认知障碍者要采取相应的作业训练，如注意力、记忆力、定向力、表达力、计算力、理解力等的作业训练。同时还要对脑卒中患者进行日常生活活动能力训练，包括床椅转移、穿衣、进食、上厕所、行走、上下楼梯等。通过作业治疗，使患者尽可能实现生活自理。

（四）言语治疗

有相当一部分脑卒中患者会有言语功能障碍，而言语治疗的目标就是改善患者的理解、读、写的能力，提高患者的交流能力，具体言语治疗方法参见本章言语功能障碍的社区康复。

（五）心理治疗

脑卒中患者由于功能恢复时间较长，会有不同程度的后遗症，日常生活依赖他人照顾等原因，难免会产生焦虑、抑郁等情绪。因此，需要进行心理治疗，甚至药物治疗，使患者消除思想顾虑，鼓励患者克服困难，调节情绪，从而更好地配合康复治疗。

（六）康复工程

针对脑卒中患者对残疾的适应水平、居住环境、建筑情况等，指导和使用各种矫形器、辅助器具，是非常重要的。如用踝 - 足矫形器纠正足内翻、足下垂，使用助行器辅助步行等。

（七）中医治疗

根据脑卒中患者的病情合理选用针灸、推拿、中药等中医治疗方法。一般脑卒中患者只要生命体征稳定就可以开始针灸治疗。头针治疗脑卒中具有较好的疗效，头针的取穴方法较多，常用的有头皮针标准线取穴法、头穴分区取穴法、头穴透刺取穴法、头穴丛刺取穴法，可根据临床症状选择相应的治疗区进行治疗；体针一般以手、足阳明经穴为主。同时结合推拿如揉、摩、擦等手法可疏通经脉，缓解肢体痉挛，改善局部血液循环，预防褥疮，促进患肢功能恢复。中医将脑卒中归属“中风病”范畴，可根据四诊合参进行辨证选方，如痰湿阻滞者，宜化痰祛湿，方用半夏白术天麻汤加减；肝肾阴亏者，宜滋补肝肾，方用镇肝熄风汤加减；气虚血瘀者，宜益气活血，方用补阳还五汤加减。

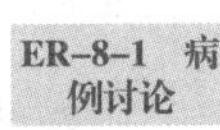
ER-8-1 病例讨论

二、脊髓损伤的社区康复

脊髓损伤（spinal cord injury，SCI）是临床较常见的一种严重致残性损伤。颈脊髓以上损伤临床表现为四肢瘫，胸、腰髓损伤则会引起双下肢、躯干的全部或部分瘫痪即截瘫。积极地对脊髓损伤患者进行社区康复，对减少脊髓功能损害、预防并发症、最大限度利用残存功能，使患者能够生活自理、重返社会具有重要意义。

（一）运动疗法

1. 早期　早期康复一般在脊髓损伤后 8 周内，尽可能在急救阶段就开始康复的积极介入。

(1) 床上良肢体位的摆放：卧床时正确良肢体位的摆放可以防止压疮、关节挛缩和肌肉痉挛等。

1) 仰卧位（图 8-7）：患者头颈下置枕，呈中立位，避免过屈、侧屈、颈部悬空，肩下垫枕防止肩后缩，肘关节伸直，前臂旋后，髋关节伸展并

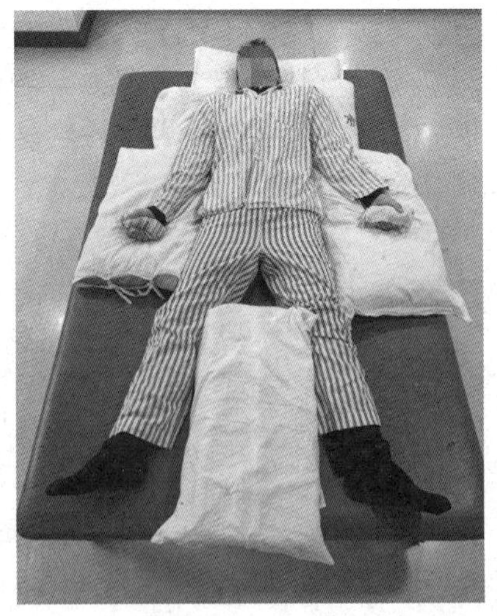
图 8-7　仰卧位

轻度外展，膝关节伸展，勿过伸，放置足垫枕保持踝关节背屈。

2）侧卧位（图 8-8）：患者头颈置枕，和躯干呈直线，背部放置枕头保持稳定，双上肢自然放置或胸前放置一枕保持舒适，下方的腿髋、膝关节屈曲 20°，上方的腿髋、膝关节屈曲 30° 放在枕头上。踝关节可带足托保持背伸 90° 中立位。

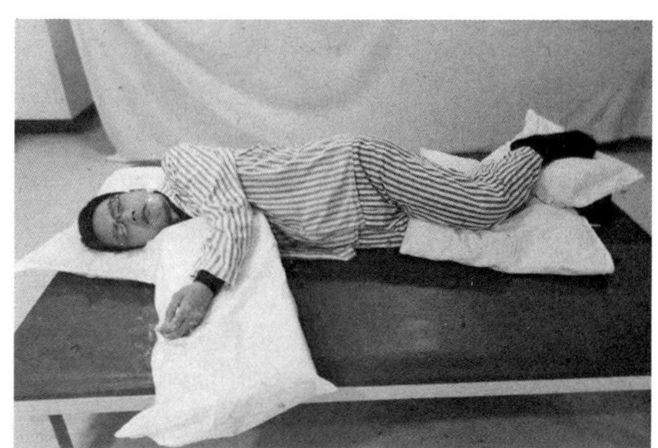

图 8-8 侧卧位

（2）体位变换：一般每 2 小时翻身一次，进行翻身时要注意脊柱的稳定性，一般由 2～3 人共同为患者做轴向翻身，避免在床上拖动患者以防止皮肤擦伤。

（3）关节活动度训练：生命体征稳定后即开始对瘫痪肢体的关节进行被动活动，每日 1～2 次，在关节活动范围内进行各轴向活动，以避免关节挛缩和畸形。髋关节外展要限制在 45° 以内，以免损伤内收肌群。被动屈曲膝关节时，需同时外旋髋关节，注意对膝关节的内侧加以保护，以免损伤内侧副韧带。

（4）呼吸训练：脊髓损伤后，由于损伤部位以下的呼吸肌麻痹，胸廓的活动度明显降低，肺活量下降，痰不能咯出，易发生肺部感染。因此，脊髓损伤患者应进行呼吸、咳嗽、咯痰及体位排痰训练，以预防及治疗呼吸系统并发症。呼吸训练时嘱患者全身放松，仰卧位，一只手放在腹部，呼气时，腹部下沉，放在上腹部的手稍微加压用力，以进一步增加腹内压；吸气时，该手稍向上抬起；也可采取多种多样的主动呼吸训练方法，如吹蜡烛、吹气球等。咳嗽训练时先深呼吸，短暂闭气，关闭声门，增加腹内压，增加胸膜腔内压，声门开放，咳嗽，分泌物排出。当患者因腹肌麻痹而不能完成咳嗽动作时，常使用体位排痰，治疗师双手五指并拢并稍屈曲呈杯状，叩击胸部、背部，使痰液松动并排出体外；或治疗师双手置于患者的肋缘，在患者进行深呼吸时双手振动，使粘在气管壁上的痰液松动并排出体外。

（5）二便的训练：脊髓损伤早期的排尿异常主要表现为尿潴留，一般采用留置导尿方式。男性卧位留置导尿时导尿管的方向必须朝向腹部，以免导尿管压迫尿道壁，造成尿道内损伤。由于膀胱储尿量在 300～400ml 时有利于膀胱自主功能的恢复，因此要记录水的出入量，以掌握夹放导尿管时机。留置导尿时每日进水量必须达 2 500～3 000ml。间歇清洁导尿与留置导尿相比，感染率低，对尿道损伤不大，特别是对手功能尚可的脊髓损伤患者更为实用；即采用较细的导尿管，每次排尿时可用生理盐水冲洗即可使用，用过后再用清水冲洗，然后放入生理盐水或消毒液中保存；每次

导出的尿量一般 400ml 左右为宜，余尿量少于 80～100ml 时可以停止清洁导尿。脊髓损伤后排便异常主要是便秘，灌肠、使用直肠润滑剂等方法均可采用。

2. 恢复期 脊髓损伤恢复期的康复治疗目标进一步改善和加强患者残存功能，训练各种转移、步行等能力，尽可能使患者获得独立生活活动能力，回归社会，残而不废。

(1) 肌力训练：肌力训练的目标是恢复实用肌肉功能。重视肩胛肌、背阔肌、三角肌、肱三头肌、肱二头肌、上肢支撑力训练、握力训练，为脊髓损伤患者使用轮椅、拐或助行器做准备。根据不同的情况和条件可选用哑铃、弹簧、沙袋、重物滑轮系统等简单器械进行抗阻运动。对下肢残存肌力的患者，鼓励主动运动，并逐渐施加阻力以增加肌力。加强腹肌、髂腰肌、腰背肌、股四头肌、内收肌、臀肌等肌力训练，为步行做准备。

(2) 翻身训练：向左侧翻时，将右腿放置在左腿上，向左侧翻转上身呈半侧卧位，扭转身体呈俯卧位。在床上进行侧方移动时，先将头、肩移向一侧，再两手抱住自己的腰移向同侧，最后分别抱住下肢移向同侧，或利用惯性带动全身完成翻身动作。

(3) 坐位平衡及移动训练：正确的独立坐位是进行转移、轮椅和步行训练的前提。对脊髓损伤患者进行长坐位平衡训练。所谓长坐位是指髋关节屈曲 90°，膝关节完全伸展的坐位。一手支撑，另一手抬起保持平衡，然后双手抬起保持平衡。治疗师在后方保护。稳定性增加后，治疗师与患者进行长坐位投球练习、平衡体操，提高患者长坐位下的动态平衡。坐位移动时患者双肘关节伸展，双手支撑床面，在抬起状态下，臀部可向左右前后活动。

(4) 轮椅转移及驱动训练：如果从右侧转移，患者可坐于床边，轮椅置于床右侧，与床成 20°～30° 夹角，刹住车闸，卸下靠床侧扶手，移开靠床侧脚踏板。患者右手扶轮椅远侧扶手，左手支撑床面，同时撑起躯干并向前、向右侧方移动到轮椅上。如果从正面转移，轮椅正面紧靠床边，与床边呈直角，刹住车闸，患者背对轮椅，用双手支撑身体移到床边，再用力把臀部移到坐垫上，双手向后紧握轮椅两侧扶手，用力把臀部移到坐垫适当部位，摆正坐位，用手把两侧刹掣放松，轮椅向后移 40cm，拉上刹掣，把双脚从床上移至脚踏板上，摆正身体，把刹掣放松。轮椅驱动训练包括前后轮操纵、前轮跷起行进、左右转进操纵、上下台阶、坡道，跨越障碍、安全跌倒和重新坐直的训练等内容。

(5) 站立训练：开始站立需有人保护或安装支具，可在治疗师帮助下站立或平行杠内站立进行训练。患者先以一只手扶住平行杠，另一手放开，或抬高离开平衡杠保持平衡，后练习手臂向各方运动的站立平衡，继之可练习做躯干的前后移动。也可使用辅助支具在治疗床边进行站立平衡训练。

(6) 步行训练：步行训练是脊髓损伤患者重返社会最为重要的康复治疗。脊髓损伤患者可以应用三种步态行走，即摆至步、摆过步和四点步，并逐渐过渡到助走器或双拐行走。所谓摆至步是指双拐同时向前着地，升起躯干，双足越离地面，落至不超出拐的着地点。摆过步与摆至步的区别是双足的着地点越过双拐的着地点，这种步态行走快，但较为困难，T9-12 损伤的患者可试用此步态。四点步是一种比较稳定的步态，一侧拐杖先向前，提髋提起对侧下肢向前摆动，下肢着地，取得站立平衡，然后再将另一拐移向前和迈另一步，完成四点步。

（二）作业疗法

四肢瘫痪者训练日常生活活动能力尤其重要。吃饭、梳洗、上肢穿衣等活动能在床上进行时，就可过渡到轮椅水平；洗澡可在床上或洗澡椅上给予帮助完成；此外，ADL训练应与手功能训练结合进行；借助自助具和手部支具代偿部分功能，环境控制系统及护理机器人可极大地帮助四肢瘫患者生活自理。大多数截瘫患者可独立完成修饰和个人卫生活动，其作业训练除保持生活自理能力外，要着重进行残存肌力增加的训练，如双下肢ROM训练和上肢躯干肌力强化等。其他作业疗法：包括转移训、轮椅训练、工艺劳动动作（如编织等）、改善心理状态的作业训练、增强社会交往的训练以及休闲活动训练等，使患者能适应家庭、社会、工作的需要。

（三）物理疗法

脊髓损伤早期可选择超短波、离子导入、紫外线等理疗减轻损伤部位的炎症、改善神经功能；神经肌肉电刺激、调制中频电疗法可兴奋神经肌肉、促进肌肉收缩，防止肢体出现失用性肌萎缩，减少发生深静脉血栓的危险。中后期可选择功能性电刺激帮助脊髓损伤重建上下肢和膀胱功能，完成如抓握、步行等功能活动，促进随意协调控制运动的恢复。对于存在关节挛缩或肌肉痉挛的患者可用石蜡疗法，来缓解肌肉痉挛、促进水肿消散。

（四）心理疗法

脊髓损伤患者伤后常有严重的心理障碍，应针对脊髓损伤患者不同的心理阶段，采用不同的方法，帮助患者解决心理问题，最大程度地调动患者参与康复的积极性。悲痛期耐心疏导防止其自杀，并为他们提供必须的社会支持；愤怒期多予以谅解；在适应阶段，积极帮助患者重塑自我形象，适应社会角色转变，重新设计未来，在社会中找到自己应有的位置，努力适应环境。

（五）康复工程

辅助器械的应用是脊髓损伤患者康复治疗的重要组成部分。如上肢支具，穿衣、进食、书写和居家等自助器具等自助具的应用，有利于动作的完成，主要用于改善和代偿功能。髋、膝、踝足矫形器可以使截瘫患者重新获得站立、行走能力。正确的根据适应证，选择相应的矫形器或支具，合理安装使用其他辅助器械，不仅可以提高脊髓损伤患者的生活自理能力，而且有利于患者心理和体质的全面康复，对提高患者的生活质量有重要的意义。

（六）中医治疗

社区中脊髓损伤患者常选择针灸、推拿、中药等中医疗法来改善患者的功能障碍。针刺主要采用夹脊电针，取损伤平面上、下各1～2个棘突旁的夹脊穴2～4对，配合相应瘫痪肢体的体针。根据患者瘫痪的情况，选择按、摩、揉、掐、搓、捶、拍等推拿手法，以改善患肢的血液循环，防止肌萎缩，扩大、维持关节活动度，缓解肌痉挛。同时中医将脊髓损伤大致辨证分为气虚血瘀型、脾肾阳虚型、肝肾阴虚型、气血两虚型，临床治疗可根据中医四诊辨证选方用药。

三、脑瘫的社区康复

小儿脑性瘫痪（cerebral palsy，CP）简称脑瘫，主要表现为中枢性运动功能障碍

及姿势异常，常伴有不同程度的智力障碍、言语功能障碍和癫痫，以及视觉、听觉、感知、行为异常等多种障碍。只有通过早期发现、早期干预、积极采取综合康复治疗措施，才可以有效地预防脑瘫发生，减少残疾和残障。

（一）运动疗法

脑瘫康复常用的方法有Bobath疗法、Vojta疗法、上田法等。Bobath疗法特点是在患儿身上选择一些控制运动的关键点；对痉挛的部位采用反射抑制模式进行抑制，待肌张力下降后，让患儿逐渐进行主动的、小范围的、不引起痉挛的关节活动；或通过平衡、防护、翻正反射引起运动，然后再负重取得平衡等，用以训练对运动的控制等。Vojta疗法是通过对身体一定部位的压迫、刺激，诱导全身的反射性运动的方法，也称诱导疗法。即通过正常姿势和运动的诱导，达到抑制和阻止异常运动的发生和发展的目的。通过反射性翻身运动和反射性腹爬运动反复规则的出现，逐步将移动易化为随意运动的综合能力。

1. 头部控制训练　患儿坐在治疗师身上，仰卧位，治疗师握住患儿前臂，缓慢将其拉起，在这过程中可停止片刻，诱导患儿主动收缩上肢屈曲肘关节，保持头部直立。也可将患儿匍匐于Bobath球上，治疗师位于患儿身后，握其下肢或按其腰部，予缓慢俯冲动作使球向前滚动，诱发患儿自发抬头。

2. 翻身训练　患儿仰卧位，治疗师双手分别握住患儿双臂上举过头，将两臂左右交叉，后方侧上肢向欲翻方向侧用力，从而带动患儿身体旋转，完成一次肩控式翻身动作；患儿取俯卧位，治疗师双手分别握住患儿双上肢前臂，将两臂左右交叉，后方侧上肢向欲翻方向侧用力，从而带动患儿身体旋转，完成一次肩控式翻身动作。

3. 坐位训练　对低张型患儿，治疗者将患儿放在大腿上，双手握住患儿的髋部向下压，刺激患儿抬头和伸直脊柱；对痉挛型患儿，治疗者在患儿的后部将双手从患儿腋下穿过，用其双臂顶住患儿双肩，防止肩胛骨内收，同时用手将患儿大腿外旋分开，再用双手压住患儿双膝，使下肢伸直。

4. 坐位平衡训练　患儿取长坐位，坐于平衡板上，身体与平衡板呈垂直或平行方向，治疗师缓慢晃动平衡板，诱导患儿躯体重心移动并自动回旋身体保持平衡状态。

5. 爬行训练　患儿以双手、两膝、小腿前部、足背均匀着地支撑。上肢与大腿同时垂直于地面。由治疗师协助，从右侧开始运动时，首先颜面转向右上方，随着右侧骨盆转动，右侧下肢屈曲。其后颜面转向左方，重心转移至右侧上下肢，左上肢伸展，最后形成两手、两下肢支撑身体。反复交替进行。

6. 站起训练　将患儿双脚平放地上，治疗者双手按住膝部，在患儿身体前倾时下压膝，站起时扶着胸和膝，避免患儿向后倾倒。

7. 站立平衡训练　静态站立姿势是两腿立直，脚底踩平，头居中，躯干伸展，双肩双髋处于同一平面。动态的站立平衡是指站立时头、躯干、四肢各部位可随意进行适当的活动而仍能保持平衡。

8. 步行训练　先让患儿扶着物体走，然后练习向前迈步，治疗者可在其身后扶住双肩向前，帮助其将重心从一脚移向另一脚，并逐渐减少帮助。当步行平稳后，再练习上下楼梯。

（二）作业疗法

脑瘫患儿的作业疗法是有针对性地对患儿进行训练，如日常生活活动能力训练，手的技巧性训练，娱乐活动训练等，以最大程度地提高患儿的生活自理能力，改善知觉、认知功能，培养其学习与社会交往能力，使其能生活自理，回归社会。

1. 进食训练　首先要摆正喂食的位置，患儿采取坐位，髋关节屈曲，上身前倾，避免头后仰；控制患儿的下颌和嘴唇，加强其咀嚼能力。最好选择硬塑料餐具，勺面要浅平，盘和碗要带把手和防滑。训练时要有耐心，可把进食动作分解成几个连贯的小动作，分别训练，以后再将其连贯起来，每日三餐都要坚持训练。

2. 穿脱衣训练　穿脱衣服的训练应根据患儿不同的类型、年龄、瘫痪程度选择不同的训练方法。衣服领口、裤子要宽大，必要时可使用辅助用具或对衣物进行改良，如用松紧带代替裤带、尼龙搭扣代替纽扣等以提高患儿在穿衣方面的独立能力。训练应该先从简单的衣物开始，让患儿了解穿脱衣物的顺序，一般是穿衣时先穿患侧，再穿健侧；脱衣时先脱健侧，后脱患侧，先给予辅助，逐渐变为独立穿脱衣服。

3. 二便训练　包括穿脱裤子、站立、坐位平衡、便后处理等训练。一般从两岁开始训练，养成定时大小便的习惯，学会控制大小便，每日每次大小便都给以训练机会。

4. 其他生活动作训练　包括床上活动、转移动作、个人洗漱、社交与学习能力、使用交通工具能力等。训练中要根据患儿不同情况制定训练计划，按照由易到难、由简到繁、循序渐进、寓训练于娱乐中的原则进行。

（三）物理疗法

水疗可以提高脑瘫患儿的运动能力，降低全身或局部肌肉张力；还可选择生物反馈疗法、功能性电刺激、痉挛肌电刺激，以及蜡疗、红外线、泥疗等温热疗法降低肌张力，缓解痉挛。

（四）言语障碍治疗

脑瘫患儿的言语功能障碍主要表现为构音障碍和语言发育迟缓，通过言语治疗，提供语言刺激，激发患儿对语言学习的兴趣，协助患儿建立、提高交往技能的运用能力，以满足日常生活及学习的需要。

（五）心理疗法

脑瘫患儿由于运动功能障碍，活动范围小，又常伴随智力低下，往往会导致心理异常及行为异常，因此，在运动、智力康复的同时要注意心理康复，如可采用个别心理疗法、集体疗法、行为疗法、家庭疗法等，为患儿创造正常的心理环境。

（六）康复工程

应用矫形器与辅助用具可以帮助脑瘫患儿预防和纠正肢体挛缩变形，控制不随意运动，改善坐、站立和步行能力等，辅助利用现有功能，完成日常生活动作。

（七）中医治疗

脑瘫属中医学“五迟”“五软”“五硬”“痿证”等范畴，临床中医治疗以针灸、推拿为主。头针可选取额中线、顶中线、顶旁1线、顶旁2线、顶颞前斜线、枕下旁线等，采取毫针平刺，每次视具体病情选2～3线，注意囟门未闭者禁针囟门区域；根据不同证候选取体针配穴，如上肢瘫可选配肩髃、曲池、手三里、外关等，下肢瘫可选配环跳、风市、阳陵泉、解溪、申脉等，言语障碍可选配通里、廉泉、承浆、金津、玉液等，智

力低下可选配风池、风府、神门等，耳聋配太溪、耳门、听宫等，颈软可选配天柱、颈百劳等，腰部软瘫可选配命门、腰眼、腰阳关等。与针灸相比，推拿没有针刺的痛苦和服药的不便，易被患儿所接受，临床上可选取循经推按、穴位点压、捏脊等手法，以改善局部血液循环、缓解痉挛，注意手法宜轻柔。

（杨佳琦）

扫一扫、测一测

复习思考题

1. 中医康复学的研究对象主要有哪些？
2. 早期脊髓损伤的社区康复方法有哪些？

第九章

PPT课件

中医适宜技术

培训目标

1. 掌握卫生适宜技术的定义与特征，卫生适宜技术的推广需具备的条件。
2. 熟悉卫生适宜技术的筛选条件。
3. 了解适宜技术的形成背景及发展过程。

随着科学技术水平的不断提高，民生的不断发展，医药卫生体制的改革也在不断变化中。为了提高疾病的治愈率，降低死亡率，并给民众带来更好的医疗体验，众多“高精尖”的医疗技术快速渗透入医疗行业中，并使目前的诊疗方式产生了翻天覆地的变化。然而，在医疗水平不断提升的同时，也让我们看到了飞速发展背后的不足之处——许多前沿的医疗措施无法走入一些经济不发达地区，导致了不同地区间的医疗水平的不平衡。而这一差距，在加重大医院医疗负担的同时，无疑也更延缓了落后地区医药水平发展的进程。为了改变这一现状，中医适宜技术这一观点被正式引入了我国医疗卫生行业之中。

第一节　卫生适宜技术的发生与发展

一、适宜技术的起源

适宜技术首创在经济领域。1930年，法国技术哲学家雅•埃鲁尔在其著作《适宜技术的政治学》中提出，现代技术的发展正处于财富与权力过于集中的状态，究其原因是由于技术发展的追求在于利益的最大化，直接使得个体的自由及人权发生了缺失。他希望能够产生一种“适宜的技术”，以解决这一矛盾。

19世纪后半个世纪的时间内，工业科技的飞速发展，工业化国家的收入水平也不断提高。二战后，迅速崛起的大批发展中国家，大举引入发达国家的先进技术。然而，到了20世纪60年代，这种“先进带后进”的发展方式并未带来经济上的“大跃进”，这主要由于发展中国家不具备与他们所选择的技术相称的社会需求以及要素禀

赋，随即“适宜技术的新古典处方”被提出。为了解决这一发展矛盾，1971 年，“适宜技术（appropriate technology）”这一词正式被提出。英籍德国经济学家舒马赫在其著作《小的是美好的》中提到的“中间技术”，被众学者广泛接受。所谓“中间技术”即是根据“土技术”与“高级技术”相结合而产生的技术。托德和辛普森指出，这样的一种适宜技术，应该是那些能够再小规模分散的工作场所采用的技术。这一时期，适宜技术比较普遍地被定义为“一些被量身定做出来的‘人工制品’，它们作为相对有效率的方式来发挥作用，并适合于特殊场所和时期普遍存在的社会心理和生物物理的背景。”

近现代，随着人们对社会、经济、自然的进一步发现与深入的研究，对于“适宜技术”的观点也发生了较大改变，从着眼于“选择技术”，转变到了“创造技术”，即技术能力的建设。对于技术能力，可以总结为引入、应用、变通、改良、创新、扩散等几个方面。

由此可见，适宜技术是指那些与一国或地区经济发展环境（包括经济发展水平、技术能力状况、地理条件及制度文化等因素）相适宜的技术，它们可以来源于创新，也可以来源于技术引进与模仿。

以上适宜技术的观点为之后的跨界应用提供了基础。

二、卫生适宜技术的产生及发展

（一）卫生适宜技术的概念及特征

1975 年，印度学者雷第从发展中国家的实际情况出发提出了“适宜技术”理论，提出了适宜技术的多重目标，即环境目标、社会目标、经济目标，由此适宜技术理论的研究范畴已经拓展到了全方位探讨“自然、经济、社会”问题的广度，“无论什么技术，只要在经济上、社会上、政治上都具有可行性，同时又能减轻发展中国家中营养不良的情况就是适宜的，不管其是精密务必抑或是毫无精密可言”。自此，适宜技术的跨界转变，例如建筑领域与医疗卫生领域，也随之变成了必然。

适宜技术如何在医疗卫生行业崭露头角并日益受到重视？这仍主要取决于医药卫生体制的改革。随着诊疗手段的日新月异，诊疗环境与成本的快速提高，越来越高的医疗负担及越来越多的基层人民无法及时采取或负担这些医疗资源，因而医药卫生体制改革是改善民生、造福人民的重大举措，这其中对医疗卫生技术的发展提出了新的要求：除了要开发和应用“高精尖”技术之外，为了实现改革提出的“全民健康”的目标，更需要开发、推广和应用适宜技术。

在此前提下，卫生适宜技术也被提上了日程。《社区和农村医疗卫生服务科技行动计划》中特别强调道：“经过临床应用研究，精选出适合不同等级医院、不同对象和不同疾病的适宜诊疗技术，并推广应用”，以此来实现医疗卫生整体水平的提高。故而，卫生适宜技术既要合乎科学又要符合当地需要，为使用者和接受者所欢迎，又能为国家的资源所维持、群众的经济能力所承受。而这一定义，也决定了它的以下特征：

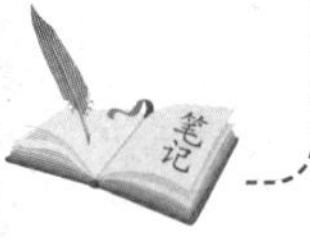

1. 技术特性 必须是经过实践的、有科学根据的、可靠的卫生技术。其效果、技术性能、产品性能、产品质量、产品的经济学特性等综合技术指标被确认为有较大的

应用价值。

2. 需求性 必须适合当地开展初级卫生保健的需要，特别是满足农村基层卫生工作的迫切需要，能促进和改善农村基层卫生服务。

3. 通用性 在众多的常见病、多发病方面都能应用，如血、尿、便的常规检查，X线胸透等，且容易为广大医药卫生人员掌握。又能被广大人民所接受和欢迎，使用的附加条件不多。

4. 有效性 能够为诊断、治疗、康复和预防疾病提供切实的普遍的效果。所谓普遍的效果，是指在具备同样条件下，其效果不因国度、地域、人员的不同而不同。无效的技术不能称之为适宜技术，任何适宜技术都必须以一定效果为前提。

5. 经济性 费用较为低廉，符合当地社会经济的发展，尤其是能为那些经济不发达的地区所应用和负担得起的。并能充分发挥作用的卫生技术。

（二）我国卫生适宜技术的起步及发展现状

1991年起，我国卫生适宜技术在基层开始推广，2000年第一轮适宜技术推广项目告一段落，此期间有关卫生适宜技术的文献发表极少，到第一轮推广进入到末期，才开始有较多学者关注到适宜技术上来。从2006年开始，伴随着第二轮推广及各项政策及通知的出台，以及新一轮医疗体制改革的酝酿，卫生适宜技术研究量大大增加，研究内容主要集中在卫生适宜技术的推广研究（包括推广所需条件、推广效果评价、推广效果影响因素分析、推广难点与对策等），卫生适宜技术的培训经验总结（包括培训需求分析、培训难点与对策、培训成本效益分析、培训效果影响因素分析等），卫生适宜技术的筛选研究（包括筛选评估指标体系的研究、筛选中存在的利益冲突与化解等），具体适宜技术应用效果分析，卫生适宜技术的应用情况调查等。

目前国内卫生适宜技术推广的现状及问题，主要集中在：政府与社会力量的协调、端正推广适宜技术态度，完善适宜技术水平，调整资源力量的辅助。从适宜技术及技术推广本身角度考虑，主要集中在推广前（适宜技术评估、筛选、确立）、推广（推广模式与机制、推广影响因素）、推广后（推广效果评价）。我国自1991年至2001年已推广适宜技术130多项，培训25万人次。多年来，原卫生部在组织向农村和基层推适宜技术的工作中积累了许多经验，在实践中形成了政府出面（政策、组织协调）、专家出力（评价、咨询、培训等）、社会参与（推广与接受单位共同出资）的推广机制。通过目前的推广机制，已经成功推广适宜技术百余项，卫生适宜技术的应用及普及将成为我国医疗卫生体制当中不可或缺、甚至是起到决定性作用的一部分。

三、中医适宜技术的历史发展、理论基础及特色

中医适宜技术是指安全有效、简便易学、成本低廉的中医药技术，也称为“中医保健技能”、“中医传统疗法”、“中医特色疗法”或“中医民间疗法”，是经历代医家的不断实践和探索的优秀成果，其内容丰富、历史悠久，并容易被现代人接受。

（一）中医适宜技术的历史

我国自古就有“神农尝百草”“食药同源”的医疗探索过程。古人发明了砭石和石

针等作为医疗工具，采用动物的角，进行类似今日的拔罐疗法之“角法”，即是传统特色疗法的起源。春秋战国时期，“百家争鸣”促进了医学的发展，传统特色疗法也有了较大进步。《黄帝内经》系统确立了传统外治法的治疗原则，提出针、灸、砭、按摩、熨贴、敷药等外治法。1973 年湖南长沙汉墓马王堆出土的古书《五十二病方》，所记载的外治法有敷药、药浴、熏蒸、按摩、熨、砭、灸、腐蚀及多种手术，首创酒洗伤口，开外科消毒之源。

（二）中医适宜技术的理论基础

中医适宜技术以中医脏腑学说、经络学说、中医体质辨识理论等理论为基础的外治法。

1. 脏腑学说　古代称脏腑为藏象。藏是指藏于内的内脏；象是指征象或形象，这里是指内脏的生理、病理所表现于外的征象。

2. 经络学说　经络是人体气血运行，沟通内外，贯穿上下的通络。经络遍布于全身，纵横交错，将人体的五脏六腑、四肢百骸、五官九窍、筋脉肌肤连接成了一个有机的整体。

3. 中医体质辨识理论　中医对体质的论述始自《黄帝内经》，但有关中医体质方面的内容，散在于一些文献，并未形成学科体系。2009 年国家组织相关专家开始中医体质学说的理论、基础与临床研究，并逐步建立了中医体质理论体系，确定了包括平和质、气虚质、阳虚质、阴虚质、痰湿质、湿热质、瘀血质、气郁质、特禀质等 9 种基本类型，不同体质类型在形体、生理、心理、病理反应状态、发病倾向等特征方面各有特点。

（三）中医适宜技术的分类

1. 针法类　针是指针刺，其方法是利用各种针具刺激穴位来治疗疾病。包括放血、体针、头针、耳针、足针、腕踝针、梅花针、火针、电针、针刀、穴位注射等疗法等。针灸疗法，重在得气，得气方法，提插捻转，虚实分清，补泻适宜。对疑难病常以针罐齐施、针药并用、内外同治以获得最佳疗效。

2. 灸法类　灸是指艾灸，艾灸疗法简称灸法。是运用艾绒或其他药物点燃后直接或间接在体表穴位上熏蒸、温熨，借灸火的热力以及药物的作用，通过经络的传导，以起到温通气血，疏通经络、调和阴阳、扶正驱邪、行气活血、驱寒逐湿、消肿散结等作用。艾灸既可以预防疾病，也能够延年益寿。古有云“人于无病时常灸足三里、三阴交、关元、气海、命门、中脘、神阙等穴，亦可保百余年寿也。”

3. 按摩疗法　属于手法类，其中包括头部按摩、足底按摩、踩跷疗法、整脊疗法、捏脊疗法、背脊疗法、按摩疗法、拨筋疗法、护肾疗法、按揉涌泉穴、小儿推拿疗法、点穴疗法等。按摩足底的涌泉穴能够起到保健养生，益寿延年之功效。

4. 外治疗法　包括刮痧疗法、灌肠疗法、火罐疗法、竹灌疗法、药摩疗法、天灸疗法、盐熨疗法、熏洗疗法、药浴疗法、香薰疗法、膏药疗法、中药蜡疗、火熨疗法、芳香疗法、外敷疗法、敷脐疗法、蜂针疗法等。

5. 中药内服法　包括方药应用（老中医验案、民间土单验方应用、古方今用、成药应用、临床自拟方应用）等。以及中药雾化吸入疗法、中药茶饮法、中药药酒疗法、传统背脊疗法、饮食药膳、养生保健、中医护理、膏方疗法以及冬病夏治等。

（四）中医适宜技术的应用及推广前景

中医适宜技术深受社区居民和农村居民的喜爱。2006 年，国家中医药管理局制订了第一批中医临床适宜技术推广计划项目（国中医药通〔2006〕1 号）。2008 年 8 月 25 日，国家中医药管理局办公室《关于做好基层常见病多发病中医药适宜技术推广项目实施工作的通知》（国中医药办发〔2008〕38 号）制定了《基层常见病多发病中医药适宜技术推广项目目标与要求》，确定了《46 个基层常见多发病种中医药适宜技术推广目录》，制定了《25 个基层常见病针灸推拿刮痧技术推广目录》。2009 年 5 月 13 日国家中医药管理局办公室关于印发《基层常见病多发病中医药适宜技术推广实施方案（2009—2010 年）》的通知（国中医药办发〔2009〕18 号）。

中医适宜技术目前在我国具备了经济上、政治上、政策上、社会上、理论上等广泛意义上的可行性。推广中医适宜技术有利于提高基层卫生服务水平，降低医疗费用，促进医疗卫生机构的可持续发展。

第二节　中医药适宜技术枚举

一、揉散法治疗急性乳腺炎初期技术（国家中医药管理局适宜技术）

急性乳腺炎是乳腺的急性感染性疾病，好发于哺乳期妇女，多因产后护理不当或哺乳不当、乳汁淤积、乳头破碎所致。患者常有发热、恶寒、乳房红肿热痛、腋窝淋巴结肿大等症状。疾病初期若治疗得当，会迅速痊愈，不影响哺乳；若失治误治，易致化脓，甚至形成传囊乳痈或乳漏。早期大量使用抗生素后会导致气血凝滞，形成“僵块”。

现代医学认为，乳汁淤积致导管扩张，日久形成积乳囊肿。祖国医学称之为“乳痈”，最早见于葛洪的《肘后备急方》。其最常见的病因乃乳汁淤积。因此，“以通为用”“从通论治”“以通为主”是治疗本病的基本原则。《丹溪心法》曰：“于初起之时，便需忍痛，揉令稍软，吮令汁出，自可消散，失此不治，必成痈疽。”揉散法治疗急性乳腺炎初期，是根据中医学“女子乳头属肝，乳房属胃”“肝主疏泄”“以通为用”“通则不痛”等理论，结合乳房解剖学和乳房生理学而采用的一项实用技术。常用揉法和拿捏法疏通乳络，促使乳管开放，内积乳汁得以外排，采用抹推法在患侧乳腺肿块部位进行推抹，使之消散。取肝胃两经穴位进行按揉，其中足三里为阳明合穴，梁丘为其郄穴，可以泄血热，清阳明之结热；期门、内关、太冲同属厥阴肝经，能疏肝解郁、宽胸理气；肩井为少阳、足阳明经、阳维脉的交会穴，有消肿散结的功效；膻中、乳根、灵墟、屋翳为近端取穴，合谷清阳明之热邪。诸法合用起到清肝胃、通郁结的作用。

（一）诊断标准

1. 西医诊断标准　参照国家中医药管理局颁布的《中医病证诊断疗效标准》及《临床疾病诊断依据治愈好转标准》中急性乳腺炎的诊断标准：①哺乳期妇女；②不同程度的畏寒、发热；③单侧乳房肿胀、疼痛；④乳房皮肤红肿触痛，可扪及界限不清的肿块；⑤同侧腋窝淋巴结肿大。

2. 中医诊断标准　依据《中药新药临床研究指导原则》的中药新药治疗急性乳腺炎的临床研究指导原则。气滞热壅型：乳汁淤积结块，皮色不变或微红，肿块疼痛，伴有恶寒、发热，头痛，周身酸楚，口渴，便秘，舌苔黄，脉数。

（二）适应证

年龄 20～40 岁；病程小于 7 天；哺乳期妇女，以初产妇为主，可伴有发热、恶寒，体温在 39℃以下；乳汁排泄不畅或有乳头破碎，乳房局部结块，肿胀疼痛，同侧腋窝淋巴结肿大，局部肿块经诊断尚无成脓；白细胞计数增高，中性粒细胞比例增加。

（三）禁忌证

体温在 39℃以上；局部肿块已成脓肿；合并心脑血管、肝、肾及造血系统等严重原发性疾病及精神病患者；不能耐受手法治疗者。

（四）技术操作方法

1. 器械准备　在温度适宜的房间，注意私密性，选用刺激性较小的推拿介质。

2. 详细操作步骤

(1) 手法：按照全国统编教材《推拿学》(第 5 版）中手法操作规程进行操作。包括揉法、散法（抹推、拿捏）。

(2) 取穴及部位：肩井、膻中、乳根、灵墟、屋翳、期门、内关、梁丘、足三里、太冲，乳房。

(3) 操作步骤：取坐位或仰卧位，医者先在患部周围进行轻柔按摩，揉法 5 分钟，再用双手四指托住乳房，拇指在肿块上交替抹推数次，方向从肿块上方开始，向下到乳头，最后用左手托住乳房，右手拇指和食指捏拿肿块，由上向下到乳头。根据患者忍受程度渐渐增强捏拿的力量，如此捏拿数遍，可辅以按揉膻中、乳根、灵墟、屋翳、期门、足三里穴，拿捏肩井穴，点按内关、合谷，梁丘、太冲穴 5～10 分钟。

3. 治疗时间及疗程　每次治疗时间 20 分钟，每日 1 次，5 天为 1 个疗程。

4. 关键技术环节　手法操作宜轻柔、均匀、深透，并在推拿处皮肤表面涂润滑介质，防止损伤患者皮肤和乳头。由肿块开始，沿乳管向乳头走行方向，用双手拇指交替抹推。当抹推至乳晕部时，用力挤压，使乳汁能够充分排出，乳汁排泄的通畅度以有一定射程为佳。部分乳房局部有肿块者，在相应乳管开口的乳头根部或乳晕部可扪及小结节，通过对该结节进行捏拿、揉散，疏通该处输乳管窦，从而使得淤积的乳汁充分排出。此外，操作时配合轻揪、提拉乳头数次，减少乳管纡曲，促进乳汁的排出。

（五）注意事项

1. 操作前必须严格掌握手法操作适应证，判定局部肿块尚未成脓。

2. 每次手法操作前后，都应密切观察安全性指标（心率、血压、呼吸频率）。

3. 手法操作要严格按照操作规程实施，以保证临床操作的安全性。

（六）可能的意外情况及处理方案

因手法不熟练或力量过大可能会造成皮下血肿、皮肤及肌肉疼痛。一般不需处理，休息 1～2 天多自行缓解。

二、推拿治疗婴幼儿便秘技术（国家中医药管理局适宜技术）

便秘指大便干燥坚硬，秘结不通，排便时间间隔较久（>2 天）或有便意但排不出。小儿便秘主要原因有饮食不当、排便习惯不良、特发性巨结肠，局部器质性病变、直肠结肠神经结构异常、内分泌障碍、神经系统疾病及药物性便秘等。功能性便秘是儿童排便障碍的最常见原因。小儿便秘虽非危及生命的重大疾病，但会降低患儿的生活质量，若长期得不到适宜治疗还可影响其生长发育。

小儿便秘的治疗较为困难，多主张根据便秘轻重、病因和类型进行个体化综合治疗。常用措施有：建立合理的饮食，加强排便训练，坚持良好的排便习惯，以及中西药治疗、心理治疗、手术治疗、生物反馈治疗等，各有利弊。中医认为，便秘属大肠传导失常疾病，与脾胃及肾密切相关。推拿疗法通过手法刺激穴位，可通经络，行气血，和营卫，调整机体的偏盛偏衰，防治疾病。以虚实辨证运用推拿治疗小儿便秘的技术方法，疗效肯定，操作简便，小儿易于接受，具有独特的优势（图 9-1）。

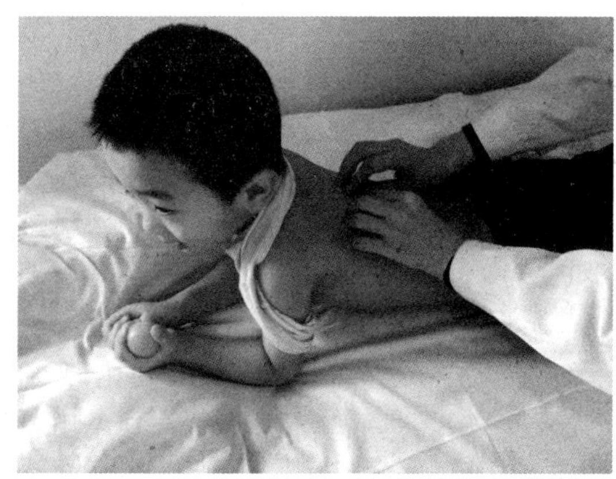

图 9-1　捏脊治疗便秘

（一）诊断标准

1. 西医标准　参照第七版《诸福棠实用儿科学》及中华医学杂志编委会制定的《便秘诊治暂行标准》的有关内容拟定。①排便间隔日数>2 天，未使用泻剂情况下排便次数<3 次 / 周；②大便干燥坚硬，和（或）有排便困难；③病程≥2 周。

符合上述 3 项者，诊断为婴幼儿便秘。

2. 中医标准　参照《中医儿科学》及高等医药院校教材《推拿学·小儿推拿》的有关内容拟定：

（1）实证便秘：①大便干结，排出困难；②舌苔黄或舌苔厚腻；③指纹紫滞；④面赤身热；⑤腹胀或腹痛；⑥胃纳减少；⑦小便黄短。

前三项必备，④～⑦四项中具备两项，诊断为实证便秘。

（2）虚证便秘：①排便困难，大便难下；②舌淡苔薄；③指纹色淡；④面白无华；⑤神疲乏力；⑥自汗；⑦胃纳差。

前三项必备，④～⑦四项中具备两项，诊断为虚证便秘。

(二)适应证

小儿功能性便秘;年龄:1个月至5岁;人群范围:患有便秘的小儿,除外先天性巨结肠、肛门狭窄、肛门裂、脊柱裂、甲状腺功能低下、肿瘤等器质疾病所致的便秘;病情程度:轻至重度便秘。

(三)禁忌证

推拿部位皮肤有感染、损伤及紫癜者;合并有心脑血管、肝、肾和造血系统等严重危及生命的原发性疾病及神经精神疾病患儿;开放性软组织损伤,皮肤病变局部由结核菌、化脓菌所引起的运动器官病症及各种类型骨折处;患者有传染病、血友病及血小板减少症等疾病者。

(四)技术操作方法

1. 器械准备　以滑石粉、爽身粉为介质,准备诊疗床。

2. 详细操作步骤　推拿四肢时患儿取坐位,婴幼儿可由人抱坐;推拿腹部时取仰卧位;推拿背部时取俯卧位。

(1)实证便秘:①清大肠。部位:食指桡侧缘,自食指尖至虎口成一直线。操作:医者以左手托住患儿手,以右手拇指桡侧从虎口推向食指尖。操作强度:2岁及以下者200次(2分钟);2岁以上300次(3分钟)。②退六腑。部位:前臀尺侧,阴池穴至肘成一直线。操作:医者以发手托住患儿左手,以右手拇指腹或食、中指腹自肘推向腕部。操作强度:2岁及以下者200次(2分钟);2岁以上300次(3分钟)。③清补脾土。部位:拇指末节螺纹面。操作:医者以左手拇、食指固定患儿拇指,使螺纹面向上,再以右手拇指螺纹面置于患儿螺纹面上,旋推为补,由指尖向指根方向直推为清。操作强度:2岁及以下者先清后补各100次(2分钟);2岁以上先清后补各150次(3分钟)。④运内八卦。部位:手掌面,以掌心为圆心,以圆心至中指根横纹约2/3处为半径作圆圈,手掌心内劳宫四周,分乾、坎、艮、震、巽、离、坤、兑八宫,即内八卦。操作:医者将患儿左手四指掌心向上握住,另手拇指自乾开始运起,呈逆时针进行。操作强度:2岁及以下者200次(2分钟);2岁以上300次(3分钟)。⑤摩腹。操作:患儿仰卧,医者用掌或四指在腹部顺时针按摩。操作强度:2岁及以下者200次(2分钟);2岁以上300次(3分钟)。⑥按揉足三里。部位:膝下3寸,胫骨前嵴外一横指处。操作:医者用双手拇指分别按揉双侧足三里穴。操作强度;2岁及以下者100次(1分钟),2岁汉上200次(2分钟)。⑦推下七节骨。部位:第四腰椎至尾椎骨端成一直线。操作:医者用拇指桡侧面或食、中指面自上向下直推。操作强度:2岁及以下者30次(2分钟);2岁以上50次(3分钟)。

(2)虚证便秘:①补脾经。部位:拇指末节螺纹面。操作:医者以左手拇、食指固定患儿拇指,使螺纹面向上,再以右手拇指螺纹面置于患儿螺纹面上旋推为补。操作强度2岁及以下者200次(2分钟);2岁以上300次(3分钟)。②推肾水。部位:小指末节螺纹面。操作;医者用拇指沿患儿指根推向指尖。操作强度:2岁及以下者200次(2分钟);2岁以上300次(3分钟)。③清大肠。部位:食指桡侧缘,自食指尖至虎口成一直线。操作:医者以左手托住患儿手,以右手拇指桡侧从虎口推向食指尖。操作强度:2岁及以下者100次(1分钟);2岁以上200次(2分钟)。④推上三关。部位:前臂桡侧阳池与曲池成一直线。操作:医者以拇指桡侧面或食、中指腹自患儿腕关

节桡侧推向肘。操作强度：2 岁及以下者 100 次（1 分钟）；2 岁以上 200 次（2 分钟）。⑤摩腹。操作：患儿仰卧，医者用掌或四指在腹部顺时针按摩。操作强度：2 岁及以下者 200 次（2 分钟）2 岁以上 300 次（3 分钟）。⑥捏脊。部位：大椎至长强成一直线，左右旁开 1cm 处。操作：医者两手半握举，两食指抵于背脊之上，再以两手拇指伸向食指前方，合力将患儿脊背皮肤捏起，同时向上提起。面后食指向前，拇指向后退，做翻卷动作，两手同时均匀向前推动。边搓边推的同时医者双手拇指将提起的皮肤向食指方向捻动，自尾骨端长强穴起，捏、提、搓、推、捻连续不断一直到大椎穴，放松捏起的皮肤，恢复原状。如此反复 5～8 次，第 3 次开始对脾俞、大肠俞提拿。完成后按揉背部半分钟。操作强度：2 岁及以下者 5 遍（2 分钟）；2 岁以上 8 遍（3 分钟）。⑦按揉足三里。部位：膝下 3 寸，胫骨前嵴外一横指处。操作：医者用双手拇指分别按揉双侧足三里穴。操作强度：2 岁及以下者 100 次（1 分钟）；2 岁以上 200 次（2 分钟）。

3. 治疗时间及疗程　每次 15～20 分钟，每天 1 次，5 天为 1 个疗程，必要时可连续治疗 2 个疗程。

4. 关键技术环节　取穴准确和熟练正确的操作手法是本项技术的关键环节。

（五）注意事项

1. 小儿皮肤娇嫩，推拿时注意使用润滑剂，用力要适当，避免损伤皮肤。

2. 严格遵守推拿的适应证和禁忌证。

3. 注意保持操作环境整洁温馨，在寒冷天气操作时要注意患儿保暖。

4. 医者要热情接待，详细询问病情，明确诊断，认真治疗；推拿时要保持手的温暖和清洁，勿戴戒指，经常修剪指甲，以免损伤患儿；推拿前注意患儿是否有禁忌证；推拿过程中要随时询问和观察患儿反应，以保持适当的按摩强度。

5. 患儿接受推拿时应有家长陪护，配合医者进行治疗；推拿前应排空膀胱；饭后不要马上接受推拿治疗。

（六）可能的意外情况及处理方案

初次接受推拿治疗，推拿部位的皮肤可能有微痛感，此为正常现象，随着对手法的逐渐适应，这种感觉便会消失。如果连续治疗 3 天仍未能排出粪便，则应使用开塞露帮助排便。

三、三部推拿法治疗不寐（国家中医药管理局适宜技术）

“三部推拿法治疗不寐技术”是运用推拿手法作用于人体的三个部位，即头、腹、背部，来治疗不寐证的一种方法（图 9-2）。该方法是由以河南中医学院第三附属医院周运峰副教授带领的专家组经过多年的临床验证而总结出来的一种非药物疗法，操作简单，疗效显著，方法安全，经济实惠，易学易用。

1. 适应证

（1）符合西医神经衰弱的诊断要求。

（2）中医辨证属于心脾两虚型不寐。

（3）年龄在 18～65 岁之间的患者。

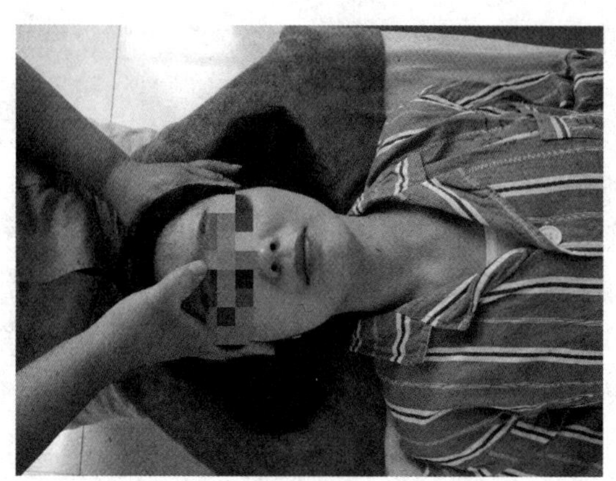

图 9-2 三部推拿法治疗不寐

2. 禁忌证

(1) 合并有心脑血管、肝、肾、造血系统等严重危及人体生命的原发性疾病、精神病患者。

(2) 妊娠和哺乳期患者。

(3) 年龄在 18 岁以下，65 岁以上的患者。

3. 治疗原理　祖国医学认为，不寐与心脾肝肾及阴血不足有关。人体因各种原因所致阴阳不和，气机不畅，神不守舍而卧不得安。三部推拿法先以手法作用于头部，对整个头面部进行全面疏通和调整，通经络，调气血，养其志，安其神；其次以手法作用于腹部，可以达气机，健脾胃，助运化；再以手法作用于背部，则可畅气机，交心肾，养心血，安神志。三部手法共施，使人体气机调畅，上下通达，心肾相交，阴阳调和，神自安宁，不寐患者自可得以安睡。

4. 临床技术操作

(1) 头部操作

体位：患者取仰卧位，医者坐于患者头侧。

操作：①医者双手先用拿法施于头部两侧，10 遍左右。②按揉印堂 1 分钟，再用两拇指由印堂交替直推至神庭 5～10 遍。③拇指由神庭沿头正中线（即督脉）点按至百会穴，再指振百会穴 1 分钟。④然后双手拇指分推前额、眉弓至太阳 5～10 遍，再指振太阳穴 1 分钟。⑤侧击头部，掌振两颞、头顶，约 2 分钟。

(2) 腹部操作

体位：患者取仰卧位，医者坐或立于患者一侧。

操作：①以逆时针方向掌摩腹部，同时以顺时针方向移动，操作 6 分钟左右。②用按揉法或一指禅推法施于中脘、神阙、气海、关元各 1 分钟后，再指振各穴。③双掌自肋下至耻骨联合从中间向两边平推 3 次。④再掌振腹部 1 分钟。

(3) 背部操作

体位：患者取俯卧位，医者立于患者一侧。

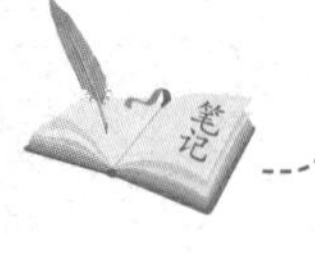

操作：①由内下向外上，提拿两侧肩井 1 分钟。②直推背部督脉及两侧太阳经，每侧推 10 次左右，力度、速度应均匀和缓。③接着双手拇指分置于胸椎两侧的华佗夹脊穴，逐个点按，由上到下，由轻到重，以局部酸胀为度。④按揉背部太阳经，按揉心俞、脾俞、胃俞、肾俞，每穴约1分钟。⑤最后双掌交替轻轻叩击背部两侧太阳经。

治疗时间及疗程：本疗法每日治疗1次，连续15天为1个疗程。

5. 技术要领

(1) 严格掌握各个部位的操作手法和操作力度。

(2) 背部操作中提拿肩井穴时注意操作部位应在穴位的内下方。

(3) 按揉背部穴位时着力部位要紧贴体表，不可移动，用力要由轻而重，不可用暴力猛然按压。

(4) 指振法时手指着力应在体表，为前臂和手部的肌肉强力地静止性用力。操作时力量要集中于指端或手掌上。

(5) 施推法时应紧贴患者皮肤。

6. 注意事项

(1) 施术前一定要让患者全身肌肉放松，情绪平稳。

(2) 治疗过程中可与患者适当沟通，消除其顾虑和精神负担。

(3) 手法要刚柔相济，柔和深透。要根据患者体质和操作部位的不同而改变，使患者既有力透感，又有舒适感。

(4) 若年老体弱的患者，手法的刺激力度要小，要轻柔。

(5) 治疗前要做一些安全性检测，如一般体检、血、尿、便常规、心电图检查等。

(6) 个别患者由于手法过重的刺激和长时间的操作，会有局部轻度疼痛，甚至青紫瘀斑，全身乏力，可适当调整手法刺激的力度以及操作的时间，不影响继续治疗。

三部推拿法操作简单，疗效显著，方法安全，经济实惠，易学易用，是一项值得推广的中医临床实用技术。

四、经皮穴位电刺激治疗肩关节周围炎技术（国家中医药管理局适宜技术）

肩关节周围炎是肩痛和活动受限为特征，好发于中老年人群的常见病、多发病。其临床表现主要是肩部的疼痛以及后期伴有关节功能障碍。经皮穴位电刺激治疗肩关节周围炎具有良好的效果，值得临床推广（图9-3）。

1. 适应证　瘀滞型肩关节周围炎（粘连前期和粘连期）。

2. 禁忌证

(1) 年龄在65岁以上者，孕妇和哺乳期妇女，以及对电刺激过度敏感者。

(2) 合并肩部骨折未愈合者；长期服用（接受）其他药物（治法）以及采取综合治疗者。

(3) 合并有心血管、脑血管、肝、肾和造血系统等严重原发性疾病，精神病患者。

3. 特色　无创伤，可避免感染或疾病的传播，不致引起人们的恐惧，易为患者接受，且易操作简单，经济。

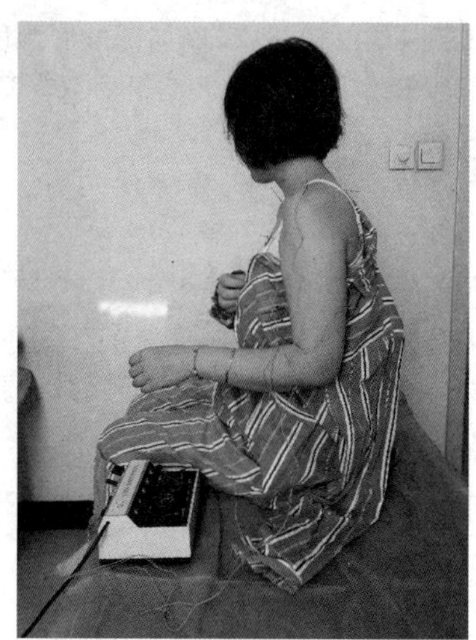

图 9-3 经皮穴位电刺激治疗肩关节炎

4. 治疗方法简介

（1）使用器械：LH202H 型韩氏穴位神经刺激仪。

（2）首次接受治疗的患者，治疗前先对其进行痛阈及肩关节活动功能水平测定并记录。

（3）取穴：肩周炎患侧穴位——肩前与肩，外关与合谷。

（4）操作：两对电极（带有直径为 3cm 的不干胶电极板）分别粘贴连接肩部二穴和合谷、外关二穴，刺激参数为：连续波、高频（100Hz）刺激 10 分钟后转为低频（2Hz）刺激 30 分钟，强度（10±2）mA。隔日治疗。

（5）每次治疗结束后，对患者的痛阈及肩关节活动功能进行再次测定和记录。

5. 技术关键环节

（1）A 输出端连接病灶侧的肩前与两穴。B 输出端连接于远端外关与合谷两穴。连接完成后，渐次增加各输出端的强度直至适量。

（2）痛阈测定避免患者的主观因素和操作者的诱导因素。

（3）肩关节活动范围测定肩部内旋、外旋测定时，肩外展达不到 90° 时，采取最大外展。所有操作避免患者保护性耸肩行为。

6. 注意事项

治疗过程中，出现病情加重、严重并发症或不良反应者，应立即停止治疗，采取相应纠正措施，并进行详细记录。

五、五行健骨操（上海市适宜技术）

（一）技术要点

1. 技术主要内容和技术特性　五行健骨操（图 9-4）是以中医易筋经、八段锦、练功十八法、少林内功、太极拳等为基础，并结合现代康复医学骨质疏松症

的相关理论及研究而创编。将其取名为“五行健骨操”，取义五行相助，生生不息，从而强筋健骨之意。其简单易学，且安全性较高。习练者在进行五行健骨操操练时，通过伸展上肢和下肢、提踵等诸多动作，抗阻训练、静力训练及等张收缩等全部蕴含其中，牵拉四肢、胸廓、脊柱的同时，提高肩部、上下肢等肌肉力量，同时对抗椎体的压缩，有助于改善关节的活动功能。此外，还可以促进全身血液循环，锻炼呼吸肌，加强对肌肉、骨骼及关节的营养作用，进而改善骨量减少，增加骨密度，防治骨质疏松症及骨松性骨折的发生和病程进展。本操还能改善习练者的本体感觉，提高平衡能力，减少跌倒以及由跌倒诱发的骨折的发生。

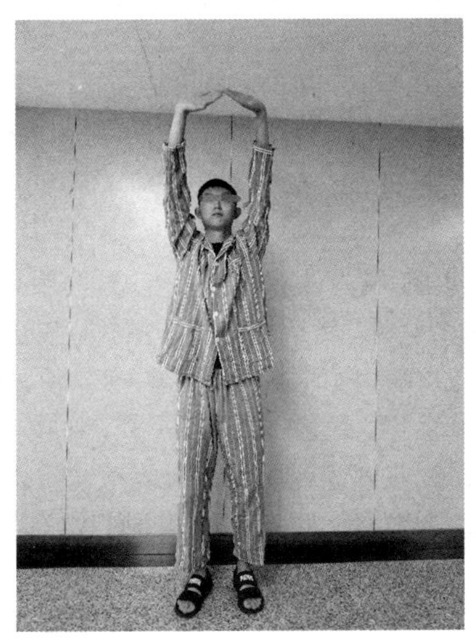

图 9-4　五行健骨操

五行健骨操共分为八节，每节都有其独特的中医理论基础及其现代研究阐述，本操的前五节充分体现了中医五行相生的特点，即：心（火）—脾（土）—肺（金）—肾（水）—肝（木），通过五行学说除以其说明五脏的生理功能，确定五脏的五行属性外，还以五脏为中心推演络绎整个人体的各种组织结构与功能，同时又将自然界的五方、五时、五气、五色、五味等与人体的五脏六腑、五体、五官等联系起来，这样就将人体内外环境联结成一个整体，体现天人合一。而后三节则通过结合中医理论的三焦学说、经络病学、腧穴及其功法阐述其理论基础及其意义。

2. 五行健骨操的操作步骤

（1）预备活动：运动前做好充分的预备活动对于避免运动损伤是非常重要的，主要动作如下：（基本式：直立，两足分开与肩同宽）

①颈部运动：双手叉腰，头颈左右摇动，而后前后摆动。

②肩部运动：两手置于肩上，前后方向反复做环转运动。

③腰部运动：双手叉腰，顺时针和逆时针方向做腰部环转动作，而后双手置于腰背部，顺时针和逆时针方向做腰部环转动作。

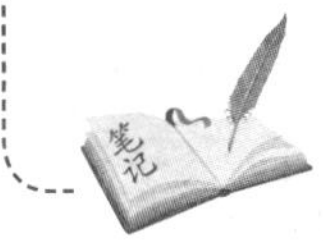

④膝部运动：双手分别置于两膝关节，顺时针和逆时针方向做膝部环转动作。

⑤四肢运动：双手交叉，反复做环转运动，同时左右脚配合分别做环转运动。

⑥扩胸运动：上臂屈肘置于胸前，与肩同高，两臂向两边展开，而后伸直向前向后摆动，双手垂于体侧，回复自然站立姿势。

（2）动作详解

第一节：宁心静神益源火

动作要领：直立，两足分开与肩宽，两手徐徐上提至胸前，两手平伸，屈膝屈髋，两手成捧球状，足尖着地，足跟提起，两手高举过头顶，指尖相对，掌心向上，目往上视双臂分作两边，两臂一字平开，两手向前合掌，翻转向后，合十两掌，翻转，指尖向前两臂伸直，分作两边，双臂缓缓落下。

第二节：调理脾胃巧培土

动作要领：两手垂于身体两侧，两手捧起，掌心朝上，上提至与胸同高，两手翻转使左掌心向上，右掌心向下。抬头注视左掌，左臂由左外侧慢慢放下，回复预备姿势。而后的动作除左右手相互交换外，其余均与前述同。

第三节：运气前推妙生金

动作要领：两脚跟向外撑，成内八字，呈站裆式，两手屈肘，两手叉腰，两手后撑四指朝前，拇指分开，腕关节背伸，然后两掌收于腰间，掌心相对，拇指用力外展伸直其余四指并拢，蓄劲于肩臂指端，同时出声发力，“咳”，使两臂徐徐运力前推，推至肩肘、腕成一水平线为度。胸微挺，臂略收，两目平视，呼吸自然。吸气，吐气，同时出声发力，“咳”，两手徐徐屈肘，收回于两胁。共反复三次。由直掌化俯掌下按，两臂后伸四指朝前，拇指分开，腕关节背伸，两手叉腰，两肘放松，两臂放松，双手垂于体侧，同时两脚跟提起下落，成两脚平行站立，与肩同宽。

第四节：吹字壮腰滋肾水

动作要领：接上势，两手掌心置腰部肾俞穴处，两手上下摩擦肾区各 7 次。双手放于腰部，下颌微收，意想肾及命门。吸气，然后用口吐气，同时默念吹字，屈膝下蹲，量力而行，双手随着下蹲分作两边，感觉意气从命门灌注到涌泉，然后两手收到膝盖，环转按摩膝盖部位 3 圈，稍停放回体侧。吸气，双手贴于身后，上提，放于腰部，同时意气从涌泉收到命门，敛入脊骨。如此，共练三次。

第五节：白鹤展翅增涵木

动作要领：接上势，两手由身前缓缓提起，置于腰间，掌心朝上。两掌翻转向上，上撑，十指相对，掌心向上，同时脚跟提起，两掌分作两边，下落，两臂伸平，两脚跟下落，两手翻转向上，由小指到拇指握拳，收于腰间，屈蹲，拳心向上，两拳变掌，俯掌向下。依次：

放松，十指撑开，向前，足跟提起，掌心向前。

放松，十指张开，两掌回收至腰间，足跟落下。

放松，十指撑开，向前，足跟提起，掌心向前

放松，十指张开，两掌回收至腰间，足跟落下。

放松，十指撑开，向前，足跟提起，掌心向前。

放松，十指张开，两掌回收至腰间，足跟落下。

双臂下落，自然放松。

第六节：松柏攀天理三焦

动作要领：接上势，两足与肩同宽。两臂自然垂于体侧，两手身前交叉，掌心向上，徐徐向上，翻掌，掌心朝上如托天状。两手打开，分作两边，放松，下落，两臂垂于两侧。

第七节：悠然七颠消百病

动作要领：接上势，自然站立，两臂自然垂于体侧，两手上提，放于腰部，吸气时两足跟提起；呼气时两足跟下落震地，一吸一呼为1次，反复做七次。

第八节：缓缓揉腹骨自强

动作要领：接上势，全身放松，调匀呼吸，意守丹田。双手交叠按顺时针方向绕肚脐腹10次，而后再按逆时针方向摩腹8次。

（二）五行健骨操的适应证

患有骨质疏松症或骨量减少的中老年患者。

（三）五行健骨操的禁忌证

1. 严重脑血管意外病变导致四肢瘫痪、长期卧床或者肌力为零、生活不能自理者。

2. 老年性或血管性痴呆导致神志不清、失语谵妄及不能对答、定时、定位、定向障碍者。

3. 不能排除甲状腺功能减退、多发性骨髓瘤、转移性癌性骨病变者。

4. 既往有骨折病史，或类风湿关节炎、骨关节炎等骨关节病变严重影响患者关节功能，活动受限者。

（四）应用注意事项

五行健骨操主要是通过意念、呼吸与动作、速度的有机而合理的配合，练精气神意以益气血、平阴阳，达到强筋健骨的目的。所以在练习的时候对某些注意事项加以注意，则更有锦上添花的效果。

1. 尽量选择一个环境安静、空气清新、含氧量高的地方。即公园、社区的小花园以及绿色植被较多的地方。一方面安静的环境以求尽快入静从而达到心静体松，以意导气，另一方面空气清新，含氧量较高的地点，则有利于人体气体内外交换，吐故纳新。

2. 合适的运动穿着。练习之前身体要放松，衣服、鞋子大小松紧适宜，身上没有紧束的感觉，尽量不要佩戴首饰，有利于肢体的舒展。户外进行的话，注意保暖，以防外邪侵袭，损伤正气。

3. 练习之前请不要直接进食，饱餐之后要空腹三到四小时，小吃之后空腹一小时方可练习，尽量清除膀胱和内脏的杂物。

4. 避免运动伤害。事先做一些准备活动，如松肩松腿、深呼吸等，以便在练习时更好地进入状态，准备活动可因人而异，达到热身即可。循序渐进，不要超越力所能及的限度，超负荷运动，应适可而止。

（高燕鲁　谢　芳）

扫一扫，测一测

复习思考题

1. 五行健骨操的适应证有哪些？
2. 三部推拿法适于治疗的不寐类型属于哪种中医证型？
3. 常用的中医外治疗法有哪些？

主要参考书目

[1] 杨秉辉，祝墡珠．全科医学概论[M]. 4版．北京：人民卫生出版社，2014.

[2] 姜建国．中西医全科医学导论[M]. 北京：人民卫生出版社，2012.

[3] 王家骥．全科医学基础[M]. 北京：科学出版社，2010.

[4] 罗晓红．中西医临床全科医学概论[M]. 北京：中国医药科技出版社，2012.

[5] 梁万年．全科医学[M]. 北京：高等教育出版社，2004.

[6] 索尔茨．家庭医学教程[M]. 梁万年，译．北京：高等教育出版社，2003.

[7] 杨秉辉．全科医学概论[M]. 北京：人民卫生出版社，2008.

[8] 梁万年，路孝勤．全科医学[M]. 北京：人民卫生出版社，2013.

[9] 祝墡珠．全科医学概论[M]. 北京：人民卫生出版社，2013.

[10] 崔树起，卢祖洵，陈新．全科医学概论[M]. 北京：人民卫生出版社，2007.

[11] 吕兆丰，郭爱民．全科医学概论[M]. 2版．北京：人民卫生出版社，2010.

[12] 王琦．中医体质学[M]. 北京：人民卫生出版社，2008.

[13] 王泓午．预防医学[M]. 北京：人民卫生出版社，2012.

[14] 王建华．流行病学[M]. 北京：人民卫生出版社，2008.

[15] 申杰．预防医学[M]. 北京：上海科学技术出版社，2012.

[16] 沈洪兵，齐秀英．流行病学[M]. 北京：人民卫生出版社，2013.

[17] 詹思延．流行病学[M]. 北京：人民卫生出版社，2013.

[18] 王吉耀．循证医学与临床实践[M]. 北京：科学出版社，2002.

[19] 王家良．循证医学[M]. 2版．北京：人民卫生出版社，2005.

[20] 阮列敏，徐芳芳，程前进，等．循证社区医疗指南[M]. 济南：山东大学出版社，2010.

[21] 胡雁．循证护理学[M]. 北京：人民卫生出版社，2012.

[22] 崔树起，杨文秀．社区卫生服务管理[M]. 2版．北京：人民卫生出版社，2014.

[23] 邹宇华．社区卫生服务管理学[M]. 北京：人民卫生出版社，2010.

[24] 黄品贤，张敏等．中医药社区服务实践指南[M]. 北京：科学出版社，2012.

[25] 刘子民，程繁银，张玺春．社区卫生服务规范管理[M]. 北京：人民卫生出版社，2009.

[26] 鲍勇，孙晓明，武桂英．社区卫生服务与管理手册[M]. 上海：上海医科大学出版社，2000.

[27] 任元和．社区保健服务[M]. 沈阳：辽宁科学技术出版社，2011.

[28] 陆一帆．体疗康复与社区康复[M]. 北京：北京体育大学出版社，2008.

[29] 熊正南．社区健康教育[M]. 长沙：中南大学出版社，2005.

[30] 江立华．社区工作[M]. 武汉：华中科技大学出版社，2009.

[31] 谢建社．社区工作教程[M]. 南昌：江西人民出版社，2006.

[32] 常春．健康教育与健康促进[M]. 2版．北京：北京大学医学出版社，2010.

[33] 李晓阳，周德华．健康教育与健康促进[M]. 北京：北京大学医学出版社，2011.

[34] 黄敬亨．健康教育学[M]. 4版．上海：复旦大学出版社，2010.

[35] 马骁. 健康教育学[M]. 2版. 北京：人民卫生医学出版社，2012.
[36] 杜雪平，王家骥，席彪. 全科医学基层实践[M]. 北京：人民卫生出版社，2012.
[37] 周恒忠，夏晓萍. 全科医学与社区卫生服务[M]. 北京：人民军医出版社，2010.
[38] 吕景山. 糖尿病中医诊治与调理[M]. 北京：人民军医出版社，2006.
[39] 中华医学会糖尿病学分会. 中国2型糖尿病防治指南（基层版）[J]. 中华全科医师杂志，2013，12(8)：675-696.
[40] 中华医学会糖尿病学分会. 中国2型糖尿病防治指南[M]. 北京：北京大学医学出版社，2011.
[41] 中华中医药学会. 中医内科常见病诊疗指南·中医病证部分[M]. 北京：中国中医药出版社，2008.
[42] 中华中医药学会. 糖尿病中医防治指南[M]. 北京：中国医药科技出版社，2007.
[43] 许志强，徐伦山. 神经内科临床速查手册[M]. 北京：人民军医出版社，2012.
[44] 刘鸣. 卒中防治的研究证据——预防进展更加令人鼓舞[J]. 国外医学：脑血管疾病分册，2001，(4)：195.
[45] 中华医学会神经病学分会脑血管病学组急性缺血性脑卒中诊治指南撰写组. 中国急性缺血性脑卒中诊治指南2010[J]. 中国医学前沿杂志（电子版），2010，(4)：50-59，69.
[46] 中华医学会神经病学分会脑血管病学组缺血性脑卒中二级预防指南撰写组. 中国缺血性脑卒中和短暂性脑缺血发作二级预防指南(2010)[J]. 中国临床医生，2011，39(11)：68-74.
[47] 葛均波，徐永健. 内科学[M]. 8版. 北京. 人民卫生出版社，2013.
[48] 纪霞，张为忠. 慢性阻塞性肺疾病综合管理[M]. 北京：人民卫生出版社，2011.
[49] 中华中医药学会. 中医内科常见病诊疗指南·中医病证部分[M]. 北京：中国中医药出版社，2008.
[50] 彭文伟. 传染病学[M]. 北京：人民卫生出版社，2004.
[51] 肖平. 医院职业暴露与防护[M]. 北京：人民卫生出版社，2004.
[52] 马烈光. 中医养生保健学[M]. 北京：中国中医药出版社，2009.
[53] 卓大宏. 中国康复医学[M]. 北京：华夏出版社，2003.
[54] 王旭东. 中医养生康复学[M]. 北京：中国中医药出版社，2004.
[55] 南登昆. 康复医学[M]. 北京：人民卫生出版社，2003.
[56] 唐强. 临床康复学[M]. 北京：人民卫生出版社，2012.
[57] 杨惠民. 全科医学[M]. 北京：人民卫生出版社，2015.
[58] 中华医学会神经病学分会肌电图与临床神经电生理学组，中华医学会神经病学分会神经肌肉病学组. 糖尿病周围神经病诊断和治疗共识[J]. 中华神经科杂志，2013，46(11)：787-789.
[59] 尹思敏，柳汝明，聂彩霞. 临床药师参与一例糖尿病周围神经病变患者的循证治疗[J]. 中国医院用药评价与分析，2015，15(3)：404-407.

复习思考题答案要点与模拟试卷